Nitroglycerin VIII

Nitroglycerin VIII

Grundlagen, Standardanwendungen und Optionen

8. Hamburger Symposion

Herausgeber
H. C. Mehmel

W DE G

Walter de Gruyter
Berlin · New York 1996

Dieses Buch enthält 37 Abbildungen und 16 Tabellen.

Die Deutsche Bibliothek – Cataloging-in-Publication Data

Nitroglycerin VIII : Grundlagen, Standardanwendungen und Optionen / Achtes Hamburger Symposion, 22. Oktober 1994. Hrsg. H. C. Mehmel. – Berlin ; New York : de Gruyter, 1996
Engl. Ausg. u.d.T.: Nitroglycerin 8
ISBN 3-11-014977-X
NE: Mehmel, Helmuth C. [Hrsg.]; Hamburger Nitroglycerin-Symposion <8, 1994>

Satz: Premedia, Berlin. – Druck: Gerike GmbH, Berlin. – Bindung: Lüderitz & Bauer, Berlin.

Herausgeber

Prof. Dr. H. C. Mehmel	II. Medizinische Klinik Städt. Klinikum Moltkestr. 14 D-76133 Karlsruhe Deutschland

Referenten

Prof. Dr. J. Abrams	Department of Medicine The University of New Mexico 211 Lomas Boulevard Albuquerque New Mexico 87131-5271 USA
Dr. W. Auch-Schwelk	Deutsches Herzzentrum Berlin Augustenburger Platz 1 D-13353 Berlin Deutschland
Prof. Dr. W.-D. Bussmann	Abteilung für Kardiologie Klinikum der Johann-Wolfgang-Goethe-Universität Theodor-Stern-Kai 7 D-60596 Frankfurt Deutschland
Prof. Dr. U. Elkayam	USC School of Medicine Division of Cardiology 2025 Zonal Avenue GH Room 7621 Los Angeles California 90033 USA

Prof. Dr. E. Fleck	Deutsches Herzzentrum Berlin Augustenburger Platz 1 D-13353 Berlin Deutschland
Dr. M. Gräfe	Deutsches Herzzentrum Berlin Augustenburger Platz 1 D-13353 Berlin Deutschland
Prof. Dr. K.-E. Karlberg	Department of Medicine Huddinge Hospital S-14183 Huddinge Sweden
Prof. Dr. G. Klein	Klinik Höhenried D-82347 Bernried/Obb. Deutschland
Prof. Dr. Th. F. Lüscher	Kardiologische Abteilung Medizinische Universitätsklinik Inselspital CH-3010 Bern Schweiz
Dr. R. Schiele	Medizinische Klinik B Klinikum der Stadt Ludwigshafen Bremserstraße 799 D-67063 Ludwigshafen Deutschland
Prof. Dr. J. Scholze	Universitäts-Poliklinik Charité Luisenstraße 13 D-10098 Berlin Deutschland
Dr. A. Shotan	Heart Institute Sheba Medical Center Tel Hashomer 52621 Israel

Inhalt

Einführung

Die Geschichte der Nitrate in der Medizin ist fast 130 Jahre alt. Sie beginnt mit einer *richtigen Beobachtung* — Nitrate wirken antianginös — und einer *falschen Erklärung* des Wirkungsmechanismus: arterielle Drucksenkung (Brunton 1867). Die Vorstellung der direkten Koronarwirkung wurde in den 30er Jahren entwickelt (Lewis 1933). Wiederum 30 Jahre später trat die periphere Wirkung ganz in den Vordergrund mit der Erklärung des „venous pooling“ (Gorlin 1959). Mit der Erkenntnis, daß die meisten Koronararterienstenosen exzentrisch sind, also ein reagibles Wandsegment in der Stenose haben, erlebte die Vorstellung von der zentralen Wirkung der Nitrate eine Renaissance (Freudenberg und Lichtlen 1981). Unabhängig von der Frage nach dem Angriffspunkt der Nitrate wurden Vorstellungen über den molekularen Wirkungsmechanismus der Nitrate entwickelt. Analog zur Atomphysik, in der die Existenz von bestimmten Elementarteilen zunächst postuliert und dann erst bewiesen wurde, so wurde auch die Existenz einer endothelvermittelten relaxierenden Substanz (EDRF = endothelial derived relaxing factor) zunächst aus experimentellen Beobachtungen von Furchgott postuliert. Erst später wurde dann NO als zumindest ein Wirkungsprinzip der EDRF nachgewiesen (Moncada). Aus diesem Ansatz hat sich eine Fülle neuer wissenschaftlicher Fragestellungen ergeben, über die wir heute auch hören werden.

Dieser Nitroglycerin-Band wird — in guter Tradition — nicht ganz streng auf Nitrate oder Nitroglycerin begrenzt sein. Einleitend erfahren wir mehr über neue Vorstellungen zur Pathogenese der Arteriosklerose und der Restenose, über die Entwicklung des ischämischen Syndroms, der Gratwanderung zwischen akutem Myokardinfarkt und stabiler Angina pectoris sowie neue diagnostische Verfahren, die eventuell die traditionelle invasive Koronarangiographie ersetzen können. Sodann werden molekulare Wirkungsmechanismen und klinische Anwendungen von Nitroglycerin diskutiert. Fünf Beiträge widmen sich dem akuten Myokardinfarkt *vor, während* und *nach* der Klinikbehandlung.

Grundlage dieses Bandes sind die Vorträge des VIII. Hamburger Nitroglycerin-Symposions. Ich möchte an dieser Stelle dem Sponsor dieser Veranstaltung, der Firma Pohl-Boskamp, für die freundliche Einladung, die perfekte Vorbereitung und für die Möglichkeit danken, daß viele aktive Wissenschaftler, Kliniker und praktizierende Ärzte mit besonderem Interesse für kardiovaskuläre Erkrankungen und besonders für die Rolle der Nitrate, über oft weite Strecken nach Hamburg kommen konnten, um hier in freundschaftlicher Atmosphäre ihre Gedanken auszutauschen.

H. C. Mehmel

Die Rolle des Endothels bei der Entstehung der Arteriosklerose

M. Gräfe, W. Auch-Schwelk, D. Terbeek, H. Hertel, K. Graf, G. Steinheider, E. Fleck

Einleitung

Epidemiologische Studien haben zur Identifikation von Risikofaktoren geführt, die das Auftreten arteriosklerotischer Läsionen und deren Progression fördern [22, 39]. Auf Grund intensiver Forschung werden viele Mechanismen, die zur Arteriosklerose führen, besser verstanden.

In den 70er Jahren wurde die „Response to Injury"–Theorie entwickelt, die besagt, daß durch mechanische oder toxische Stimuli es zu einem Endotheldefekt kommen könne. Im folgenden würden sich Plättchen an die nun exponierten subendothelialen Strukturen anlagern und thrombogene Substanzen (ADP, Thrombin, Plättchenfaktor III) als auch Wachstumsfaktoren für glatte Muskelzellen (platelet derived growth factor = PDGF) freisetzen, die zu einer vermehrten Proliferation der glatten Muskelzellen und einer Bindegewebsvermehrung führen [42]. Im Laufe der Jahre wurde diese anfänglich sehr mechanistische Theorie mehrfach modifiziert und zu einem komplizierten Modell von zellulären und humuralen Interaktionen umgewandelt. Die folgenden Ausführungen beschränken sich auf einige Aspekte der Bedeutung der Endothelzellen bei der Entstehung der Arteriosklerose.

Einteilung der arteriosklerotischen Läsionen

Ein initiales Stadium der Arteriosklerose stellt der *Fatty Streak* dar. Es handelt sich um umschriebene Fetteinlagerungen in die Gefäßwand. Histologisch findet man in diesen Bereichen Monozyten, die das eingelagerte Fett phagozytieren. Zum Teil findet man auch die sich aus ihnen entwickelnden Schaumzellen mit Lipidvakuolen. Diese Fatty Streaks oder unkomplizierten Läsionen findet man auch schon im frühen Lebensalter. Sie sind vollständig reversibel [23, 32].

Im weiteren Verlauf entwickelt sich eine *fortgeschrittene Läsion*. Es wandern jetzt mehr Leukozyten in dem subendothelialen Raum ein, die nun mehrschichtig angeordnet sind. Gleichzeitig beobachtet man vereinzelte glatte Muskelzellen in der Intima. Diese wandern aus der Media ein, erreichen in diesem Stadium jedoch nie die Anzahl der eingewanderten Leukozyten [31]. Erst im Stadium des *arteriosklerotischen Plaque* überwiegt die Anzahl der glatten Muskelzellen die der Leukozyten. Einhergehend mit der Zunahme der glatten Muskelzellen in der Intima kommt es zu einer vermehrten Bildung von Extrazellulärmatrix und dadurch zu einer Einengung des Gefäßlumens [42]. Im Bereich der arteriosklerotischen Plaques wurden neben den zellulären Bestandteilen und Lipiden auch oxidierte Lipoproteine [16], Zytokine, z. B. Tumor-Nekrosis-Faktor, (TNF) [1] und Wachstumsfaktoren, z. B. PDGF [21] nachgewiesen.

Endothelschädigung

Eine zentrale Bedeutung in der Pathogenese der Arteriosklerose kommt der Endothelschädigung (Injury) zu. Schädigung bedeutet nicht unbedingt, daß ein morphologische Endotheldefekt entsteht und subendotheliale Strukturen dem Blut exponiert werden, sondern vor allem auch eine veränderte Funktion der Endothelzellen. Endothelzellen zeigen ein ganzes Spektrum von Funktionen, die die Produktion von vasoaktiven Substanzen, Matrixmodelling, das Gerinnungssystem und die Sekretion von Wachstumsfaktoren betrifft (Tab. 1). In den letzten Jahren wurde die Bedeutung der Lipide vor allem der oxidierten LDL (ox-LDL) bei der Endothelschädigung erkannt. Es scheint vor allem der oxidierte Anteil der LDL für die atherogene Potenz der Lipoproteine verantwortlich zu sein [8, 50]. ox-LDL wurden in hohen Konzentrationen in arteriosklerotischen Läsionen gefunden [51]. Eine Oxidation der LDL kann durch Endothelzellen, Makrophagen und glatte Muskelzellen erfolgen. Alle diese Zellen können freie Radikale generieren, die den Gehalt der Lipoproteine an oxidierten Fettsäuren verändern und zu einer Fragmentation des Apolipoproteins B100 führen. Dadurch ändern sich die Eigenschaften der LDL, die nun nicht mehr von dem normalen LDL-Rezeptor erkannt werden, sondern von einem „Scavenger-Rezeptor“, der im Gegensatz zu dem LDL-Rezeptor keine Sättigungskinetik aufweist [51]. Durch vielfältige Versuche konnte nachgewiesen werden, daß ox-LDL endotheliale Funktionen modulieren. Sie führen zur vermehrten Sekretion von endothelialen Wachstumsfaktoren [40], zur Verminderung der t-PA Sekretion und zur Vermehrung der PAI-1 Aktivität und der zellulären prokoagulanten Aktivität [20, 25, 47], (Abb. 1). An mit ox-LDL inkubierten Endothelzellen haften vermehrt Leukozyten, sowohl in vitro [9, 15] als auch in vivo [26] (siehe unten). Daneben sind aber auch Effekte auf die EDRF-Freisetzung und damit auf die Tonusregulation [17, 45] und auf die Migration

Tabelle 1 Endotheliale Substanzen, die bei der Pathogenese der Arteriosklerose von Bedeutung sind (modifiziert nach Gerritsen et al. [19])

Genprodukt	Funktion
Matrixbildung/Remodelling	
PAI-1	– Inhibitor von u-PA und t-PA
t-PA, u-PA	– Aktivieren Plasminogen zu Plasmin Matrixabbau Aktivierung von TGF-β
Collagenase	– Matrixabbau
Gewebefaktor	– Kofaktor für extrinsischen Gerinnungsweg
Leukozyten/Endothelinteraktion	
E-, P-Selectin	– Adhäsionsmoleküle der Selektingruppe
ICAM-1, VCAM	– Adhäsionsmoleküle der Immunglobulingruppe
MHC-I, II	– Histokompatibilitätsantigene, präsentieren Zielstruktur zytotoxischer T-Lyphozyten
Interleukin 1, -6, -8	– Zytokine
MCP-1	– chemotaktischer Faktor für Monozyten
Gefäßtonus	
Zyklooxigenase	– Synthese von PGI2 und PGE2, TXA2
NO-Synthase	– Synthese von NO (EDRF)
Endothelin	– Vasokonstriktor
Wachstumsfaktoren	
GM-CSF, M-CSF	– Induzieren Bildung von Monozytenkolonien von Precursor-Zellen, modulieren Monozytenfunktionen
PDGF	– Mitogen für glatte Muskelzellen
FGF	– Mitogen für viele Zellarten
TGF-β	– Wachstumsstimulans und Inhibitor

Abkürzungen: PAI-1 = Plasminogen-Aktivator-Inhibitor-1, t-PA = Gewebe-Plasminogenaktivator, u-PA = Urokinase-Plasminogenaktivator, ICAM-1 = interzelluläres Adhäsionsmole-kül-1, VCAM = vaskuläres Adhäsionsmolekül, MCP-1 = Monozyten-Chemotaktisches-Protein-1, GM-CSF = Granulozyten-Makrophagen-Konlonie-Stimulierender-Faktor, M-CSF = Makrophagen-Konlonie-Stimulierender-Faktor, PDGF = Plättchen-Wachstumsfaktor, FGF = Fibroblasten-Wachstumsfaktor, TGF-β = Transformierender-Wachstumsfaktor-β, EDRF = Endothelialer relaxierender Faktor, TXA2 = Throboxan A2

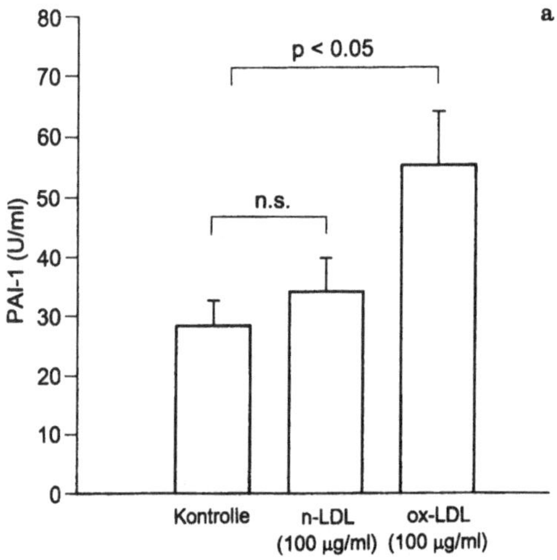

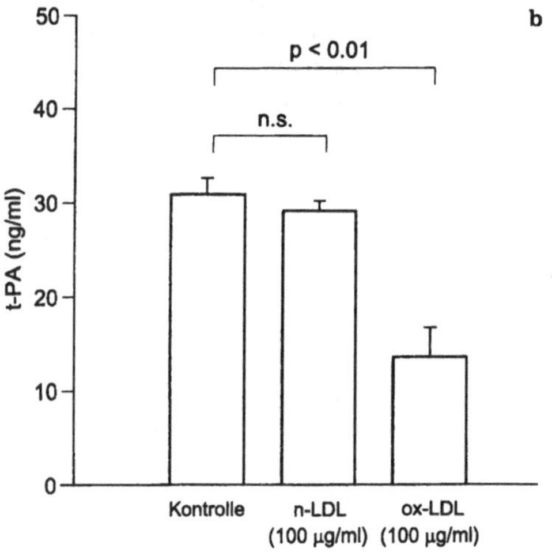

Abb. 1 Tissue-Plasminogen-Aktivator (t-PA) und Plasminogen-Aktivator-Inhibitor-1 (PAI-1)-Sekretion von menschlichen koronaren Endothelzellen. Kulturen menschlicher koronarer Endothelzellen wurden unten in Medium 199, 20 % fötalem Kälberserum und Endothelzellwachstumsfaktor kultiviert und mit paramagnetischen Beads von nichtendothelialen Zellen gereinigt. Zellen der 3. Passage wurden mit normalem LDL (n-LDL), oxidiertem LDL (ox-LDL) oder ohne LDL-Zusatz (Kontrolle) für 24 Stunden in serumfreiem Medium inkubiert. Im Kulturüberstand wurden anschließend PAI-1 (a) und t-PA (b) gemessen.

von Endothelzellen [35] beschrieben worden. Auch in vivo kann in Tierversuchen eine veränderte Funktion der Endothelzellen nachgewiesen werden [6]. Die in den subendothelialen Raum eingewanderten phagozytierenden Makrophagen, die ebenfalls einen „Scavenger-Rezeptor“ besitzen, werden durch die oxidierten Lipoproteine mit Cholesterin überladen und wandeln sich in Schaumzellen um. Diese setzen dann wiederum Zytokine und Wachstumsfaktoren frei, die wiederum die Funktion der Endothelzellen weiter verändern (Tab. 2).

Tabelle 2 Bedeutung von Monozyten/Makrophagen in der Pathogenese der Arteriosklerose (Modifiziert nach Ross [42])

Monozyten/Makrophagenfunktionen:	Modifikation von Lipoproteinen Entfernung und „Verdauung“ von Fremdmaterialien Synthese und Sekretion von Wachstumsfaktoren und Zytokinen
Sekretion von Wachstumsfaktoren:	GM-CSF, M-CSF IGF-1 VEGF FGF IL-1 TNF PDGF
Sekretion von Wachstumsinhibitoren:	Interferon γ IL-1 TFG-β
Chemotaktische Substanzen für Monozyten:	GM-CSF, M-CSF VEGF FGF MCP-1 TGF-β PDGF ox-LDL

Abkürzungen: MCP-1 = Monozyten-Chemotaktisches-Protein-1, GM-CSF = Granulozyten-Makrophagen-Konlonie-Stimulierender-Faktor, M-CSF = Makrophagen-Konlonie-Stimulierender-Faktor, PDGF = Plättchen-Wachstumsfaktor, FGF = Fibrolasten-Wachstumsfaktor, TGF-β = Transformierender Wachstumsfaktor-β, VEGF = Vaskulärer endothelialer Wachstumsfaktor, IGF-1 = Insulinaähnlicher Wachstumsfaktor-1, IL-1 = Interleukin-1, TNF = Tumor-Nekrosis-Faktor, ox-LDL = oxidierte Low-Density-Lipoproteine

Mechanismen der Leukozytenadhäsion

Sowohl tierexperimentelle Untersuchungen als auch Untersuchungen von menschlichen arteriosklerotischen Koronararterien haben gezeigt, daß die Adhäsion von Leukozyten am Endothel im Bereich von subendothelialen Cholesterinablagerungen und die nachfolgende Einwanderung der anhaftenden Leukozyten in den subendothelialen Raum einen wesentlichen Vorgang bei der Bildung arteriosklerotischer Läsionen darstellt. Es soll daher im folgenden auf die molekularen Mechanismen, die zu einer Leukozytenadhäsion am Endothel führen, näher eingegangen werden.

Grundlage jeder Leukozyten-Endothel-Adhäsion sind Oberflächenproteine beider Zellen, die durch Interaktionen zu einer Haftung der Leukozyten am Endothel führen. Diese Adhäsionsmoleküle reagieren mit entsprechenden Liganden und sind zum Teil konstitutiv, z. T. erst nach Aktivierung der Zellen, exprimiert. Die auf den Endothelzellen exprimierten Adhäsionsmoleküle werden in zwei Klassen eingeteilt: a) Selektine aufgrund ihrer Ähnlichkeit zu Lektinen, einer Klasse von Proteinen, die hohe Bindungsaffinitäten zu Zuckergruppen haben, und b) Adhäsionsmoleküle der Immunglobulinklasse.

a) Selektine: Die Selektine sind Glykoproteine, die eine Lektindomäne, eine Domäne, die dem Epidermal-Growth-Factor ähnelt, und mehrere sich wiederholende Aminosäuresequenzen, die in complementregulatorischen Proteinen zu finden sind, besitzen. Es folgt darauf ein transmembranärer und ein kurzer intrazytoplasmatischer Abschnitt (Übersicht in [46]). Selektine werden auf unstimulierten Endothelzellen nicht exprimiert [4]. Nach Stimulation von Endothelzellen mit Zytokinen, z. B. TNF, IL-1 oder LPS und Phorbolester erscheinen zwei Selektine auf der Endothelzelloberfläche: E-Selektin (ELAM) und P-Selektin (PADGEM; GMP140). E-Selektin erscheint nach ca. 30 Minuten auf den stimulierten Zellen und geht nach 24 h auf basale Werte zurück [3]. P-Selektin, das in Weibel-Palade-Bodies gespeichert wird, erscheint innerhalb weniger Minuten nach Stimulation der Zellen auf der Zelloberfläche [18]. Als Liganden für die Selektine wurden auf Leukozyten mehrere Glykoproteine, die Sialyl-Lewis^{x}-haltige Zuckergruppen enthalten, identifiziert [27]. Die genaue Charakterisierung dieser Liganden ist z. Zt. Gegenstand intensiver Untersuchungen. Selektine sind in der Lage, mit den schnell vorbeiströmenden Granulozyten und Monozyten zu interagieren und sie so abzubremsen. Bei mikroskopischer Betrachtung von kleinen Blutgefäßen sieht man die abgebremsten Leukozyten über das Endothel rollen (leukocyte rolling) [28]. Die in ihrer Geschwindigkeit abgebremsten Leukozyten können nun erst mit den Adhäsionsmolekülen der Immunglobulinklasse interagieren, die zu einer endgültigen Haftung der Leukozyten am Endothel führen [7].

b) Immunglobulin-ähnliche Adhäsionsmoleküle: Die Klasse von Adhäsionsmolekülen ist durch mehrere sich wiederholende Amonisäuresequenzen charakterisiert, die auch in Immunoglobulinen angetroffen werden. Auch diese besitzen neben einem transmembranären einen kurzen zytoplasmatischen Teil [46]. Auf Endothelzellen werden CD31 (PECAM), ICAM und VCAM exprimiert. CD 31 wird auf Endothelzellen konstitutiv exprimiert, findet sich aber auch auf Leukozyten und ist bei der Migration der Leukozyten in den subendothelialen Raum beteiligt [33, 36]. ICAM-1 wird neben Endothelzellen von vielen anderen Zellen in geringen Mengen konstitutiv exprimiert [11, 41]. Durch Stimulation mit LPS, IL-1 oder TNF kommt es zu einer lang dauernden vermehrten Expression von ICAM auf der Zelloberfläche, die nach ca. 3 Tagen ihr Maximum erreicht. Im Gegensatz zu den Selektinen kennt man die Liganden des ICAM-1 auf den Leukozyten recht gut. Es handelt sich um das Leukocyte-Function-Associated-Antigen-1 (LFA-1), Mac-1 und p150, 95, die in die Klasse der β2-Integrine, einer weiteren Gruppe von Adhäsionsmolekülen, gehören, aber nicht auf dem Endothel vorkommen [13]. Es sind weitere ICAMs inzwischen kloniert und charakterisiert worden [14, 29, 49], die im Vergleich zu ICAM-1 konstitutiv auf den Zellen exprimiert werden. Neben ICAM-1 und CD 31 wird ein weiteres Adhäsionsmolekül der Immunglobulinklasse auf den Endothelzellen gebildet, das Vascular-Cell-Adhesion-Molecule (VCAM). VCAM ist auf unstimulierten Endothelzellen nicht zu finden. Nach Stimulation wurde die maximale Expression auf der Zelloberfläche nach 8–10 h beobachtet, die sich innerhalb von 48 h wieder zurückbildet [38]. Der Ligand für das VCAM ist ein β1-Integrin, das Very-late-antigen-4 (VLA-4), das auf Monozyten , basophilen und eosinophilen Granulozyten zu finden ist [5, 44]. Beide Adhäsionsmoleküle ICAM-1 und VCAM vermitteln eine feste Haftung der von den Selektinen abgebremsten Leukozyten am Endothel.

Bedeutung der Adhäsionsmoleküle bei der Arteriosklerose

Die frühen Stadien der Arteriosklerose sind durch die Haftung am Endothel und subendotheliale Infiltration von Leukozyten im Bereich arteriosklerotischer Plaques gekennzeichnet. Da jegliche Leukozytenhaftung durch Adhäsionsmoleküle vermittelt wird, ist zu erwarten, daß eine veränderte Expression von Adhäsionsmolekülen die Ursache für die leukozytäre Infiltration ist. Eine wegweisende Arbeit wurde von Cybulsky und Gimbrone durchgeführt, die zeigen konnten, daß hypercholesterinämische Kaninchen im Vergleich zu Kontrolltieren vermehrt ein Adhäsionsmolekül exprimieren, das dem Kaninchen-Homolog des humanen VCAMs entspricht und „Athero-ELAM“ genannt wurde. In den Bereichen der Gefäßwand mit Lipideinlagerungen, monozytärer Infiltration und Schaumzellbildung wurde eine Expression des Athero-ELAM gefunden [10]. In den anderen Gefäßbereichen war es nicht nachweisbar. Inzwischen konnten entsprechende Befunde auch an menschlichen Koronararterien bestätigt werden [37]. Im Bereich von subendothelialen Monozyteninfiltrationen wurde eine vermehrte Expression aller drei endothelialen Adhäsionsmoleküle beobachtet [48]. Ursache für die Endothelzellaktivierung sind wahrscheinlich die von den Monozyten sezernierten Zytokine. Aber auch LDL und oxidierte LDL führen zu einer vermehrten Haftung von Leukozyten am Endothel (siehe oben). Offenbar sind dabei jedoch andere bislang noch nicht charakterisierte Adhäsionsmoleküle beteiligt [2, 24]. Auch andere Risikofaktoren für eine koronare Herzerkrankung wie Nikotinabusus und erhöhte Fibrinogenkonzentrationen erhöhen die Haftung von Monozyten am Endothel [12].

Die in den frühen Stadien der Arteriosklerose ablaufenden Vorgänge mit Leukozytenadhäsion und Infiltration gleichen denen einer Entzündungsreaktion [34]. Entzündungsreaktionen treten in der Mikrovaskulatur auf, die durch die Haftung von Leukozyten am Endothel und der nachfolgenden Infiltration in das Bindegewebe charakterisiert sind [30], und sie dienen der Beseitigung des auslösenden Stimulus (Verletzung, Fremdkörper). Auch im Bereich einer arteriosklerotischen Läsion dient die auftretende Infiltration von Leukozyten (überwiegend sind es Monozyten und T-Lyphozyten) möglicherweise der Beseitigung eines „Fremdkörpers", nämlich der Beseitigung der subendothelialen Cholesterinablagerungen in der Arterienwand. Die Rückbildung von Fatty Streaks ist wahrscheinlich das morphologische Korrelat. Kann die Beseitigung des Entzündungsstimulus nicht erfolgen, z. B. durch erneutes Einlagern von LDL infolge hoher Cholesterinkonzentrationen, so sind die Voraussetzungen für eine chronische Entzündungsreaktion gegeben, die dann in einer fortschreitenden Funktionseinschränkung und letztlich in einem Funktionsverlust des Organs Arterie einmündet.

Ross hat dieses folgendermaßen zusammengefaßt: *„Die frühesten zellulären Prozesse, die bei der Arteriosklerose auftreten, zeigen typische Komponenten einer speziellen chronischen Entzündung, die der Migration und Proliferation glatter Muskelzellen vorausgeht. ... die Entzündungsantwort, der die Bildung einer fibroproliferativen Phase folgt, beginnt als ein protektiver Mechanismus, der im Laufe der Zeit durch wiederholte Traumen exzessiv wird. Diese exzessiven Reaktionen – Entzündung und Proliferation – können als der Krankheitsprozeß angesehen werden. Dieser ist im wesentlichen der Prozeß der Arteriosklerose"* [43].

Zusammenfassung

Die vor ca. 20 Jahren vorgeschlagene Hypothese der Response-to-Injury als Ursache arteriosklerotischer Läsionen ist zu einem komplexen Modell von zellulären Interaktionen weiterentwickelt worden. Dabei kommt dem Endothel vor allem in der Anfangsphase eine besondere Bedeutung zu. Getriggert durch Risikofaktoren wie Hypercholesterinämie, arterielle Hypertonie, Nikotinkonsum, laufen Reaktionen in der Gefäßwand ab, die mit einer vermehrten Expression von Adhäsionsmolekülen einhergehen und die molekulare Grundlage für Entzündungsreaktionen darstellen. Sie soll letztlich dem Schutze des Organismus dienen. Da es zu einer fortlaufenden Schädigung, z. B. durch vermehrte Bildung oxidierter Lipoproteine kommt, resultiert eine chronische Reaktion, in deren Folge es zu einer Einwanderung von glatten Muskelzellen aus der Media in die Intima mit der Bildung eines arteriosklerotischen Plaque kommen kann.

Literatur

[1] Barath, P., M. C. Fishbein, J. Cao et al.: Detection and localization of tumor necrosis factor in human atheroma. Am. J. Cardiol. 65 (1990) 297–302.

[2] Berliner, J.,A., M. C. Territo, A. Sevanian et al.: Minimally modified low density lipoproteins stimulates monocyte endothelial interactions, J. Clin. Invest. 85 (1990) 1260–1266.

[3] Bevilacqua, M. P.: Endothelial-leukozyte adhesion molecules. Annu. Rev. Immunol 11 (1993) 767–804.

[4] Bevilacqua, M. P., J. S. Pober, D. L. Mendrick et al.: Identification of an inducible endothelial-leukocyte adhesion molecule. Proc. Natl. Acad. Sci. USA 84 (1987) 9238–9242.

[5] Bochner, B. S., F. W. Luscinskas, M. A. Gimbrone, Jr. et al.: Adhesion of human basophils, eosinophils, and neutrophils to interleukin-1 activated human vascular endothelial cells: Contribution of endothelial cell adhesion molecules. J. Exp. Med. 173 (1991) 1553–1556.

[6] Bossaller, C., G. Habib, H. Yamamoto et al.: Impaired muscarinic endothelium-dependent relaxation and cyclic guanosine 5′-monophosphate formation in atherosclerotic human coronary artery and rabbit aorta. J. Clin. Invest. 79 (1987) 170–174.

[7] Butcher, E. C., Leukocyte-endothelial cell recognition: Three (of more) steps to specticity and diversity. Cell 67 (1991) 1033–1036.

[8] Cathcart, M. K., D. W. Morel, G. M. Chisolm: Monocytes and neutrophils oxidize low density lipoprotein making it cytotoxic. J. Leukoc. Biol. 38 (1985) 341–350

[9] Couffinhal, T., C. Duplàa, L. Labat et al.: Effect of low density lipoprotein on monocyte adheveness to endothelial cells in vitro. Atherosclerosis 99 (1993) 35–45.

[10] Cybulsky, M. I., M. A. Gimbrone: Endothelial expression of a mononuclear leukocyte adhesion molecule during atherogenesis. Science 251 (1991) 788–791.
[11] Detmar, M., S. Tenorio, U. Hettmannsperger et al.: Cytokine regulation of proliferation and ICAM-1 expression of human dermal microvascular endothelial cells in vitro. J. Invest. Dermatol. 98 (1992) 147–153.
[12] Duplàa, C., T. Couffinhal, L. Labat et al.: Monocyte adherence to endothelial cells in patients with atherosclerosis: relationship with risk factors. Eur. J. Clin. Invest. 23 (1993) 474–479.
[13] Dustin, M. L., O. Carpen, T. A. Springer: Regulation of locomotion and cell-cell contact area by the LFA-1 and ICAM-1 adhesion receptors, J. Immunol. 148 (1992) 2654–2663.
[14] Fawcett, J., C. L. L. Holness, L. A. Needham et al.: Molecular cloning of ICAM-3, a third ligand for LFA-1, constitutively expressed on resting leukocytes. Nature 360 (1992) 481–484.
[15] Frostegard, J. A., Haegerstrand, M. Gidlund et al.: Biologically modified LDL increases the adhesive properties of endothelial cells. Atherosclerosis 90 (1991) 119–126.
[16] Fuster, V., L. Badimon et al.: The pathogenesis of coronary artery disease and the acute coronary syndromes. N. Engl. Med. 326 (1992) 242–250.
[17] Galle, J., E. Bassenge, R. Busse: Oxidized low density lipoproteins potentiate vasoconstrictions to various agonists by direct interaction with vascular smooth muscle. Circ. Res. 66 (1990) 1287–1293.
[18] Geng, J.-G., M. P. Bevilacqua, K. L. Moore et al.: Rapid neutrophil adhesion to activated endothelium mediated by GMP-140. Nature 343 (1990) 757–760.
[19] Gerritsen, M. E., C. M. Bloor, Endothelial cell gene expression in response to injury. FASEB Journal 7 (1993) 523–532.
[20] Hertel, H., M. Gräfe, K. Graf et al.: Oxydierte Low-Density Lipoproteine wirken unterschiedlich auf humane kardiale makro- und mikrovaskuläre Endothelzellen. [Abstract] Z. Kardiol. (1994)
[21] Jackson, C. L., E. W. Raines, R. Ross et al.: Role of endogenous platelet-derived growth factor in arterial smooth muscle cell migration after balloon catheter injury. Arterioscler. Thromb. 13 (1993) 1218–1226.
[22] Kannel, W. B., W. P. Castelli, T. Gordon et al.: Serum cholesterol, lipoproteins, and the risk of coronary heart disease: the Framingham study. Ann. Intern. Med. 74 (1971) 1–12.
[23] Katsuda, S., H. C. Boyd, C. Fligner et al.: Human atherosclerosis. III. Immunocytochemical analysis of the cell compsition of lesions of young adults. Am. J. Pathol. 140 (1992) 907–914.
[24] Kim, J. A., M. C. Territo, T. M. Carlos et al.: Partial characterization of leukocyte binding molecules on endothelial cells induced by minimally oxidized LDL. Arterioscler. Thromb. 14 (1994) 427–433.
[25] Latron, Y., M. Chautan, F. Anfosso et al.: Stimulating effects of oxidized low density lipoproteins on plasminogen activator inhibitor-1 synthesis by endothelial cells. Arterioscler. Thromb. 11 (1991) 1821–1829.
[26] Lehr, H. A., J. Seemüller, C. Hübner et al.: Oxidized LDL-induced leukocyte/endothelium interaction in vivo involves the receptor for platelet-activating factor. Arterioscler. Thromb. 13 (1993) 1013–1018

[27] Lenter, M., A. Levinovitz, S. Isenmann et al.: Monospecific and common glycoprotein ligands for E- and P-selection on myeolid cells. J. Cell Biol. 125 (1994) 471–481.
[28] Ley, K.: Molecular mechanisms of leucocyte rolling and adhesion to microvascular endothelium. Eur. Heart J. 14 (Suppl. I) (1993) 68–73.
[29] Li, R., P. Nortamo, L. Valmu et al.: A peptide from ICAM-2 binds to the leukocyte integrin CD11a/CD18 and inhibits endothelial cell adhesion. J. Biol. Chem. 268 (1993) 17513–17518.
[30] Marchesi, V.: The site of leucocyte emigration during inflammation. J. Exp. Physiol. 46 (1961) 115–118.
[31] Masuda, J., R. Ross: Atherogenesis during low level hypercholesterolemia in the nonhuman primate. II. Fatty streak conversion to fibrous plaque. Arterioscler. Thromb. 10 (1990) 178–187.
[32] Masuda, J., R. Ross: Atherogenesis during low level hypercholesterolemia in the nonhuman primate. I. Fatty streak formation. Arterioscler. Thromb. 10 (1990) 164–177.
[33] Muller, W. A., M. E. Berman, P. J. Newman et al.: A heteropholic adhesion mechanism for platelet/endothelial cell adhesion molecule 1 (CD31). J. Exp. Med. 175 (1992) 1401–1404.
[34] Munro, J. M., R. S. Cotran: Biology of disease. The pathogenesis of atherosclerosis: Atherogenesis and inflammation. Lab. Invest. 58 (1988) 249–261.
[35] Murugesan, G., G. M. Chisolm, P. L. Fox: Oxidized low density lipoprotein inhibits the migration of aortic endothelial cells in vitro. J. Cell Biol. 120 (1993) 1011–1019.
[36] Newman, P. J., M. C. Berndt, J. Gorski et al.: PECAM-1 (CD31) cloning and relation to adhesion molecules of the immunoglobulin gene superfamily. Science 247 (1990) 1219–1222.
[37] O'Brian, K. D., M. D. Allen, T. O. McDonald et al.: Vascular adhesion molecule-1 is expressed in human coronary ahterosclerotic plaques: implication for the mode of progression of advanced atherosclerosis. J. Clin. Invest. 92 (1993) 945–951.
[38] Pelletier, R. P., R. G. Ohye, A. Vanburskirk et al.: Importance of endothelial VDAM-1 for inflammatory leukocytic infiltration in vivo. J. Immunol. 149 (1992) 2473–2481.
[39] Pooling Project Research Group: Relationship of blood pressure, serum cholesterol, smoking habit, relative weight and ECG abnormalities to incidence of major coronary events: Final report of pooling project. J. Chron. Dis. 31 (1978) 201–306.
[40] Rajavashisth, T. B., A. Andalibi, M. C. Territo et al.: Induction of endothelial cell expression of granulocyte and macrophage colony-stimulating factors by modified low-density lipoproteins. Nature 344 (1990) 254–257.
[41] Renkonen R., P. Mattila, M.-L. Majuri et al.: IL-4 decreases IFN-gamma-induced endothelial ICAM-1 expression by a transcriptional mechanism. Scand. J. Immunol. 35 (1992) 525–530.
[42] Ross, R.: The pathogenesis of atherosclerosis: a perspective for the 1990s. [Review]. Nature 362 (1993) 801–809.
[43] Ross, R.: Atherosclerosis: current understanding of mechanisms and future strategies in therapy. [Review]. Transplant. Proc. 25 (1993) 2041–2043.
[44] Schleimer, R. P., S. A. Sterbinsky, J. Kaiser et al.: IL-4 induces adherence of human eosinophils and basophils but not neutrophils to endothelium. J. Immunol. 148 (1992) 1086–1092.

[45] Schmidt, K., W. F. Graier, G. M. Kostner et al.: Stimulation of soluable guanylate cyclase by endothelium-derived relaxing factor is antagonized by oxidized low density lipoprotein. J. Cardiovasc. Pharmacol. 17 (suppl. 3) (1991) S83–S88.
[46] Springer, T. A.: The sensation of interactions with the extracellular environment: The cell biology of lymphocyte adhesion receptors. Annu. Rev. Cell. Biol. 6 (1990) 359–402.
[47] Tremoli, E., M. Camera, P. Maderna et al.: Increased synthesis of plasminogen activator inhibitor-1 by cultured human endothelial cells exposed to native and modified LDLs. Arterioscler. Thromb. 13 (1993) 338–346.
[48] Van der Wal, A. C., P. K. Das, A. J. Tigges et al.: Adhesion molecules on the endothelium and mononuclear cells in human atherosclerotic lesions. Am. J. Pathol. 141 (1992) 1427–1433.
[49] Vazeux, R., P. A. Hoffman, J. K. Tomita et al.: Cloning and characterization of a new intercellular adhesion molecule ICAM-R. Nature 360 (1992) 485–488.
[50] Witztum, J. L., D. Steinberg: Role of oxidized low density lipoprotein in atherogenesis. J. Clin. Invest. 88 (1991) 1785–1192.
[51] Ylä-Herttuala, S., W. Palinski, M. E. Rosenfeld et al.: Evidence for the presence of oxidatively modified low density lipoprotein in atherosclerotic lesions of rabbit and man. J. Clin. Invest. 84 (1989) 1086–1095.

Diskussion

Forum: Ich wäre in der Interpretation doch etwas vorsichtig, denn Zellen in der Kultur – they do everthing in culture – das heißt, die entdifferenzieren relativ schnell, und ich glaube nicht, daß man alle Ergebnisse auf die physiologischen Konditionen beziehen darf.

Gräfe: Das geht ja hier sehr speziell in kulturtechnische Aspekte hinein. Natürlich ist es uns bewußt, daß man Ergebnisse aus der Kultur nur mit Vorsicht auf die Bedingungen in vivo übertragen kann. Aber es is ja letztendlich die einzige Möglichkeit – außer wenn man im Tiermodell arbeitet –, in Bereichen, wo sehr viele komplexe Interaktionen vorliegen, einzelne Aspekte darzustellen und in ihrem Mechanismus zu studieren. Und dann muß man natürlich wieder an die Bedingungen in vivo gehen und untersuchen, ob die im Labor gewonnenen Erkenntnisse in vivo zutreffend sind.

Bussmann: Sie meinten am Schluß, daß es sich vielleicht doch um eine spezielle chronische Entzündung handelt, die gewissermaßen die Initialzündung gibt. Und da haben wohl die Monozyten einen besonderen Stellenwert. Können Sie das nochmal ein bißchen weiter erleuchten, wie man das zu verstehen hat?

Gräfe: Ich finde das einen sehr interessanten Aspekt, daß man von einer passiven Reaktion wie der Arteriosklerose wegkommt und dies im Rahmen einer chronischen Entzündung sieht. Es gibt ja sehr viele Hinweise bei diesen arteriosklerotischen Plaques, daß es sich um eine Entzündungsreaktion handelt, nicht nur die Einwanderung der Monozyten, sondern auch der T-Lymphozyten und auch in der Adventitia findet man ja leukozytäre Infiltrationen. Dies sind alles Hinweise, daß es sich eben um ein weitergehendes Geschehen handelt. Und wenn man die Vorgänge betrachtet, die bei einer Entzündung auftreten, gleichen sich diese bei der Arteriosklerose genauso, es kommt zu einer Verletzung, es folgt daraufhin die Einwanderung von Leukozyten in das entsprechende Gewebe mit der Reparation. Im Falle der Arteriosklerose ist eine Reparation jedoch nicht möglich, weil die Risikofaktoren weiter bestehen. Es kommt zu einer weiteren Schädigung, die praktisch diesen Vorgang immer weiter vorantreibt und letztendlich, wie bei einer chronischen Entzündung, mit einem Verlust der Organfunktion endet.

Becker: Wenn ich dieser Theorie folgen würde – und dafür gibt es ja eigentlich interessante Aspekte –, dann wäre uns ja schon einmal irgendwann aufgefallen, daß bei den progressiv verlaufenden Arteriosklerosen, die sehr schnell in dramatische Situationen kommen, Entzündungszeichen irgendwie nachweisbar wären. Aber das ist nie der Fall gewesen. Ich habe da besonders schon mal darauf geachtet, aber es war nie der Fall. So daß wir mit den Methoden, die wir fassen können, zum Beispiel mit dem CRP das nicht nachweisen können. Gibt es dafür Erklärungen?

Gräfe: Ich könnte mir vorstellen, daß das, auch wenn es eine schnell fortschreitende Arteriosklerose ist, ein sehr langsamer Prozeß ist, der nicht wie bei einer akuten Entzündung zu starken Entzündungsreaktionen führt. Dadurch kommt es auch nicht zu einer BSG-Erhöhung, sondern es ist ein sehr langsam voranschreitender entzündlicher Prozeß, der über Jahre, Jahrzehnte voranschreitet und sich letztendlich vielleicht in einer akuten Ruptur eines Plaque äußert.

Moderator: Es gibt da natürlich noch weitere Rätsel. Warum sind diese Entzündungen lokalisiert? Warum sind es zirkumskripte Stenosen – und nebendran ist das Gefäßt ganz glatt? Warum ist das nicht ein diffuser Prozeß? Ich glaube, es gibt noch eine Menge zu lernen.

Gräfe: Da sind möglicherweise strömungsdynamische Gründe mit bedeutsam.

Entwicklung akuter ischämischer Syndrome bei koronarer Herzerkrankung

W. Auch-Schwelk, M. Gräfe, E. Fleck

Einleitung

Die akuten ischämischen Syndrome instabile Angina pectoris, akuter Myokardinfarkt und plötzlicher Herztod bestimmen im Wesentlichen die Mortalität der koronaren Herzerkrankung. Deshalb kann die Prognose bei Patienten mit dieser Erkrankung durch therapeutische Strategien verbessert werden, die in die daran beteiligten Mechanismen eingreifen und dadurch das Auftreten dieser Ereignisse verhindern oder deren Verlauf abschwächen. Dieses Ziel wird nicht zwangsläufig mit Behandlung smaßnahmen erreicht, die gegen die chronischen Symptome der Erkrankung – z. B. stabile Angina pectoris – gerichtet sind, sondern es müssen therapeutische Strategien gewählt werden, die gegen die speziellen pathophysiologischen Vorgänge beim Übergang von der chronischen zur akuten Erkrankung wirksam sind.

Pathophysiologie

Myokardischämie ist als Sauerstoffmangel und Metabolitenakkumulation infolge inadequater Perfusion des Myokards definiert. Demnach kann die Myokardischämie die Folge eines erhöhten Energiestoffwechsels und damit Sauerstoffverbrauchs und Metabolismus im Myokard sein, wenn durch eine fixierte Koronarstenose der maximale Blutfluß limitiert ist. Dieser Fall entspricht den Modellvorstellungen bei chronischen ischämischen Syndromen. Akute ischämische Syndrome hingegen treten – entsprechend ihrer Definition – in Ruhe auf oder sind durch eine Symptomatik bei progredient verminderter Belastbarkeit charakterisiert. Demnach müssen diese durch eine akute Verminderung der maximalen Koronarperfusion und damit des Koronarlumens bedingt sein.

Dafür kommen drei Mechanismen in Frage: Ruptur des arteriosklerotischen Plaques, Thrombose und pathologische Vasokonstriktion oder Vasospasmen. Jeder dieser drei Mechanismen kann, bei entsprechender Ausprägung, alleine zu akuten ischämischen Syndromen führen. Sie bedingen sich jedoch gegenseitig und führen in Kombination zu Gefäßverschlüssen oder hämodynamisch wirksamen Stenosen.

Plaqueruptur

Die Plaqueruptur wird häufig (90 %) bei der Autopsie von Patienten mit akuten Myokardinfarkten beobachtet [14]. Sie wird jedoch auch, in geringerer Häufigkeit, bei Patienten beobachtet, die an nicht kardialen Ursachen verstarben. Die Häufigkeit der bei der Autopsie gefundenen Rupturen hängt, weitgehend unabhängig von der Todesursache, von der Gesamtzahl der Plaques ab [18]. Man geht deshalb davon aus, daß Rupturen mehrfach wiederkehrende Ereignisse in einem Plaque sind, die häufig asymptomatisch verlaufen, jedoch zur Progression der Stenose beitragen [36].

Diese Befunde stimulierten eine Reihe von histologischen Untersuchungen, die die Ursachen der Plaqueruptur und den Zusammenhang zwischen Plaqueruptur und ischämischen klinischen Syndromen klären sollten [15, 17]. Diese Studien zeigten, daß die *Zusammensetzung* des Plaques – mehr als dessen Größe – das Risiko der Plaqueruptur bestimmt. Basierend auf der zellulären Zusammensetzung wurde eine histologische Klassifikation und eine Hypothese zur Entwicklung von arteriosklerotischen Plaques entwickelt [21, 45]), die eine Zuordnung zu klinischen Syndromen erlaubt.

Die Entwicklung eines arteriosklerotischen Plaques geschieht nach Fuster et al. in fünf Phasen [21]: Phase 1 entspricht den klinisch inapperenten Frühstadien [26]. In Phase 2 lagert der Plaque zunehmend extrazelluläre Lipide ein und neigt zu Rupturen, die jedoch nicht unbedingt zu Gefäßverschlüssen führen. Auf diese Plaques mit Rupturen lagern sich dann Thromben ab, wodurch der sogenannte komplizierte Plaque oder die Typ-IV-Läsion, als Phase 3 bezeichnet, entsteht. Dieser führt, durch erneute Ruptur und Thrombosierung in Phase 4 zum akuten Gefäßverschluß. Als Phase 5 wird die Organisation des Thrombus bezeichnet, die den chronischen Gefäßverschluß kennzeichnet.

Histologisch enthalten rupturierende Plaques häufig einen weichen Lipidkern, der durch fetthaltige Schaumzellen und extrazelluläre Lipide gebildet wird. Charakteristischerweise finden sich, im Gegensatz zu klinisch stabilen Stenosen, wenig fibromuskuläre Elemente [49]. Zum Lumen hin wird die komplexe Läsion durch eine Fibrinschicht oder einen Thrombus abgedeckt, der bei der Plaqueruptur meist an seinen Rändern aufgebrochen ist. An der Bruchstelle ist die fibrinöse Decke dünn und durch eine darunterliegende vermehrte Infiltration mit Makrophagen markiert. Dieser Entzündungsprozess wird als einer der wichtigsten zur Plaqueruptur führenden Mechanismen betrachtet [11, 49]. Aktivierte Makrophagen setzen Enzyme frei, die die extrazelluläre Matrix verdauen (Stromelysin, interstitielle Kollagenase, Gelatinasen [24, 27]) und damit zur Ausdünnung der fibrösen Decke führen (Abb. 1).

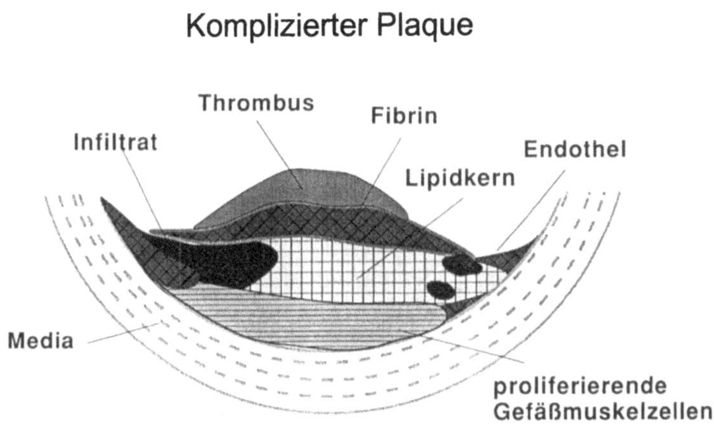

Abb. 1 Schematische Darstellung der histologischen Zusammensetzung arteriosklerotischer Plaques, die zu akuten ischämischen Syndromen führen. Solche Plaques werden nach (Stary) als Typ-IV-Läsionen bezeichnet.

Während diese Veränderungen des Plaques zu einer erhöhten Verletzlichkeit führen, können mechanische Kräfte wie Druck und Scherkräfte oder auch Kontraktionen der Gefäßwand die Ruptur triggern. Diese Annahmen basieren auf Geometrieanalysen [43] und Beobachtungen über das Auftreten von Infarkten während der Aktivierung des Sympathikus [38]. Die relative Bedeutung der zellulären Prozesse im Plaque, der mechanischen Einflüsse oder weiterer Triggermechanismen bei der Auslösung der Plaqueruptur ist jedoch nicht bekannt.

Ziel der histologischen und gefäßbiologischen Untersuchungen ist letztendlich, die zur Ruptur führenden Plaques mit modernen diagnostischen Methoden in vivo zu erkennen und entsprechenden therapeutischen Interventionen zuzuführen. Angiographisch sind die meisten Plaques, die zu Myokardinfarkten führten, per se nicht lumenobliterierend. 65 % waren bei einer zufälligen Angiographie in den drei Monaten vor dem Ereignis als Stenose < 50 % beurteilt worden (229 Patienten in 5 Studien [21]). Nach thrombolytischer Therapie finden sich bei ca. einem Drittel der Patienten keine hochgradigen Stenosen im Infarktgefäß [33].

Diese Beobachtungen zeigten, daß die bisher angewandte Koronarangiographie nicht ausreichend Informationen liefert, um das Risiko akuter ischämischer Syndrome abschätzen zu können, da lediglich das freie Gefäßlumen dargestellt wird und der Krankheitsprozess in der Gefäßwand nicht beurteilt werden kann. Die Möglichkeiten von intravaskulärem Ultraschall, Kernspinresonanz und funktionellen Untersuchungen zur Erfassung der Gefäßwandstruktur und -funktion, speziell zur Entdeckung von rupturgefährdeten Plaques, müssen jedoch erst noch evaluiert werden.

Thrombose

Der Beitrag von Thromben zum akuten Myokardinfarkt wurde ebenfalls zunächst in Autopsien gesehen [16] und durch den Erfolg der thrombolytischen Therapie belegt [25]. Bei nahezu allen Patienten mit instabiler Angina pectoris und frischen Myokardinfarkten lassen sich Produkte des plasmatischen Gerinnungssystems im Plasma nachweisen, die eine gesteigerte Koagulation anzeigen [35].

Zur Thrombusentstehung tragen sowohl die Thrombozytenaktivierung als auch das plasmatische Gerinnungssystem bei. Beide Systeme werden durch Risikofaktoren der koronaren Herzerkrankung und durch lokale Faktoren zugunsten einer erhöhten Thrombusbildung verändert. Das Gerinnungssystem kann lokal oder systemisch aktiviert sein.

Der Lipidkern arteriosklerotischer Plaques ist mit Abstand die thrombogenste Komponente der Gefäßwand [19]. Deshalb ist eine Plaqueruptur nahezu immer mit einer Thrombusbildung verbunden. Das thrombotische Material selbst ist dann ebenfalls ein starker Stimulus für Thrombozytenaggregation und plasmatische Gerinnung.

Eine besondere Rolle scheint die Thrombose bei dem Risikofaktor Nikotinkonsum zu spielen. Zigarettenrauch erhöht den Fibrinspiegel im Serum und aktiviert die Thrombozyten [22, 30]. Interessanterweise ist Zigarettenkonsum vor allem ein Risikofaktor für akute ischämische Syndrome und weniger für die stabilen Formen der koronaren Herzerkrankung. Dies wird statistisch durch den raschen Abfall des Risikos nach Nikotinabstinenz gestützt [10].

Vasokonstriktion und Vasospasmus

Maseri konnte zeigen, daß eine pathologische Koronarkonstriktion akute ischämische Syndrome induzieren kann [34]. Die klinische Bedeutung einer durch Koronarspasmen bedingten Myokardischämie konnte in epidemiologischen Studien belegt werden [5]. Derzeit ist die Diagnose einer vasospastischen Angina pectoris nur durch eine pharmakologische Provokation mit Mutterkoronalkaloiden (z. B.

Ergonovin) oder Acetylcholin im Rahmen einer diagnostischen Herzkatheteruntersuchung möglich [20]. Die vasospastische Angina pectoris kann als eigenständiges Krankheitsbild aufgefaßt werden, da sie unabhängig von der koronaren Herzerkrankung, häufig jedoch auch in Verbindung mit arteriosklerotischen Veränderungen auftritt. Wahrscheinlich handelt es sich um eine Erkrankung der glatten Gefäßmuskulatur, da die vasodilatierende Endothelfunktion an vasospastischen Segmenten unverändert ist und die Ergonovinwirkung an menschlichen Koronararterien nur geringfügig von der Endothelfunktion beeinflußt wird [3, 40, 51]. Eine von der Arteriosklerose weitgehend unabhängige Pathogenese wird durch Unterschiede bei den Risikofaktoren angezeigt: für die vasospastische Angina konnte bisher nur eine Assoziation mit starkem Nikotinkonsum und keine Beziehung zu Blutfetten gezeigt werden, während LDL-Cholesterin einer der wesentlichen Risikofaktoren für die arteriosklerotische Form der Erkrankung darstellt [46]. Die eigenständige prognostische Bedeutung von Vasospasmen bezüglich Myokardinfarkt und Mortalität läßt sich bei Patienten, bei denen die Erkrankung klar durch pharmakologische Provokation während Koronarangiographie diagnostiziert wurde, durch den Erfolg der Behandlung mit Calcium-Antagonisten belegen [52].

Während die vasospastische Angina pectoris im engeren Sinn durch eine erhöhte Sensibilität des Gefäßmuskels auf Ergonovin und bisher unbekannte endogene Stimuli charakterisiert ist, sind die Veränderungen der koronaren Vasomotion bei koronarer Herzerkrankung noch unvollständig geklärt. Unstrittig ist die verminderte Fähigkeit des Endothels, auf entsprechende hormonelle Stimuli (Acetylcholin, Serotonin, ATP, ADP) vasodilatierende Faktoren (NO, Prostazyklin, „endothelium-derived hyperpolarizing factor (EDHF)) freizusetzen [8, 31, 53]. Über die Gefäßmuskelreagibilität liegen kaum publizierte Daten vor. Eigene unveröffentlichte Untersuchungen an isolierten menschlichen Koronararterien aus explantierten Herzen zeigen eine stark verminderte Wirkung verschiedener Vasokonstriktoren (Kaliumchlorid, Prostaglandin $F_{2\alpha}$) bei Patienten mit koronarer Herzerkrankung. In vivo wurden reine Vasokonstriktoren bei koronarer Herzerkrankung nicht eingesetzt. Mit Acetylcholin werden verstärkte koronarkonstriktorische Wirkungen beobachtet. Da jedoch der Gefäßmuskel der menschlichen Koronararterie sehr stark auf Acetylcholin kontrahiert, ist noch nicht geklärt, ob diese Wirkung durch die fehlenden endotheliale Vasodilatation erklärt werden kann oder auf eine lokal erhöhte Empfindlichkeit der glatten Gefäßmuskulatur zurückzuführen ist. Für letztere Annahme spricht die Auslösung von Vasospasmen durch Acetylcholin bei Patienten mit vasospastischer Angina pectoris [39].

Möglicherweise zeichnet sich die für das akute ischämische Syndrom verantwortliche Stenose, im Vergleich zu Stenosen bei Patienten mit stabiler Symptomatik, besonders durch eine erhöhte Neigung zur Vasokonstriktion (unter Provokation mit körperlicher Belastung oder Kälteexposition) aus [7]. Andererseits wurde auch bei Patienten mit stabiler Angina pectoris eine vasomotorische Komponente in kritischen Stenosen beobachtet [23]. In Serienuntersuchungen reagieren 50 % der Infarktgefäße auf Ergonovin mit Vasospasmen [6]. Ob diese hohe Rate tatsächlich den Beitrag der Vasospasmen zu akuten ischämischen Ereignissen reflektiert oder ob die erhöhte Reagibilität nicht Folge der lokalen Prozesse in der Gefäßwand nach Gefäßverschluß sind, ist jedoch noch nicht geklärt.

Neben den Veränderungen der Gefäßreagibilität spielt bei der koronaren Herzerkrankung die lokale Akkumulation von vasoaktiven Substanzen eine wesentliche Rolle. Die wichtigste Quelle sind die bei der Thrombusbildung aus aggregierenden Thrombozyten freigesetzten Mediatoren Thromboxan A_2 und Serotonin. Thromboxan A_2 ist einer der wirksamsten Vasokonstriktoren an der menschlichen Koronararterie und wird bei Koronarer Herzerkrankung vermehrt gebildet [2, 28]. In gesunden Koronararterien wird die Wirkung der Vasokonstriktoren aus Thrombozyten durch vasodilatorische Substanzen (ATP, ADP, Thrombin, Serotonin über endotheliale S_1-Rezeptoren) funktionell antagonisiert [4, 29]. Diese Vasodilatoren wirken jedoch alle über die Stimulation des Endothels, eine Funktion, die bei der koronaren Herzerkrankung erheblich eingeschränkt ist.

Auch die systemische Aktivierung der Gefäßmuskelkontraktion, z. B. durch Kokain- oder Nikotinkonsum oder medikamentöse Therapie mit Serotoninagonisten kann zur pathologischen Vasokonstriktion von Koronararterien und ischämischen Syndromen führen [32, 37].

Therapeutische Ansätze

Die geschilderten Vorstellungen zur Entstehung von akuten ischämischen Syndromen wurden bisher nur begrenzt durch gezielte therapeutische Studien überprüft. Allerdings wurden bei Therapiestudien mit verschiedenen Substanzen ein vermindertes Auftreten ischämischer Ereignisse beobachtet, das sich wahrscheinlich durch eine Beeinflussung der beschriebenen Mechanismen erklären läßt.

Die in arteriosklerotische Plaques eingelagerten Lipide stammen überwiegend aus der LDL-Fraktion im Serum. Deshalb hängt das Plaquewachstum von den LDL-Cholesterinspiegeln ab. Umgekehrt hemmen HDL-Lipide die Einlagerung von Lipiden und fördern wahrscheinlich die Entfernung von Lipiden aus der Gefäßwand und den Makrophagen/Schaumzellen. Diese Hypothesen konnten durch klinische Studien gestützt werden, die eine „Stabilisierung" der Plaques, das heißt eine verminderte Progression, und vor allem eine signifikante Verminderung ischämischer Ereignisse unter effektiver Beeinflussung der Serumlipide (LDL-Senkung und HDL-Erhöhung) zeigten [9, 48]. Neben der Lipideinlagerung beeinflussen oxidierte Formen von LDL jedoch auch die Expression von Adhäsionsmolekülen auf Endothelzellen und damit die Entzündungskomponente im Plaque. Auch dieser Mechanismus könnte zu den beobachteten günstigen Wirkungen der Lipidsenkung beitragen.

Die prognostisch günstige Wirkung von Betablockade bei koronarer Herzerkrankung wird neben der antiarrhythmischen Wirkung auch auf ein vermindertes Risiko der Plaqueruptur in Situationen mit Sympathikusstimulation zurückgeführt [41].

Die Beteiligung der Thrombozytenaggregation wird klinisch durch die umfangreichen Untersuchungen zur prophylaktischen Wirksamkeit von Acetylsalicylsäure gestützt [13, 50] und ist bereits therapeutischer Standard. Inwieweit und in welchen Fällen eine zusätzliche Hemmung des plasmatischen Gerinnungssystems die Prophylaxe von akuten ischämischen Ereignissen verbessern kann, ist noch nicht geklärt.

In neueren Untersuchungen wurde eine Reduktion der akuten ischämischen Ereignisse bei Patienten nach Myokardinfarkt durch chronische ACE-Inhibition beobachtet [42, 47]. Die daran beteiligten Mechanismen sind noch nicht geklärt. Im Tiermodell normalisieren ACE-Inhibitoren die durch verschiedene Einflüsse gestörte Endothelfunktion und hemmen die Entwicklung der Arteriosklerose [1, 12, 44]. Wegen der zentralen Rolle der Endothelzellen an den Mechanismen der Plaqueentstehung, Thrombusbildung und Vasomotion ist eine Normalisierung ihrer Funktion eine sinnvolle Zielsetzung.

Vasospasmen werden effektiv mit Calcium-Antagonisten oder Nitroglycerin aufgehoben. Die prognostische Bedeutung der Behandlung mit diesen Vasodilatantien ist bisher nur für die reine vasospastische Angina pectoris und für die Anwendung beim akuten ischämischen Ereignis gesichert. Die oben erwähnten Befunde weisen jedoch darauf hin, daß die koronare Vasomotion bei koronarer Herzerkrankung wesentlich zu akuten ischämischen Ereignissen beiträgt und deshalb eine wirksame Vasodilatantientherapie Rationale eines Therapiekonzepts zur Vermeidung ischämischer Ereignisse sein sollte.

Literatur

[1] Auch-Schwelk, W., E. Duske, U. Hink et al.: Vasomotor responses in cyclosporin A-treated rats after chronic angiotensin blockade. Hypertension 23 (1994) 832-837.

[2] Auch-Schwelk, W., F. Krackhardt, F. Hennersdorf et al.: Role of nitric oxide in vasoconstrictor and endothelium-dependent vasodilator responses of human coronary arteries. Eur. Heart J. 14 (1993) 15.

[3] Auch-Schwelk, W., F. Krackhardt, E. Frantz et al.: Sind Oszillationen auf Ergonovin in menschlichen Koronararterien das Korrelat für Vasospasmen? Z. Kardiol. 83 (1994) 37.
[4] Berk, B. C., W. S. Weintraub, R. W. Alexander: Elevation of C-reactive protein in "active" coronary artery disease. Am. J. Cardiol. 65 (1990) 168-172.
[5] Bertrand, M. E., J. M. Lablanche, P. Y. Tilmant et al.: Frequency of provoked coronary arterial spasm in 1089 consecutive patients undergoing coronary arteriography. Circulation 65 (1982) 1299–1306.
[6] Bertrand, M. E., J. M. Lablanche, P. Y. Tilmant et al.: The provocation of coronary arterial spasm in patients with recent transmural myocardial infarction. Eur. Heart J. 4 (1983) 532–535.
[7] Bogaty, P., D. Hacket, G. Davies et al.: Vasoreactivity of the culprit lesion in unstable angina. Circulation 90 (1994) 5–11.
[8] Bossaller, C., G. B. Habib, H. Yamamoto et al.: Impaired muscarinic endothelium-dependent relaxation and cyclic guanosine 5'-monophosphate formation in atherosclerotic human coronary artery and rabbit aorta. J. Clin. Invest. 79 (1987) 170–174.
[9] Brown, B. G., X. Zhao, D. E. Sacco et al.: Lipid lowering and plaque regression. New insights into prevention of plaque disruption and clinical events in coronary disease. Circulation 87 (1993) 1781–1791.
[10] Buhler, F. R., K. Vesanen, J. T. Wattes et al.: Impact of smoking on heart attacks, strokes, blood pressure control, drug dose, and quality of life aspects in the International Prospective Primary Prevention Study in Hypertension. Am. Heart J. 115 (1988) 282–288.
[11] Buja, L. M., J. T. Willerson: Role of inflammation in coronary plaque disruption. Circulation 89 (1994) 503–505.
[12] Chobanian, A. V., C. C. Haudenschild, C. Nickerson et al.: Trandolapril inhibits atherosclerosis in the Watanabe heritable hyperlipidemic rabbit. Hypertension 29 (1992) 472–477.
[13] Cohen, M., P. C. Adams, G. Parry et al.: Combination antithrombotic therapy in unstable angina and non-Q-wave infarction in nonprior aspirin users. Primary end points analysis from the ATACS trial. Circulation 89 (1994) 81–88.
[14] Constantinides, P. : Plaques fissures in human coronary thrombosis. J. Athero. Res. 6 (1966) 1–7.
[15] Davies, M. J., A. C. Thomas: Plaque fissuring: the cause of acute myocardial infarction, sudden ischemic death and crescendo angina. Br. Heart J. 53 (1985) 363–373.
[16] DeWood, M. A., J. Spores, R. Notske et al.: Prevalence of total coronary occlusion during early hours of transmural myocardial infarction. N. Engl. J. Med. 303 (1980) 897–902.
[17] Falk, E.: Unstable angina with fatal outcome: dynamic coronary thrombosis leading to infarction and/or sudden death: autopsy evidence of recurrent mural thrombosis with peripheral embolization culminating in total vascular occlusion. Circulation 71 (1985) 699–708.
[18] Falk, E.: Why do plaques rupture? Circulation 86 (1992) III – 30 – III 42.
[19] Fernandez-Ortiz, A., J. J. Badimon, E. Falk et al.: Characterization of the relative thrombogenicity of atherosclerotic plaque components: implications for consequences of plaque rupture. Journal of the American College of Cardiology 23 (1994) 1562–1569.

[20] Fleck, E., W. Auch-Schwelk, E. Frantz et al.: Diagnosis of the dynamic lesion. Z. Kardiol. 82 (Suppl. 5) (1993) 23–32.
[21] Fuster, V.: Mechanisms leading to myocardial infarction: insights from studies of vascular biology. Circulation 90 (1994) 2126–2146.
[22] Fuster, V., J. H. Chesebro, R. L. Frye et al.: Platelet survival and the development of coronary artery disease in the young adult: effects of cigarette smoking, strong family history, and medical therapy. Circulation 63 (1981) 546–551.
[23] Gage, J. E., O. M. Hess, T. Murakami et al.: Vasoconstrictions of stenotic coronary arteries during dynamic exercise in patients with classic angina pectoris: reversibility by nitroglycerin. Circulation 73 (1986) 865–876.
[24] Galis, Z. S., G. K. Sukhova, M. W. Liark et al.: Increased expression of matrix metalloproteinases and matrix degrading activity in vulnerable regions of human atherosclerotic plaques. J. Clin. Invest. 94 (1994) 2493–2503.
[25] Gissi (Gruppo Italiano per lo Studio Della Streptochinasi Nell-Infarto Miocardio): Effectiveness of intravenous thrombolytic treatment in acute myocardial infarction. Lancet 1 (1986) 397–402.
[26] Gräfe, M., W. Auch-Schwelk, D. Terbeek et al.: Contribution in this book.
[27] Henney, A. M., P. R. Wakeley, M. J. Davies et al.: Location of stromelysin gene in atherosclerotic plaques using in situ hybridisation. Proc. Natl. Acad. Sci. U.S.A. 88 (1991) 8154–8158.
[28] Hirsh, P. D., L. D. Hillis, W. B. Campbell et al.: Release of prostaglandins and thromboxane into the coronary circulation patients with ischemica heart disease. N. Engl. J. Med. 304 (1981) 1135–1137.
[29] Houston, D. S., J. T. Shepherd, P. M. Vanhoutte. Adenine nucleotides, serotonin, and endothelium-dependent relaxation to platelets. Am. J. Physiol. 248 (1985) H 389–H 395.
[30] Kimura, S., M. Nishinaga, T. Ozawa et al.: Thrombin generation as an acute effect of cigarette smoking. Am. Heart. J. 128 (1994) 7–11.
[31] Ludmer, P. L., A. P. Selwyn, T. L. Shook et al.: Paradoxical vasoconstriction induced by acetylcholine in atherosclerotic coronary arteries. N. Engl. J. Med. 315 (1986) 1046–1051.
[32] MacIntyre, P. D., B. Bhargava, K. J. Hogg et al.: Effect of subcutaneous sumatriptan, a selective 5 HT_1 agonist, on the systemic, pulmonary, and coronary circulation. Circulation 87 (1993) 401–405.
[33] Maseri, A., G. Davies, D. Hackett: Pre-existing coronary stenosis in patients with first myocardial infarction are not necessarily severe. Eur. Heart J. 9 (1988) 1317–1323.
[34] Maseri, A., A. L'Abbate, G. Baroldi et al.: Coronary vasospasm as a possible cause of myocardial infarction: a study derived from the study of "preinfarction" angina. N. Engl. J. Med. 299 (1978) 1271–1277.
[35] Merlini, P. A., K. A. Bauer, L. Oltrona et al.: Persistent activation of coagulation mechanism in unstable angina and myocardial infarction. Circulation 90 (1994) 61–68.
[36] Meyer, B. J., J. J. Badimon, A. Mailhac et al.: Inhibition of growth of thrombus on fresh mural thrombus. Targeting optimal therapy. Circulation 90 (1994) 2432–2438.
[37] Moliterno, D. J., J. F. Willard, R. A. Lange et al.: Coronary-artery vasoconstriction induced by cocaine, cigarette smoking, or both. N. Engl. J. Med. 330 (1994) 454–459.

[38] Muller, J. E., G. S. Abela, R. W. Nesto et al.: Triggers, acute risk factors and vulnerable plaques: the lexicon of a new frontier. J. Am. Coll. Cardiol. 23 (1994) 809–813.
[39] Okumura, K., H. Yasue, Y. Horio et al.: Sensitivity intracoronary injection of acetylcholine for the induction of coronary artery spasm. J. Am. Coll. Cardiol. 12 (1988) 883–888.
[40] Okumura, K., H. Yasue, H. Ishizaka et al.: Endothelium-dependent dilator response to substance P in patients with coronary spastic angina. J. A. Coll. Cardiol. 20 (1992) 838–844.
[41] Peters, R. W., J. E. Muller, S. Goldstein et al.: Propanolol and the morning increase in the freqeuncy of sudden cardiac death (BHAT Study). Am. J. Cardiol. 63 (1989) 1518–1520.
[42] Pfeffer, M. A., E. Braunwald, L. A. Moyé et al.: Effect of captopril on mortality and morbidity in patients with left ventricular dysfunction after myocardial infarction. N. Engl. J. Med. 327 (1992) 669–677.
[43] Richardson, R. D., M. J. Davies, G. V. R. Born: Influence of plaque configuration and stress distribution on fissuring of coronary atherosclerotic plaques. Lancet 2 (1995) 941–944.
[44] Schuh, J. R., D. J. Blehm, G. E. Frierdich et al.: Differential effects of renin-angiotensin system blockade on atherogenesis in cholesterol-fed rabbits. J. Clin. Invest. 91 (1993) 1453–1458.
[45] Stary, H. C.: Composition and classification of human atherosclerotic lesions. Virch. Arch. Pathol. Anat. 421 (1992) 277–290.
[46] Sugiishi, M., F. Takatsu: Cigarette smoking is a major risk factor for coronary spasm [see comments]. Circulation 87 (1993) 76–79.
[47] The Acute Infarction Ramipril Efficacy (Aire) Study Investigators: Effect of ramipril on mortality and morbidity of survivors of acute myocardial infarction with clinical evidence of heart failure. Lancet 342 (1993) 821–828.
[48] The Scandinavian Simvastatin Survival Study Group: Randomised trial of cholesterol lowering in 4444 patients with coronary heart disease: the scandinavian simvastatin survival study (4S). Lancet 344 (1994) 1383–1389.
[49] van der Wal, A. C., A. E. Becker, C. M. van der Loos et al.: Site of intimal rupture or erosion of thrombosed coronary atherhosclerotic plaques is characterized by an inflammatory process irrespective of the dominant plaque morphology. Circulation 89 (1994) 36–44.
[50] Willard, J. E., R. A. Lange, L. D. Hillis: The use of aspirin in ischemic heart disease. N. Engl. J. Med. 327 (1992) 175–181.
[51] Yamamoto, H, H. Yoshimura, M. Noma et al.: Preservation of endothelium-dependent vasodilation in the spastic segment of the human epicardial coronary artery by substance P. Am. Heart Journal 123 (1992) 298–303.
[52] Yasue, H., A. Takizawa, M. Nagao et al.: Long-term prognosis for patients with variant angina and influential factors. Circulation 78 (1988) 1–9.
[53] Zeiher, A. M., H. Drexler, H. Wollschläger et al.: Modulation of coronary vasomotor tone in humans — progressive endothelial dysfunction with different early stages of coronary atherosclerosis. Circulation 83 (1991) 391–401.

Diskussion

Bassenge: Sie haben ja selber gezeigt, Herr Auch-Schwelk, daß kontraktile Reaktionen bei erkrankten Gefäßen im allgemeinen stark erhöht sind. Ihr Befund an den menschlichen Koronargefäßen, daß die sich weniger kontrahieren, der zeigt das Gegenteil: das ist wahrscheinlich dadurch bedingt, daß dieser Koronarstreifen viel weniger Actomyosingehalt hat, das müßte man dann sinnvoller Weise zurückbeziehen und dann kann man sehen, daß sich das so nicht halten läßt. Ich glaube, wenn man überhaupt nicht weiß, wie inhomogen diese Gewebe ist, was Sie da betrachten, dann kann man auch nicht zu so einer Allgemeinfolgerung kommen, daß nur die kontraktilen Mechanismen in arteriosklerotischen Gefäßen erniedrigt sind.

Auch-Schwelk: Ich wollte keine Aussage machen über die kontraktilen Eigenschaften des Gefäßmuskels, speziell über die Kontraktionsmöglichkeiten eines Myozyten. Sondern es wird letztendlich die Gesamtfunktion des Gefäßringes untersucht. Und ich wollte vermitteln, daß die im allgemeinen vermindert ist. Es muß aber in Stenosen Veränderungen geben, spezielle Veränderungen, die zu einer erhöhten Vasoreaktivität führen. Es gibt beide Befunde bei Arteriosklerose. Im allgemeinen ist sie vermindert, das haben wir auch in vivo durch Untersuchungen gesehen, aber in manchen Stellen, z. B. in Stenosen, ist sie erhöht, und besonders erhöht ist sie bei Vasospasmen, wo es eine spezielle Erkrankung des Gefäßmuskels ist.

Bassenge: Aber die Verminderung bezieht sich nicht auf den kontraktilen Apparat, sondern eben auf das Fibrin, die Kalzifizierung ...

Auch-Schwelk: Sicher, sie kann durch beides bedingt sein, auch durch die Abnahme der Gefäßmuskelmasse.

Lüscher: Ich meine, das sind sehr schöne Arbeiten, das stimmt sicher, ich glaube nicht, daß wir das auf den Myozyten normalisieren müssen. Das Problem bei der Arteriosklerose – wie Du richtig gesagt hast – ist, daß sie völlig heterogen ist. Ich meine, das ist ein Prozeß, der über zehn oder zwanzig Jahre läuft. Was wir untersuchen können, ist ganz klar ein Endstadium, weil sonst die Patienten nicht transplantiert werden. Das sind ja schwerste Koronararteriosklerotiker. Wir haben die nicht in dem Ausmaß, weil bei uns weniger transplantiert wird. Aber ich denke, das ist ein Endstadium, und das ist dann sicher so. Es gibt natürlich noch eine Reihe von anderen Stadien im Laufe der Arteriosklerose, die ganz anders sein können. Beim gleichen Patienten kann das segmentweise eine ganz andere Naturgeschichte haben, in dem der eine Plaque älter und der andere jünger ist. Ich glaube, deshalb haben wahrscheinlich alle recht. Es kommt wahrscheinlich auch darauf an, in welchem Stadium sich der Plaque befindet, je nachdem sind gewisse Mechanismen schon beeinträchtigt und andere nicht. Wenn die ganze Gefäßwand verkalkt ist, kann das Gefäß überhaupt nicht mehr kontrahieren, das wissen wir alle. Das ist also eine Frage des Stadiums.

Ortner: Ich habe eine Frage wegen dieser oszillatorischen Kontraktion der Gefäße auf das Ergonovin – was ist denn da die Zeitkonstante? Ist das so langsam, daß man bei einer Koronarangiographie entweder die Kontraktion oder Relaxation erfaßt, oder geht es so schnell, daß man es im Koronarangio nicht sieht? Was muß man denn dann von dem Ergonovin-Test halten?

Auch-Schwelk: Das ist eine relativ langsame Oszillation. In den meisten Fällen sind es relativ langsame, das heißt über Minuten anhaltende Kontraktionen. Und da ist es natürlich die spannende Frage, ob die nun an einer Stelle immer wieder nur als Oszillation auftreten, oder man kann sich auch vorstellen, daß wir letztendlich eine Wellenbewegung über das Gefäß finden, und daß wir z. B. bei dem Ergonovin-Test – wenn wir zu verschiedenen Zeitpunkten schauen würden – auch zu verschiedenen Zeitpunkten etwas sehen würden.

Invasive kardiale Diagnostik

E. Fleck, J. Hug

Einleitung

In der Bundesrepublik ist in den letzten Jahren eine exponentielle Zunahme invasiver diagnostischer Prozeduren zu verzeichnen. Gemäß Erhebungen der klinischen Kommission der Deutschen Gesellschaft für Kardiologie bestehen 283 Standorte mit insgesamt 373 Linksherzkathetermeßplätzen. 264 (78,1 %) der Katheterlabore werden ausschließlich im stationären Bereich, 19 (5,1 %) ausschließlich im niedergelassenen und 90 (24,1 %) in Krankenhäusern zusammen mit Kollegen aus dem niedergelassenen Bereich genutzt (Tab. 1). Danach kommt in den alten Bundesländern 1 Herzkathetermeßplatz auf 160.000 Einwohner und in den neuen Bundesländern 1 Herzkathetermeßplatz auf 320.000 Einwohner. Diese relativ günstige Relation wird sich noch verbessern, wenn alle geplanten Katheterplätze in Betrieb sind. Nach Berechnungen wird sich ein Verhältnis von 1 Katheterplatz auf 147.000 Einwohner in den alten Bundesländern und von 1 Platz pro 244.000 Einwohner in den neuen Bundesländern ergeben. Damit sind die Anhaltszahlen aus dem Referentenentwurf des Bundesministeriums für Gesundheit über die Großgeräteverordnung von 1 Katheterplatz auf 210.000 Einwohner in den alten und 1 Katheterplatz auf 315.000 Einwohnern in den neuen Bundesländern bereits jetzt schon deutlich unterschritten. Jährliche Erhebungen der Herzchirurgie ergaben einen sprunghaften Anstieg der invasiven Diagnostik in der Bundesrepublik, ohne daß daraus resultierende Konsequenzen wie Koronardilatation oder operative Eingriffe gleichermaßen zugenommen hätten (Abb. 1) [5]. Die Notwendigkeit einer geeigneten Qualitätssicherung und Qualitätskontrolle liegt auf der Hand. Pragmatische Ansatzpunkte zur Realisierung wären zum Beispiel zu überprüfen, wieviel Ausschlußdiagnostik in einem Katheterlabor in einem gegebenen Zeitraum durchgeführt wurde und wie häufig sich welche therapeutischen Konsequenzen aus welchen Diagnosen ergeben.

Tabelle 1 Anzahl der Herzkathetermeßplätze (HK) in der Bundesrepublik nach Art der Nutzung und bezogen auf die Einwohnerzahl

Bundesland	EZ (Tausend) älter als 18 Jahre	HK-Plätze gesamt	Krankenhaus	Praxis	Krankenhaus und Praxis	EZ (Tausend) pro HK-Platz
Hamburg	1.421, 3	13	8	3	2	109, 3
Berlin	2.823, 2	22	17	1	4	128, 3
Hessen	4.854, 2	36	20	1	15	134, 8
Bremen	574, 2	3	2	0	1	143, 6
Bayern	9.512, 2	63	46	2	15	151, 0
Nordrhein-Westfalen	14.342, 9	94	76	3	15	152, 6
Schleswig-Holstein	2.193, 3	13	9	1	3	168, 7
Rheinland-Pfalz	3.138, 8	18	14	2	2	174, 4
Saarland	890, 1	5	3	0	2	178, 0
Baden-Württemberg	8.158, 0	42	23	3	16	194, 2
Niedersachsen	6.138, 6	29	21	2	6	211, 7
Thüringen	1.984, 4	8	7	0	1	248, 1
Mecklenburg-Vorpommern	1.406, 0	5	4	0	1	281, 2
Sachsen	3.666, 3	12	8	1	3	305, 5
Sachsen-Anhalt	2.198, 7	6	4	0	2	366, 5
Brandenburg	1.958, 9	4	2	0	2	489, 7
Gesamt	65.261, 1	373	264 70,8 %	19 5,1 %	90 24,1 %	175, 0

Ausschlußdiagnostik

Die Ausschlußdiagnostik ist ein wichtiges Plausibilitätskriterium und sollte möglichst nicht mehr als 10 % in der Gesamtstatistik betragen. Wird dieser Prozentsatz deutlich überschritten, kann dies als Hinweis für zu viele Herzkatheteruntersuchungen gewertet werden. Patienten, bei denen eine Herzkatheteruntersuchung indiziert ist, setzen sich zusammen aus Patienten mit dem Verdacht oder bereits bekannter koronarer Herzerkrankung, aus Patienten mit

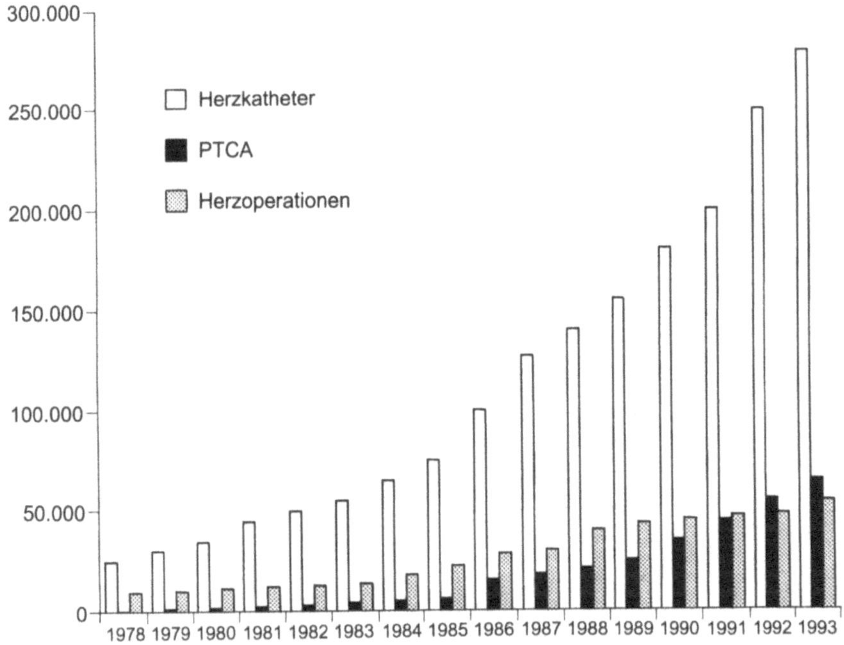

Abb. 1 Entwicklung der Herzdiagnostik und -therapie in der Bundesrepublik von 1978–1993. Deutlich ist der spunghafte Anstieg der Diagnostik (Herzkatheter) zu erkennen, ohne daß daraus resultierende Konsequenzen (PTCA, Herzoperationen) gleichermaßen zugenommen haben.

Herzklappenfehlern, myokardialen Erkrankungen, Herzrhythmusstörungen, oder aus Patienten mit Begleitdiagnostik bei Erkrankungen der großen Gefäße und der Lunge. Die Frage nach der Anzahl an Ausschlußdiagnostik bezieht sich hauptsächlich auf ein selektioniertes Patientengut bei dem die Indikation zur Herzkatheteruntersuchung aufgrund thorakaler Beschwerdesymptomatik gestellt wurde und deren Koronarangiogramm ein unauffälliges Koronargefäßsystem zeigte. Meist handelt es sich um Patienten mit falsch positivem Belastungs-EKG oder Szintigramm, Patienten mit arterieller Hypertonie, Mitralklappenprolaps, um Patienten mit atypischen Beschwerden, die auf keine andere Weise erklärbar sind oder um Patienten, denen der Ausschluß einer koronaren Herzerkrankung belegt werden muß, damit die Bedrohung auf eine vermutete Krankheit genommen wird. Weiterhin zählt zu dieser Gruppe eine geringe, nicht zu vernachlässigende Anzahl von Patienten mit Koronarspasmen oder mit „Small Vessel Disease“. Zweifellos erfordert das Erreichen einer oberen Grenze von 10 % eine intensive Nutzung anamnestischer und nicht invasiver Befunde, die eigene Statistik über den Anteil an Ausschlußdiagnostik zeigt diese Schwierigkeit (Abb. 2). Bei nicht so kritischer Anwendung können die reellen Zahlen viel höher liegen, wie aus den Veröffentlichungen der CASS-Studie aus den 70er Jahren hervorgeht [15, 16]. Mögliche Ursachen liegen in der Unsicherheit der Interpretation von Vorbefunden, einem Wechsel der Untersucher von der nichtinvasiven zur invasiven Diagnostik, oder daran, daß bei Patienten, die von außerhalb direkt zur invasiven Diagnostik überwiesen werden, überlicherweise deren Indikation nicht kritisch in Frage gestellt wird.

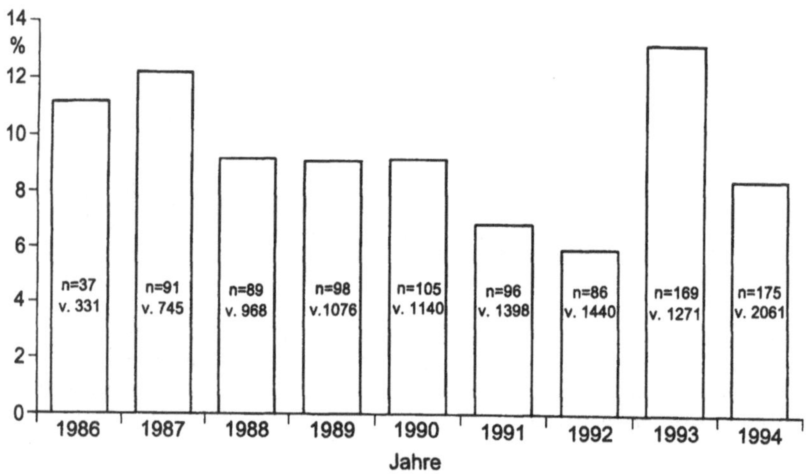

Abb. 2 Patienten mit angiographischem Ausschluß einer koronaren Herzerkrankung am Deutschen Herzzentrum Berlin – Kardiologie von 1986–1994. Angabe an Ausschlußdiagnostik in % der Patienten mit Verdacht auf koronare Herzerkrankung.

Therapeutische Konsequenz

Die zweite angesprochene Möglichkeit einer Qualitätsprüfung besteht in der Fragestellung: Wie häufig ergeben sich Konsequenzen aus welcher Diagnose? Nach der Konsequenz der durchgeführten Diagnostik zu fragen ist deshalb berechtigt, weil mittlerweile eine Herzkatheteruntersuchung weniger zur Diagnosesicherung durchgeführt wird, sondern mehr mit der Frage welche therapeutischen Maßnahmen aufgrund welchen anatomischen Befundes, sei es

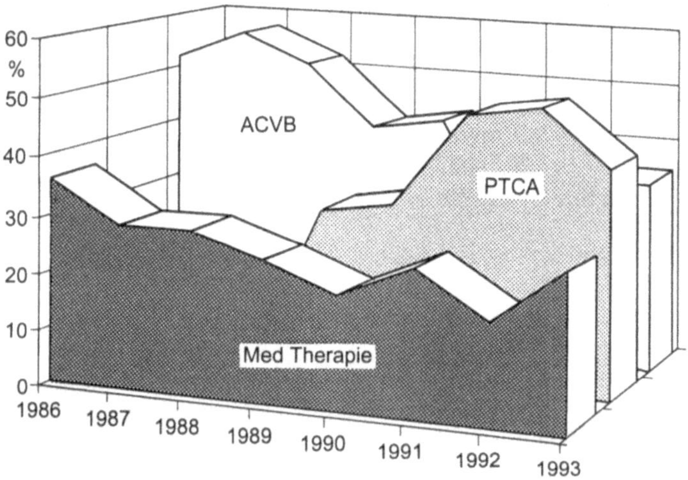

Abb. 3 Entwicklung von medikamentöser Therapie, PTCA und Bypass-Operation (ACVB) am Deutschen Herzzentrum Berlin bei Patienten mit koronarer 3-Gefäßerkrankung von 1986–1993. Eine alleinige medikamentöse Therapie wird zu Gunsten von interventionellen Maßnahmen immer weniger angestrebt.

PTCA oder ACVB-Operation, zu treffen sind. Die alleinige medikamentöse Therapie wird infolge einer schlechteren Lebensqualität zu Gunsten interventioneller Maßnahmen immer weniger angestrebt. Abb. 3 zeigt diese Entwicklung am Deutschen Herzzentrum Berlin von 1986–1993. Bei Herzklappenfehlern ist die Frage nach der therapeutischen Konsequenz aus der durchgeführten Diagnostik relativ klar und eindeutig zu beantworten. Herzklappenerkrankungen werden normalerweise invasiv diagnostiziert und führen in ca. 2/3 der Fälle zur operativen Korrektur. Bei der koronaren Herzerkrankung ist die Situation nicht so eindeutig – es ergeben sich zwischen 15 und 25 % Operationsindikationen. Dieser Prozentsatz blieb, wie die Statistik zeigt (Abb. 1), über die letzten Jahre in etwa konstant. Hinzu kommen die interventionellen Eingriffe, die am Deutschen Herzzentrum Berlin zwischen 50 und 60 % betragen, so daß insgesamt, einschließlich Chirurgie, für Patienten mit koronarer Herzerkrankung eine Gesamtzahl zwischen 70–80 % entsteht. Diese offenbare Diskrepanz zwischen Diagnostik und therapeutischen Maßnahmen in der Gesamtstatistik läßt sich nur dadurch erklären, daß zu viele normale und „harmlose" Befunde diagnostiziert werden. Ein gewisser Prozentsatz von Untersuchungen besteht in Kontrollherzkathetern nach Interventionen. Diese Zahl ist jedoch insgesamt relativ gering und erklärt in keinem Maße den hohen Überhang. Das Problem der Überdiagnostik liegt in dem Fall wohl eindeutig in der Indikationsstellung zur invasiven Diagnostik. Ein Angina-pectoris-Verdacht sollte unbedingt zuerst mit nichtinvasiven Methoden abgeklärt werden. Wird systematisch vorgegangen, haben nichtinvasive Provokationstests, wie Belastungs-EKG, Streß-Echokardiographie oder Szintigraphie, bezüglich dem Vorliegen einer koronaren Herzerkrankung eine Sensitivität von über 90 %.

Digitale Koronarangiographie

Ein weiterer Punkt der Qualitätssicherung besteht in einer an die jetzigen technischen Möglichkeiten angepaßten optimalen Nutzung vorhandener Herzkatheterplätze. Eine 1993 durchgeführte Erhebung ergab, daß 28 % aller zur damaligen Zeit betriebenen Anlagen älter als 10 Jahre waren [9]. Die bisherige konventionelle analoge Angiographie hatte nach Einführung der Bildverstärkertechnik einen Stand erreicht, mit dem Abbildungen aller anatomischen Veränderungen des kardiovaskulären Systems mit großer Genauigkeit möglich sind und die daraus resultierende Diagnosen sichergestellt werden konnten. Die Anlagen nutzen biplane Arbeitsplätze mit elektronisch variablen Bildverstärkergrößen, die Dokumentation erfolgt konventionell auf 35 mm-Kinofilm mit hoher räumlicher und zeitlicher Auflösung. Grenzen der konventionellen analogen Technik liegen jedoch in einer unzureichenden Kontrastauflösung bei extremen Projektionen oder adipösen Patienten, sowie in einer verzögerten Verfügbarkeit der Bilddaten bezüglich Planung und Durchführung von Interventionen. Seit dem angestrebt wird, Diagnostik und Intervention möglichst in einem einzeitigen Vorgehen – d. h. Diagnose mit unmittelbar nachfolgender Therapie in einer Sitzung – durchzuführen (Abb. 4), wurde dieser Nachteil von erheblicher Bedeutung. Moderne digitale Systeme gewährleisten hier eine adäquate Handhabung durch sofortige Verfügbarkeit von Bildsequenzen in exzellenter Bildqualität und machten dadurch ein einzeitiges Vorgehen erst möglich (Abb. 5). Zusätzliche Vorteile bestehen in einer verbesserten Darstellungsqualität durch Bildnachverarbeitung, der Möglichkeit einer quantitativen Auswertung und der Möglichkeit, digitale Bildsequenzen zur Offline-Analyse oder Integration mit anderen klinischen Daten von Patienten zu übertragen. Die Einführung digitaler Technik erlaubte eine Reduktion der Strahlendosis und somit auch eine Verminderung der Strahlenbelastung für Patient und Untersucher. Der Stellenwert der digitalen Koronarangiographie in der Diagnostik und Therapie ist heute unumstritten, und werden die Probleme der digitalen Archivierung, einer unzureichenden Gestaltung der elektronischen Arbeitsplätze, die

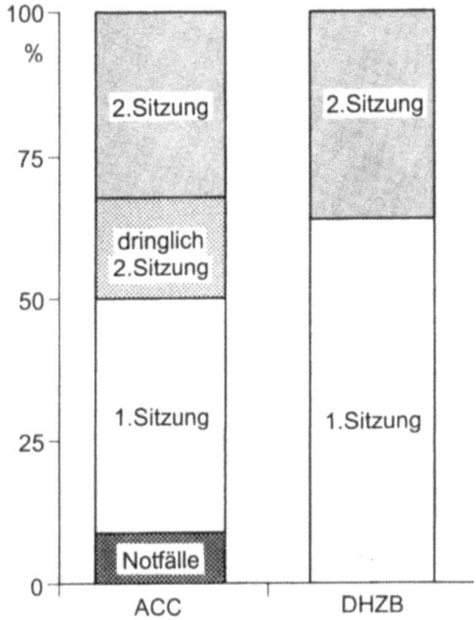

Abb. 4 Prozentualer Anteil von Interventionen in 1. und 2. Sitzung 1992/1993. Vergleich Deutsches Herzzentrum Berlin (DHZB) und ACC-Database (American College of Cardiology Datenbank). Wenn möglich, werden Diagnostik und Intervention in einem einzigen Vorgehen, d. h. in einer Sitzung, durchgeführt.

Brauchbarkeit für Konferenzen und die Kommunikationsfähigkeit der Systeme verbessert, wird das filmlose digitale Katheterlabor die Zukunft sein. Die bisherige Zweigleisigkeit der Technik mit primär digitalen Bildern, die analog auf Kinofilm übertragen werden, wird am Deutschen Herzzentrum Berlin mit Ende dieses Jahres beendet sein. Die neue filmlose Technologie wird auf CD-ROM-Basis beruhen, das Archivierungs- und Kommunikationsproblem mit Videotechnik zu lösen, hat sich bereits jetzt als nicht brauchbar erwiesen.

Quantitative Koronararteriographie

Die visuelle Beurteilung von Koronarangiogrammen unterliegt bekannterweise einer hohen Inter- und Intraobservervariabilität [18, 19, 25, 27]. Aus diesen Gründen sollte ein quantitatives Analysesystem, sowohl online als Entscheidungshilfe im Herzkatheterlabor (falls erforderlich), als auch offline zur Qua-

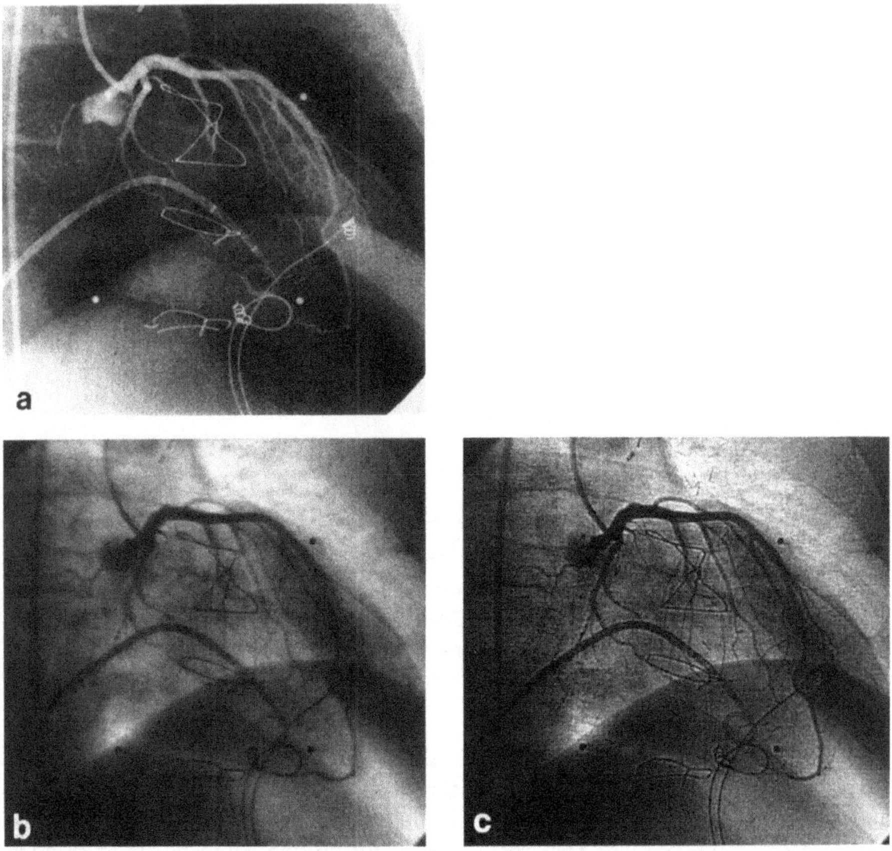

Abb. 5 Unterschiedliche Bildqualitäten von Cinebild (a), ungefiltertem digitalen Bild (b) und optimal gefiltertem digitalen Bild (c).

litätssicherung des Ergebnisses durchgeführter Interventionen zur Verfügung stehen (Abb. 6). Erst digitale Technik ermöglichte es, durch die soforte Verfügbarkeit von Bildern in hoher Qualität, eine Online-Analyse durchzuführen oder Bildsequenzen nach einer Untersuchung auf ein externes Analysesystem ohne Qualitätsverluste zu übertragen. Zusätzlich gewähren moderne quantitative Systeme, neben der Berechnung geometrischer und hämodynamischer Stenoseparameter, Korrekturalgorithmen für Abbildungsfehler infolge der Röntgentechnik und Bildgewinnung, wie z. B. Pincushion distortion, Punktstreufunktion oder Vergrößerung [6, 11, 17]. Durch die digitale Übertragung

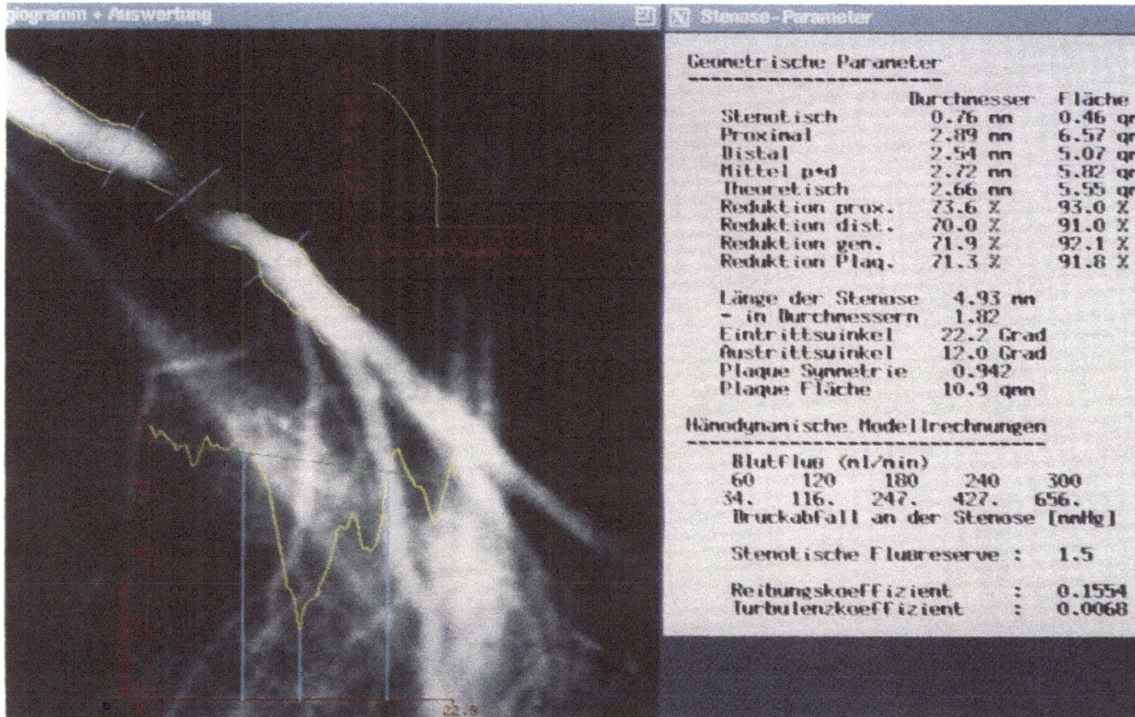

Abb. 6 Quantitative Koronararteriographie. Neben der Berechnung von Stenoseparametern können hämodynamische Modellrechnungen zur Beurteilung des Schweregrades von Stenosen durchgeführt werden.

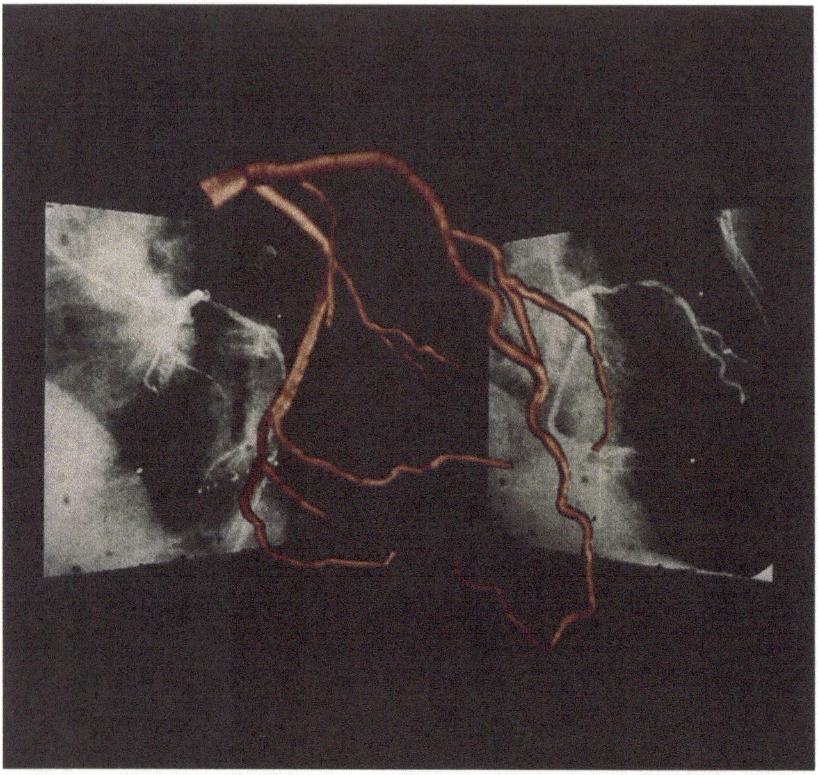

Abb. 7 Dreidimensionale Rekonstruktion des Gefäßbaumes einer linken Koronararterie aus biplanen Projektionen.

ganzer Bildsequenzen auf externe Arbeitsplatzrechner sind rechen- und speicherintensive dreidimensionale Rekonstruktionen von Koronargefäßen möglich (Abb. 7). Diese erlauben wiederum infolge einer besseren räumlichen Darstellung eine exaktere Beurteilung durch den Untersucher.

Funktionsteste

Bei einer geringen Anzahl von Patienten mit thorakalen Beschwerden und angiographisch dokumentierten unauffälligen Koronargefäßen können als auslösende Ursache vasospastische Eingengungen der Herzkranzgefäße vorliegen. Dabei handelt es sich um eine – wahrscheinlich – lokalisierte Erkrankung der glatten Gefäßmuskulatur, die sowohl an erkennbar arteriosklerotischen als auch an nicht arteriosklerotischen Koronarsegmenten auftritt und derzeit nur unter angiographischer Kontrolle durch Funktionsteste nachgewiesen werden kann [10, 26]. Zur Verfügung stehen empirisch geprüfte pharmakologische Tests, akzeptiert ist der Einsatz von Alkaloiden vom Ergonovin Typ [4, 13]. Tab. 2 zeigt die Prävalenz positiver Ergonovin-Teste in großen Untersuchungsreihen, Es ist ersichtlich, daß durch eine strenge Vorauswahl von Patienten mit klinisch typischer spontaner Angina pectoris der Anteil an Ausschlußdiagnostik erheblich reduziert werden kann und daß in solchen Kollektiven die Prävalenz positiver Ergonovin-Teste deutlich höher liegt. Die Konsequenz aus der Diagnose einer vasospastischen Angina pectoris besteht in einer verbesserten Prognose der Erkrankung unter einer effektiven Therapie mit Kalziumantagonisten und Nitraten [1, 2].

Tabelle 2 Prävalenz positiver Ergonovin-Tests in großen Untersuchungen (DHZB = Deutsches Herzzentrum Berlin, KHE = Koronare Herzerkrankung)

Autor	Bertrand 1979–80	Bory (1977–86)	Harding (1980–89)	DHZB (1986–92)
Einschlußkriterium:				
Stenose	< 99 %	< 50 %	< 50 %	< 50 %
Angiographien insgesamt (n)	1.330	k. A.	17.327	10.371
Angiographien wg. V. a. KHE (n)	886	k. A.	k. A.	7.089
Patienten mit Ausschluß KHE				
%	46	k. A.	k. A.	8
n	405			538
Ergonovin-Test (n)	886	1.200	3.447	819
positiv (n)	131	127	127	281
% der Tests	15	11	4	34
Anteil in % mit V. a. KHE	15			4

Ergänzende diagnostische Verfahren

Die selektive Koronarangiographie gilt als „Gold-Standard" zur Diagnostik stenotischer Läsionen der Koronargefäße. Mit wenigen Kontrastmittelinjektionen kann das gesamte Koronargefäßsystem evaluiert und relevante Stenosierungen gezielt dargestellt werden. Limitationen und Einschränkungen der Koronarangiographie sind, daß zum einen mit der Kontrastdarstellung nur ein Ausguß des Gefäßlumens angefertigt wird und zum anderen eine dreidimensionale Struktur auf zweidimensionaler Ebene abgebildet wird [14]. Plaquerupturen, arterielle Thromben oder Dissektionen können angiographisch nicht oder nur unzureichend erfaßt werden [3, 20], eine Beurteilung der Gefäßwand ist nicht möglich. Diese Limitationen können durch neue, bereits in klinischer Anwendung oder noch in wissenschaftlicher Erprobung befindliche, ergänzende diagnostische Verfahren teilweise ausgeglichen werden. Dazu zählen die Angioskopie, der intravasale Ultraschall und die Doppler-Flußgeschwindigkeitsmessungen in den Koronargefäßen.

Angioskopie

Die Angioskopie zeigt im Gegensatz zur konventionellen Angiographie eine farbige dreidimensionale Perspektive der intrakoronaren Oberflächenmorphologie. Die farbliche Diskreminierung angioskopischer Bilder ermöglicht zwischen Thromben, Dissektionen oder Spasmen zu unterscheiden und erlaubt, Aussagen über die Plaquemorphologie zu machen. Diese Kenntnisse können entscheidenden Einfluß auf die zu wählende Therapie und damit auch auf die Prognose haben. In angioskopischen Studien wurde bei Patienten mit instabiler Angina pectoris eine hohe Inzidenz an Thromben festgestellt, während diese mit konventioneller Angiographie nur unzureichend dokumentiert werden konnten [22, 24]. Daß die Angioskopie, trotz ihrer höheren Sensitivität hinsichtlich der koronaren Pathologie, bislang nur in der wissenschaftlichen Anwendung Erfolg erreicht hat, liegt an bestehenden technischen Schwierigkeiten der zur Zeit verfügbaren Geräte. Ein wichtiger Gesichtspunkt wird sein, ob die zusätzliche angioskopische Information zu einer Verbesserung von Interventionsergebnissen führen wird oder nicht.

Intravasaler Ultraschall

Neue elektronische und akustische Technologie hat die Entwicklung miniaturisierter intravasaler Ultraschallsysteme ermöglicht, mit der Fähigkeit, „Real Time" tomographische Bilder der Koronararterien anzufertigen. An bildgebenden Systemen stehen zwei alternative Verfahren zur Verfügung, zum einen mechanisch rotierende Instrumente und zum anderen elektronische Geräte mit zirkulär angeordneten Kristallen. Der Vorteil des intravasalen Ultraschall besteht in einer Darstellung der Gefäßlumenquerschnittsfläche unabhängig von angiographischen Projektionen. Dadurch sind präzise quantitative Messungen des Gefäßdurchmessers möglich, selbst wenn stark exzentrische Stenosen oder erhebliche Wandveränderungen vorliegen, wie z. B. nach Interventionen [12, 23]. Ein weiterer großer Vorteil besteht darin, Informationen über die Zusammensetzung der Gefäßwand und über die Morphologie arteriosklerotischen Plaques zu erhalten. Selbst bei Patienten mit angiographisch normalen Gefäßabschnitten werden mit intravasalem Ultraschall oft arteriosklerotische Wandveränderungen festgestellt. Nachteile des intravasalen Ultraschall sind, daß zur quantitativen Analyse der Lumenquerschnittsfläche orthograde Schnitte notwendig sind. Liegt der Transducer schräg im Gefäß, erscheint eine zu große elliptische Lumenfläche. Weiterhin haben die derzeitigen Geräte eine geringe akustische Eindringtiefe, was Probleme in einer optimalen Bildakquisitation ergibt. Die Anwesenheit von Kalkablagerungen führt zu einer Schallauslöschung, so daß dahinter liegende Schichten nicht erkannt werden können. Ein weiterer Gesichtspunkt ist, daß mit intravasalem Ultraschall nur zwischen echoreichen und echoarmen Strukturen unterschieden werden kann, eine histologische Charakterisierung der Gefäßwand- oder Plaquemorphologie ist derzeit nicht möglich. Die Sicherheit der Anwendung von intravasalem Ultraschall ist in mehreren Studien gezeigt worden. Es wird erwartet, daß der intravasale Ultraschall durch Darstellung der Plaquemorphologie eine sensitive Technik zur Erkennung von koronarer Herzerkrankung ist, Erkenntnisse über Progression und Regression ergibt und dem Untersucher als Entscheidungshilfe bei Interventionen mit komplexer Morphologie dienen kann.

Doppler-Flußgeschwindigkeitsmessung

Die Entwicklung von Angioplastie-Führungsdrähten mit einem Dopplerkristall an der Spitze machte es möglich, das koronare Blutflußgeschwindigkeitsprofil sowohl in proximal als auch distal gelegenen koronaren Obstruktionen zu untersuchen. Damit wurden Einblicke in die physiologischen Effekte verschiedener mechanischer und pharmakologischer Veränderungen vor und während Interventionen möglich, die bis dahin nur tierexperimentell zugänglich waren. Bei anatomisch normalen epikardialen Koronargefäßen und normalem Myokard im Versorgungsgebiet führt die Gabe eines potentiellen Vasodilatators wie Papaverin oder Adenosin zu einem etwa 3fachen Anstieg des koronaren Blutflusses [8]. In Anwesenheit einer flußlimitierenden Stenose ist diese Fähigkeit, den koronaren Blutfluß zu steigern, eingeschränkt [21]. Auf diese Weise kann mit Doppler-Flußgeschwindigkeitsmessungen der funktionelle Schweregrad von Stenosen erfaßt werden, was vor allem in einem Stenosebereich zwischen 40 und 70 % Diameterstenose die Therapieentscheidung erheblich beeinflussen kann [7]. Außerdem können Doppler-Flußgeschwindigkeitsmessungen zur sofortigen Beurteilung eines Interventionserfolges mit herangezogen werden, wobei sich in diesen Fällen weniger der Anstieg der koronaren Flußreserve als ein Anstieg der distalen Blutflußgeschwindigkeit eignet. Limitationen der Doppler-Flußgeschwindigkeitsmessungen sind, daß die Messungen nicht nur von dem Schweregrad einer Stenose abhängen, sondern von weiteren Faktoren wie das durchblutete Myokard (Infarkt, Hypertrophie), von der Vorlast (Blutdruck, Herzfrequenz) und anderen rheologischen Bedingungen (Anämie, Blutviskosität) beeinflußt werden. Derzeit werden klinische Studien durchgeführt, um den Nutzen von Doppler-Flußgeschwindigkeitsmessungen während Interventionen zu untersuchen und das Verhältnis der verschiedenen meßbaren Flußparameter auf den klinischen Ausgang zu erfassen.

Zusammenfassung

Die Entwicklung zeigt, daß der derzeitige Stand der digitalen Technik im Katheterlabor sichere und vereinfachendere Interventionen zulassen und dabei die Belastungen für Patient und Untersucher reduziert werden. Weiterhin bestehen jedoch Erwartungen an mehr Bildgebung, auch vielleicht durch hohe, schnell auslösende MRT und an mehr Information aus funktioneller Diagnostik. Die Erfahrung hat gezeigt, wie langsam und schwierig diese Entwicklung voranschreitet. Unabhängig davon muß auf eine verstärkte rationale Anwendung der invasiven Diagnostik geachtet werden. Eine alleinige Durchführung von Untersuchungen rein zu diagnostischen Zwecken ohne konsekutive Maßnahmen ist heutzutage nicht mehr adäquat.

Literatur

[1] Bertrand, M., J. Lablanche, P. Tilmant et al.: Frequency of procoked coronary arterial spasm in 1089 consecutive patients undergoing coronary arteriography. Circulation (1982) 1299–1306.

[2] Bertrand, M., J. Lablanche, P. Tilmant et al.: The provocation of coronary arterial spasm in patients with recent transmural myocardial infarction. Eur. Heart J. 4 (1983) 532–535.

[3] Block, P., R. Myler, S. Sterzer et al.: Morphology after transluminal angioplasty in human beings. N. Engl. J. Med. 305 (1981) 382–385.

[4] Bory, M., P. Joly, J. Bonnet et al.: Methergin (R) testing with angiographically normal coronary arteries. Am. J. Cardiol. 61 (1995) 298–302.

[5] Bruckenberger, E.: Situation der Herzchirurgie 1993. Bericht des Krankenhausausschusses 1994.
[6] Collins, S., D. Skorton, D. Harrison et al.: Quantitative computerbased videodensitometry and the physiological significance of a coronary stenosis. Comp. in Cardiol. (1982) 222–229.
[7] Donohue, T., M., Kern, F. Aguirre et al.: Determination of the hemodynamic significance of angiographically intermediate coronary stenoses by intracoronary Doppler flow velocity. J. Am. Coll. Cardiol. 19 (1992) 242A.
[8] Doucette, J., P. Corl, H. Payne et al.: Validation of a Doppler guidewire for intravascular measurement of coronary artery flow velocity. Circulation 85 (1992) 1899–1911.
[9] Erbel, R., U. Sommerfeld, M. Ashry et al.: Qualitätsmanagment im Herzkatheterlabor. Z. Kardiol. 83 (1994) 43–55.
[10] Fleck, E., W. Auch-Schwelk, E. Frantz et al.: Diagnostik der dynamischen Läsion. Z. Kardiol. 82 (1993) 23–32.
[11] Gould, K. et al.: Quantification of coronary artery stenosis in vivo. Circ. Resarch 57 (1985) 341–353.
[12] Gurley, J., S. Nissen, C. Grines et al.: Comparison of intravascular ultrasound and angiography following percutaneous transluminal angioplasty. Circulation 82 (1990) III–72 (Abstract).
[13] Harding, M., M. Leithe, D. Mark et al.: Ergonovine maleate testing during cardiac catherization: a 10-year perspective in 3447 patients without significant coronary artery disease or Prinzmetal's variant angina. J. Am. Coll. Cardiol. 20 (1992) 107–111.
[14] Katritsis, D., M. Webb-Peploe. Limitations of coronary angiography: an underestimated problem. Clin. Cardiol. 14 (1991) 20–24.
[15] Kemp, H. G., R. A. Kronmal, R. E. Vlietstra et al.: Seven year survival of patients with normal or near normal coronary arteriograms: a Cass registry study. J. Am. Coll. Cardiol. 7 (1986) 479–483.
[16] Killip, T. The coronary artery surgery study (Cass) – a randomized trial and a registry. Z. Kardiol. 74 (Suppl. 6) (1985) 79–85.
[17] Logan, S. et al.: On the fluid mechanics of human coronary artery stenosis. IEEE Trans. on Biom. Eng. (1975) 327–344.
[18] Markus, M., D. Skorton, S. Collins et al.: Visual estimates of percent diameter coronary stenosis: „a battered gold standard". J. Am. Coll. Cardioal. (1988) 882–885.
[19] Meier, B., A. Gruentzig, R. Pyle: Assessment of stenoses in coronary angioplasty, inter- and intraobserver variability. Int. J. Cardiol. 3 (1983) 159–169.
[20] Mizuno, K., A. Kurita, N. Imazeki: Pathological findings after percutaneous transluminal coronary angioplasty. Br. Heart J. 52 (1984) 588–590.
[21] Ofili, E., A. Labovitz, J. St. Vrain et al.: Analysis of coronary blood flow dynamics in angiographically normal and stenosed arteries before and after endoluminal enlargement by angioplasty. J. Am. Coll. Cardiol. 21 (1993) 308–316.
[22] Sherman, C., F. Litvack, W. Grundfest et al.: Coronary angioscopy in patients with unstable angina pectoris. N. Engl. J. Med. 315 (1986) 913–919.
[23] Tobis, J., J. Mallery, D. Mahon et al.: Intravascular ultrasound imaging of human coronary arteries in vivo. Analysis of tissue charcterizations with comparison to in vitro histological specimens. Circulation 83 (1991) 913–926.

[24] White, C., S. Collins, C. Ramee et al. (eds.): Advances in quantitative coronary arteriography, 15-2 (1993).

[25] White, C., C. Wright, D. Doty et al.: Does visual interpretation of the coronary arteriogram predict the physiologic importance of coronary stenosis? N. Engl. J. Med. 310 (1984) 819–814.

[26] Yasue, H., A. Takizawa, M. Nagao et al.: Long-term prognosis for patients with variant angina and influential factors. Circulation 78 (1988) 1–9.

[27] Zir, L. M., S. W. Miller, R. Dinsmore et al.: Interobserver variabity in coronary angiography. Circulation 53 (1976) 627–632.

Diskussion

Fleck: Ich möchte nochmals betonen: Wir müssen die Beschwerdesymptomatik richtig einordnen können und nicht nur zufällig im Kopf haben. Wir müssen die ergänzenden Untersuchungen, die zweckmäßig sind, auch wirklich nutzen.

Becker: Ich wollte nur noch einen anderen Aspekt hineinbringen, nicht so sehr die Indikation zur Angiographie. Je häufiger die Koronarangiographie in einer Abteilung durchgeführt wird, umso größer ist der Abstand von der klinischen Symptomatik zur Morphologie. Und da muß man die Morphologen immer bremsen, jede Stenose aufzudehnen. Patientenfreundlich wäre es, wenn ich in einer Sitzung diagnostische und therapeutische Maßnahmen verbinden kann. Aber das bedeutet ja, wenn ich auf der sicheren Seite sein will, daß ich bei allen Patienten eine Lungenfunktion, die Blutgruppe und die Karotisdoppleruntersuchungen vorher haben muß, denn die Patienten müssen ja potentiell operationsfähig sein. Und dann würde mein Budget aber total überschritten. Zudem ist dieser Aufwand an diagnostischen Untersuchungen in 24 Stunden einfach nicht zu schaffen.

Fleck: Die Logistik läßt sich so verbessern, daß innerhalb kurzer Zeit die wichtigen nichtinvasiven Befunde vorliegen. Außerdem sind wir in der Lage, innerhalb von 20 Minuten, falls notwendig, Blut bereitzustellen. Man muß die Logistik auf den Extremfall einstellen, daß, wenn Komplikationen auftreten, – was selten der Fall ist, – die notwendigen Schritte schnell ausgeführt werden können. Und deswegen muß man wissen, an welchen Stellen man sozusagen vorher Geld ausgeben muß. Herr Becker hat völlig recht, daß es ein paar Zusatzuntersuchungen gibt, die grundsätzlich vorhanden sein müssen, und ich glaube, auch untergebracht werden können, selbst bei kurzen Liegezeiten – das sind bei uns zweieinhalb Tage.

Forum: Gibt es in Deutschland schon diese Hochgeschwindigkeits-Kernspintomographen? Soweit ich weiß, sind zwei dieser Geräte jetzt in Österreich installiert. Diese Geräte hätten ja auch eine ganz große Bedeutung in anderen Bereichen der Medizin, z. B. in der Leberdiagnostik.

Fleck: Das, was Sie da in Österreich ansprechen, ist ein Kino-CT, der ist in Graz installiert. Und Herr Riedmüller, der vorher in Großhadern war, betreibt das mit großem Einsatz. Ich glaube, daß die CT-Untersuchungen in diesem Zusammenhang nicht so interessant sein werden wie die MRT-Untersuchungen, weil sie einen anderen Aufwand und vor allen Dingen zusätzlich hohe Mengen an Kontrastmitteln benötigen, die Sie nicht gut verwenden können, wenn Sie Gefäße darstellen wollen – Koronargefäße, vor allen Dingen. Für die Anatomie ist Kino-CT geeignet, aber für die Koronargefäße kann ich das noch am wenigsten sehen im Moment, weil man da mit anderen Kontrastmitteln mit dem MRT mehr erwarten kann. Diese Kino-CT sind experimentelle Geräte, die noch nirgends im Herzbereich vernünftig angewendet werden können.

Stickoxid (NO): ein aus dem Endothel stammendes, lokales, vaskuläres, nitrovasodilatatorisches System

Th. F. Lüscher, M. R. Tschudi

Einführung

Seit der Einführung von Amylnitrat in die klinische Medizin durch Thomas Lauder-Brunton [1] sind Nitrovasodilatatoren verschiedener Klassen bei der medizinischen Behandlung der Angina pectoris, des Myokardinfarkts und der Herzinsuffizienz sehr umfassend eingesetzt worden [2–4]. In den letzten Jahren konnte ein wesentlich besseres Verständnis der Wirkungsweise von Nitraten erzielt werden, insbesondere seit der Entdeckung der endothelabhängigen Relaxation und ihres Mediators, des endogenen Nitrovasodilatators NO (Abb. 1; [5, 6]). Der vorliegende Beitrag bietet eine Übersicht des derzeitigen Wissensstandes über den endothelialen L-Arginin/NO-Stoffwechsel im menschlichen Kreislauf und aktualisiert vorhergehende Artikel. [7].

Endothelabhängige Vasodilatation

Eine endothelabhängige Relaxation bzw. Vasodilatation erfolgt sowohl in isolierten Blutgefäßen wie auch im intakten Organismus bzw. als Reaktion auf physikalische, chemische und hormonelle Stimulationen [6, 8–12]. Tatsächlich relaxiert oder dilatiert Acetylcholin, wenn es intraarteriell infundiert wird, Kapazitätsgefäße (Abb. 2) und steigert den lokalen Blutfluß [13, 14]. In der Zirkulation des menschlichen Unterarms bewirkt die intraarterielle Infusion von Acetylcholin eine deutliche Zunahme des Blutflusses, die weder von Acetylsalicylsäure (die die Bildung von Prostazyklinen verhindert) noch von Phentolamin beeinflußt wird (was dadurch eine Mitwirkung der präsynaptischen inhibitorischen Wirkung von muskarinischen Agonisten auf die adrenergische Neurotransmission ausschließt [14]). Ebenso läßt sich auch bei sympathektomierten Tieren beobachten, daß die vasodilatatorische Reaktion auf intraarterielle Acetylcholingabe fortbesteht [15]. Allerdings verhindert die Infusion von L-N^G-Monomethylarginin (L-NMMA), dem Hemmstoff der NO-Pro-

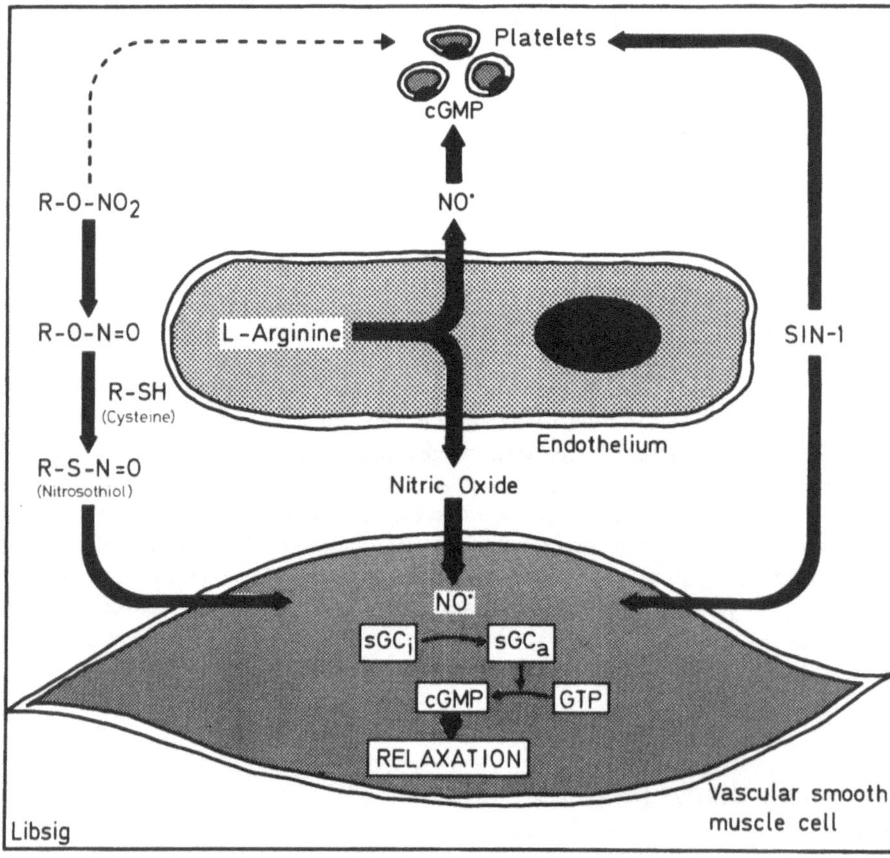

Abb. 1 Der L-Arginin/NO Stoffwechselweg: Der endogene Nitrovasodilatator NO wird innerhalb der Endothelzellen aus L-Arginin gebildet und sowohl luminal als auch abluminal freigesetzt. In glatten Gefäßmuskelzellen aktiviert NO die lösliche Guanylatcyclase (sGC) und führt wiederum zur Bildung von zyklischem GMP, dem zweiten Boten, der die Relaxation vermittelt. Erhöhte zyklische GMP-Spiegel in Plättchen gehen mit einer verringerten Adhäsion und Aggregationsbereitschaft der Zellen einher. Therapeutisch eingesetzte Nitrate, wie die organischen Nitrate (R-O-NO_2) oder die Sydnonimine (SIN-1; aktives Stoffwechselprodukt des Molsidomins), aktivieren die sGC durch die Freisetzung von NO aus ihren Molekülen direkt. Im Gegensatz zum SIN-1 müssen organische Nitrate eine Biotransformation durchlaufen, für die Thiolgruppen erforderlich sind. (Nachdruck mit Genehmigung [5]).

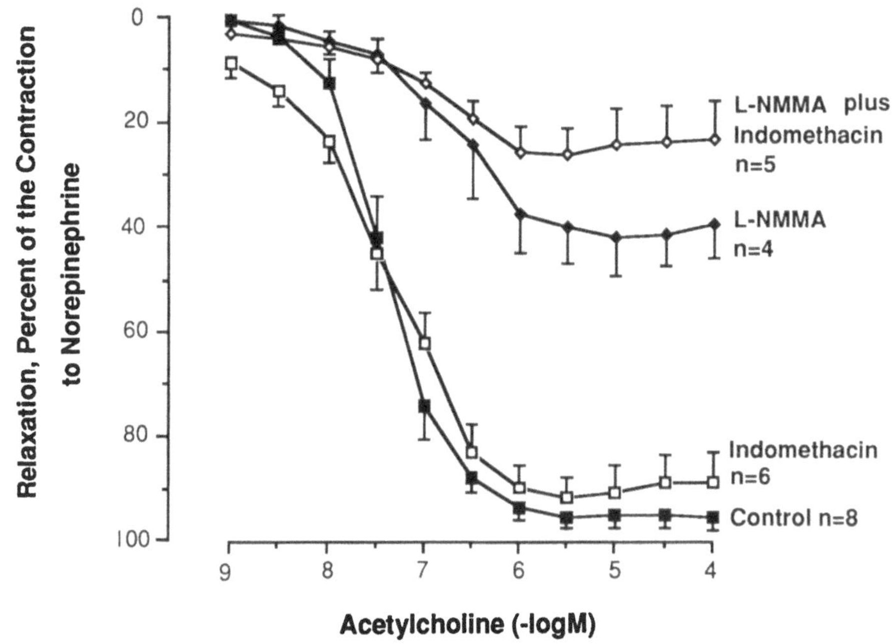

Abb. 2 Durch Acetylcholin ausgelöste, endothelabhängige Relaxation in der menschlichen Arteria mammaria interna: Unter Kontrollbedingungen verursacht Acetylcholin eine vollständige Relaxation. L-N^G-Monomethylarginin (L-NMMA; 10^{-4}M), der Hemmstoff der NO-Bildung, verringert die Reaktion deutlich. Unter diesen Bedingungen hat die Hemmung der Prostaglandinbildung eine schwache zusätzliche Hemmwirkung. (Nachdruck mit Genehmigung [18]).

duktion, die Reaktion auf Acetylcholin sowohl in isolierten Arterien als auch im Blutstrom des menschlichen Unterarms (Abb. 3). Demnach werden die vasodilatatorischen Wirkungen des Acetylcholin durch aus dem Endothel abgegebenes NO vermittelt [5].

Bildung des NO in den Endothelzellen

NO wird aus der Aminosäure L-Arginin gebildet (Abb. 1; [16, 17]). In Zellkulturen gezüchtete Endothelzellen, denen man L-Arginin vorenthält, verlieren ihre

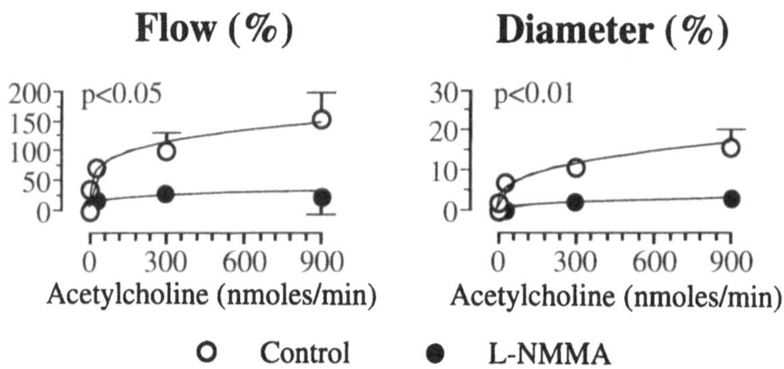

Abb. 3 Wirkung des Acetylcholin in der menschlichen Unterarmzirkulation: Unter Kontrollbedingungen kommt es zu einer deutlichen Vasodilatation und einem erhöhten Bluflufß, welche nach intraarterieller Infusion von L-NMMA vermindert werden (modifiziert nach [78], mit Genehmigung der American Heart Association).

Fähigkeit, NO auszuschütten, wohingegen die Zugabe von L-Arginin diese Reaktionsfähigkeit wiederherstellt [16]. In Arterien von Versuchstieren und von Menschen wird die endothelabhängige, von Acetylcholin ausgelöste Relaxation durch das Amonisäurenanalog L-N^{G}-Monomethylarginin (L-MNNA) verhindert und durch die Zugabe von L-Arginin wiederhergestellt [18, 19]. L-NMMA, nicht aber sein Enantiomer D-NMMA löste bei Kaninchen endothelabhängige Kontraktionen in intramyokardialen Koronararterien [19] aus und erhöhte deutlich den arteriellen Blutdruck [20]; außerdem verhindert diese zu L-Arginin analoge Substanz die hypotensive Wirkung von Acetylcholin [20]. Blutgefäße von mit L-NMMA behandelten Tieren haben ein geringeres NO Bildungsvermögen [20]. Die Bildung von NO in den Endothelzellen aus L-Arginin findet also im Ruhezustand und nach Stimulierung mit Acetylcholin statt. Das beteiligte Enzym (oder die Enzyme) (NO-Synthase) ist Ca^{2+}-abhängig, benötigt NADPH und führt zur Bildung von NO und L-Citrullin aus L-Arginin [21, 23]. Neben dem endothelialen Enzym (eNOS; [24]) existiert eine neuronale Form der NO-Synthase (nNOS; [25]). Beide Isoenzyme werden kontinuierlich exprimiert, wohingegen eine dritte Isoform, iNOS (oder induzierbare NO-Synthase [26]) nur unter bestimmten Bedingungen exprimiert wird und insofern induzierbar ist (induzierbar durch Lipopolysaccharide, Tumornekrosefaktor). Aber auch die Exprimierung des eNOS, die zwar konstitutiv sein mag, wird durch Scherkräfte und durch Östrogene gesteigert.

Freisetzungsmechanismus

Neurohumorale Mediatoren stimulieren die Freisetzung von NO, indem sie spezifische endotheliale Rezeptoren aktivieren [5]. Die Signaltransduktion von den Rezeptoren bis zur Ausschüttung der Relaxations-Faktoren verläuft jedoch unterschiedlich (Abb. 4). In Koronararterien von Hunden und Schweinen wird die durch die alpha$_2$-adrenergen Agonisten UK14, 305, 5-Hydroxytryptamin und Leukotrien C_4 ausgelöste endothelabhängige Relaxation vom Pertussisto-

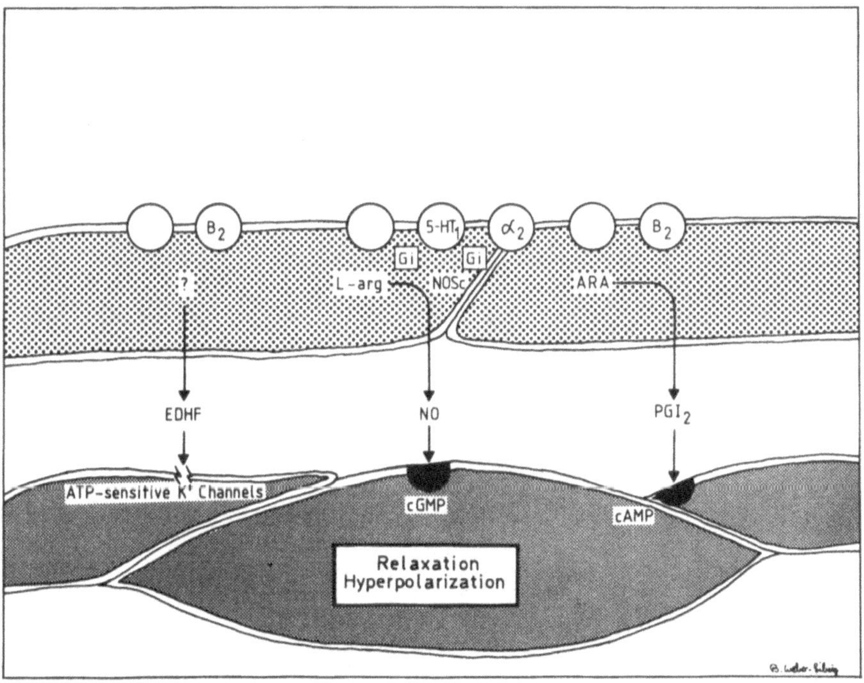

Abb. 4 Über Rezeptoren vermittelte Freisetzung vasoaktiver Faktoren aus dem Endothel: Nach Aktivierung von Rezeptoren aktiviert Bradykinin (B) die Bildung eines vom Endothel stammenden Hyperpolarisationsfaktors (EDHF) und die Bildung von Stickoxid (NO). Serotonin (5-HT; 5 Hydroxytryptamin = Serotonin) aktiviert die NO-Produktion über Gi-Proteine (Gi). Eine ähnliche Wirkung wird mit alpha-adrenergen Agonisten erzielt. Zusätzlich kann Bradykinin die Bildung von Prostazyklin (PGI_2) aktivieren. ARA = Arachidonsäure; L-arg = L-Arginin; NOSc = konstitutive NO-Synthetase.

xin, das G_i Proteine irreversibel ribosiliert (Abb. 5, [27, 28]), unterbunden oder reduziert. Im Gegensatz dazu bleiben endothelabhängige Relaxationen, die durch Bradykinin, Adenosindiphosphat oder -triphosphat (ADP/ATP) und besonders durch Kalzium-Ionophor A 23187 ausgelöst werden, vom Toxin unbeeinflußt [27, 28]. Keiner dieser Rezeptoren in intramyokardialen Koronararterien ist mit einem G_i Protein verbunden [19]. Das bedeutet, daß mindestens 2 unterschiedliche biochemische Stoffwechselwege bei der Ausschüttung von NO beteiligt sind (Abb. 4). Der Verlust funktioneller G_i Proteine in regenerierten Endothelzellen verursacht eine selektive Dysfunktion der serotonininduzierten Ausschüttung von NO in Koronararterien von Schweinen [29].

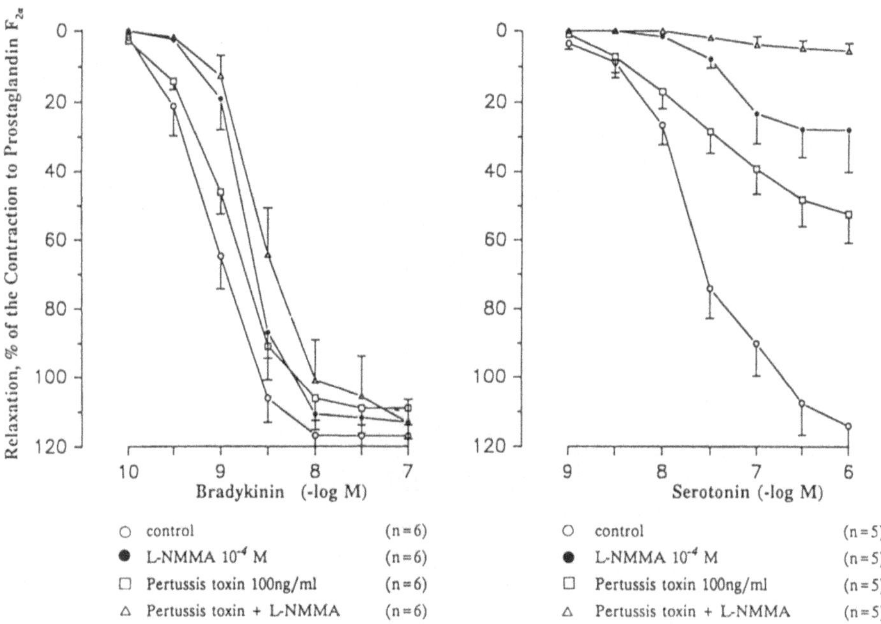

Abb. 5 Endothelabhängige Relaxationen als Folge auf Bradykinin- (linke Abb.) und Serotoningabe (rechte Abb.) in Koronararterien von Schweinen. Bradykinin verursacht tiefe Relaxationen, die nur teilweise von L-NMMA gehemmt werden. Die Ribosilierung der Gi-Proteine durch Pertussistoxin hat nur eine schwache Wirkung. Im Gegensatz dazu werden Relaxationen nach Serotoningabe durch L-NMMA und Pertussistoxin deutlich gehemmt. Diese Ergebnisse zeigen zwei verschiedene Stoffwechselwege, die von Bradykinin und Serotonin aktiviert werden (siehe auch Abb. 4, mit Genehmigung von [28].

Der Anstieg des intrazellulären Ca^{2+} in Endothelzellen muß entweder bei der Produktion und/oder bei der Ausschüttung von NO eine entscheidende Rolle spielen. In der Tat ist die eNOS – im Gegensatz zur iNOS – ein Ca^{2+}-abhängiges Enzym. Ein extrazellulärer Kalziumverbrauch verhindert die endothelabhängige Relaxation durch muskarinerge Agonisten, nicht jedoch die durch den endothelunabhängigen Vasodilatatoren Natriumnitroprussid ausgelöste Relaxation [30, 31]. Außerdem wird in Endothelzellkulturen die Stimulierung der NO-Freisetzung durch Bradykinin, ADP und ATP, Thrombin und Mellitin von einer Zunahme der zytoplasmatischen Ca^{2+} Konzentration begleitet [32]. Die Mitwirkung des zytosolischen Spiegels dieses Ion variiert; aber die längere Aufrechterhaltung der NO-Ausschüttung bedingt den Einstrom von extrazellulärem Ca^{2+}, höchstwahrscheinlich durch einen Rezeptor-gesteuerten Ca^{2+}-Kanal [33–35]. Tatsächlich verhindern in isolierten Blutgefäßen Ca^{2+}-Antagonisten wie Verapamil oder Dihydropyridine die durch Acetylcholin ausgelöste endothelabhängie Relaxation nicht [36, 37].

Für die Produktion und/oder Ausschüttung von NO wird Sauerstoff benötigt, denn Anoxie verhindert die Acetylcholin-induzierte Relaxation, nicht aber die von endothelunabhängigen Vasodilatatoren hervorgerufene Relaxation (38–40). In der Kaninchenaorta wird die endothelabhängige Relaxation von Mitteln, die den mitochondrialen Elektronentransport hemmen oder die oxidative Phosphorylierung entkoppeln, reduziert, was darauf hinweist, daß die Produktion und/oder die Ausschüttung des Faktors von der mitochondrialen ATP-Synthese abhängt [40].

Endotheliale Wirkung des NO

Endothelzellen enthalten lösliche und partikuläre Guanylatcyclase und sind somit in der Lage, zyklisches GMP zu bilden [41]. Eine Reihe von Stimulationen, die die Ausschüttung von NO hervorrufen, sowie Nitrovasodilatatoren und exogenes NO erhöhen die Akkumulierung des zyklischen GMP in Endothelzellkulturen [41–43]. Diese Akkumulierung wird von Hämoglobin und Methylenblau verhindert und von Superoxiddismutase erhöht [43]. Die Anwesenheit von 8-Brom-zyklischem GMP, dem Analog des zyklischen Nukleotids, schwächt die von Acetylcholin und Substanz P ausgelöste Relaxation ab, wohingegen ATP, Kalzium-Ionophor A 23187 und Nitrovasodilatatoren in ihren Relaxationswirkungen unbeeinflußt bleiben [44]. Ein möglicher Grund für die Zunahme des zyklischen GMP besteht darin, daß NO seine eigene Ausschüttung durch Aktivierung der löslichen Guanylatcyclase in Endothelzellen negativ rückkoppelt [41, 43, 44]. Außerdem kann es sein, daß NO die Aktivität des NOS ebenfalls beeinflußt [45].

Aus dem Endothel freigesetztes NO kann die Endothelinproduktion beeinflussen. Tatsächlich wird die Produktion des Peptids durch das Endothel intakter Schweineaorten nach Stimulierung durch Thrombin in der Anwesenheit von L-NMMA [46] und Methylenblau (Abb. 6 [47]) erhöht. Da bekannt ist, daß Thrombin in einer Reihe von Blutgefäßen eine endothelabhängige Relaxation hervorruft, läßt sich schlußfolgern, daß dieses Enzym gleichzeitig die Bildung von NO und von Endothelin in der Intima intakter Blutgefäße aktiviert, und daß NO die Produktion des Endothelins hemmt [46, 47]. Im Einklang mit dieser Beobachtung verhindert nämlich die Superoxiddismutase (die den Abbau von NO hemmt) sowie das nicht hydrolysierbare Analog des zyklischen GMP, das 8-Brom-zyklische GMP, die Thrombin induzierte Bildung von Endothelin [46]. Auch die Charakterisierung eines Elements in der Promotorregion des Endothelin Gens, das auf cGMP-abhängige Kinase anspricht, stimmt mit dieser Interpretation überein.

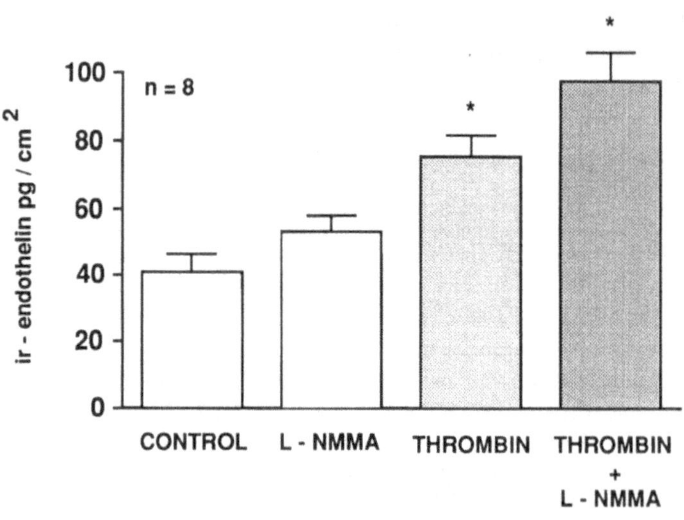

Abb. 6 Wirkung von Thrombin infolge der Freisetzung von Endothelin-1 aus der intakten Schweineaorta: Thrombin (4 u/ml) erhöht die Radioimmunoassay gemessene Endothelinfreisetzung deutlich. Diese Wirkung ist nach Hemmung der Stickoxidproduktion durch L-NMMA deutlich potenziert. (Nach [46], mit Genehmigung).

Diese Wirkung mag auch in vivo eine Rolle spielen. Tatsächlich läßt sich bei Ratten, die mit L-NMMA behandelt werden, ein Anstieg der Endothelinspiegel im Plasma verzeichnen. Außerdem kann die durch L-NMMA induzierte Zunahme des Blutdrucks durch den Endothelin ET_A/ET_B-Antagonisten Bosentan teilweise verhindert werden [48].

Vaskuläre Wirkung des aus den Endothel stammenden NO

In Blutgefäßen mit Endothel geht die Relaxation, die durch Acetylcholin, Histamin und durch Kalzium-Ionophor A 23187 hervorgerufen wird, mit einer Zunahme der intrazellulären Konzentration des zyklischen GMP in den glatten Muskelzellen einher [49, 50]. Der Anstieg des zyklischen GMP in den Zellen erfolgte kurze Zeit von der vaskulären Relaxation. Die Entfernung des Endothels verhindert die Acetylcholin-induzierte Bildung dieses Nukleotids, nicht jedoch die von Natriumnitroprussid, Nitroglyzerin oder von exogenem NO hervorgerufene cGMP-Bildung [51]. Methylenblau, der Hemmstoff der löslichen Guanylatcyclase, verhindert die Bildung des zyklischen GMP und verhindert die endothelabhängige Relaxation durch Acetylcholin [5, 12, 52] oder macht sie rückgängig, was darauf hindeutet, daß das zyklische Nukleotid (cGMP) die vaskuläre Wirkung des NO vermittelt.

In ruhenden Aorten von Ratten und Kaninchen induzieren die Hemmstoffe der cGMP-Phosphordiesterase eine endothelabhängige Relaxation, was darauf hindeutet, daß die Guanylatcyclase in intakten Blutgefäßen kontinuierlich aktiviert wird [53]. Tatsächlich sind die Ruhezustandsspiegel des zyklischen GMP in Präparaten mit Endothel höher als in Präparaten ohne Endothel; außerdem sind sie höher in glatten Muskelzellkulturen, die zusammen mit Endothelzellen gezüchtet wurden, als in glatten Muskelzellen, die alleine gezüchtet wurden [51, 53, 54].

Verschiedene Mechanismen, darunter Abnahme des intrazellulären Kalziums, hemmende Wirkung auf den Phosphoinositolmetabolismus und auf Proteinkinasen, sind vorgeschlagen worden, um zu erklären, warum zyklisches GMP die vaskuläre Relaxation induziert. Rattenaorten mit Endothel haben einen niedrigeren $^{45}Ca^{2+}$-Gehalt [55] als Aorten ohne Endothel, was darauf hinweist, daß im Ruhezustand abgegebenes NO entweder den Ca^{2+}-Einstrom reduziert, die Kalziummobilisierung aus intrazellulären Vorräten verhindert oder den Ausstrom dieses Ions erhöht [56]. In Kaninchenaorten wird die durch Acetylcholin ausgelöste endothelabhängige Relaxation von einem reduzierten Ca^{2+}-Einstrom begleitet [57]. Hemmstoffe des NO wie Phenidon verhindern die

Reizreaktion, wohingegen Natriumnitroprussid und 8-Brom-zyklisches GMP sie nachahmen. Also führt NO die Relaxation teilweise durch eine Senkung des Ca^{2+}-Einstromes herbei. Außerdem stimuliert zyklisches GMP durch Aktivierung einer Proteinkinase die von zyklischen 3'–5'-Adenosinmonophosphat abhängige Ca^{2+}-Extrusion über das Sarkolemm der vaskulären glatten Muskulatur hinweg [58].

Zyklisches GMP verhindert die Spaltung von Phosphatidylinositol in der vaskulären glatten Muskulatur und in den Plättchen [59, 60], aber die Entfernung des Endothels steigert die Hydrolyse des Phosphatidylinositids mit heraufgesetzter Akkumulierung von Inositolmonophosphat in der Aorta von Ratten und Kaninchen [59]. Ähnliche Wirkungen können nach Lyse des Endothels oder Hemmung der Guanylatcyclase beobachtet werden [59].

Schließlich verringern Acetylcholin und Natriumnitroprussid in Rattenaorten die Inkorporation von markiertem Phosphor in die leichten Ketten des Myosins [49, 61, 62]. Bei Entfernung des Endothels wird die Wirkung der muskarinergen Agonisten, nicht aber die der Nitrovasodilatatoren aufgehoben. Insofern kann es sein, daß NO über eine cGMP abhängige Proteinkinase, welche die Phosphorylierung und Dephosphorylierung der leichten Myosinketten kontrolliert, zur Wirkung kommen.

Die plättchenaggregationshemmende Wirkung von NO

Auch Plättchen enthalten enzymlösliche Guanylatcyclase und können zyklisches GMP bilden [63–65], aber die verstärkte Produktion des zyklischen Nukleotids geht mit verringerter Plättchenadhäsion und -aggregation einher. NO sowie exogenes NO hemmen die Plättchenadhäsion am Endothel und die Plättchenaggregation in vitro und vivo [63–71]. Außerdem erhöhen sie den Gehalt an zyklischem GMP und reduzieren den Thrombin-induzierten Anstieg von intrazellulärem Ca^{2+} [66, 71].

Die Wirksamkeit von NO als anti- und disaggregierende Substanz ist vergleichbar mit der Wirksamkeit von Prostazyklin [70]. Prostazyklin und NO potenzieren sich sogar bei unterschwelligen Konzentrationen in ihrer antiaggregatorischen Wirkung [69, 70]. In Kaninchen erhöht die intravenöse Infusion des muskarinergen Agonisten Carbachol den cGMP-Gehalt in den Plättchen und hemmt ihre ADP-induzierte Aggregation [68]. Weil beide Wirkungen durch die gleichzeitige Verabreichung von Methylenblau oder Hämoglobin verhindert werden können, ist es am wahrscheinlichsten, daß NO als Mediator fungiert.

Interessanterweise setzen aggregierende Plättchen genügend ATP und ADP frei, um die Freisetzung von NO aus dem Endothel zu stimulieren und in normalen menschlichen Arterien eine endothelabhängige Relaxation auszulösen [72]. Insofern also mag die NO-Ausschüttung als Reaktion auf die von Plättchen abstammenden Substanzen einen negativen Rückkopplungsmechanismus darstellen, der die Adhäsion und die Aggregation von Plättchen an Orten hemmt, wo diese aktiviert werden.

Aus dem Endothel freigesetztes NO und therapeutisch eingesetzte Nitrovasodilatatoren

Die vaskuläre Wirkung der exogenen Nitrate wird durch das Vorhandensein von Endothel modifiziert [73–76]. Tatsächlich wird in Arterien mit intakten Endothelzellen die Relaxationswirkung von Natriumnitroprussid, Nitroglyzerin oder SIN-1 (aktives Stoffwechselprodukt des Molsidomin) im Vergleich zu Präparaten ohne Endothel [19] oder im Vergleich zu Präparaten, die mit L-NMMA, dem Hemmstoff der NO-Bildung, behandelt worden waren, verringert (Abb. 7; [77]). Auf ähnliche Weise steigert die intraarterielle Anwendung von L-NMMA in der menschlichen Unterarmzirkulation die vasodilatatorische Wirkung von Natriumnitroprussid erheblich (Abb. 8; [78]). Weil die Ruhezustandsbildung (basal formation) von NO im Endothel von Venen kleiner ist als im Endothel von Arterien, mag dies auch erklären, warum Nitrate eine ausgeprägtere Wirkung auf die venöse als auf die arterielle Zirkulation ausüben. Eine interessante klinische Begleiterscheinung dieses Phänomens mag die Tatsache sein, daß Nitrate bevorzugt solche vaskulären Segmente dilatieren, die dysfunktionelle Endothelzellen aufweisen und somit als „intelligente Vasodilatatoren“ angesehen werden können.

Nitrate können auch in die Endothelinproduktion eingreifen. Tatsächlich reduzieren Nitroglyzerin (Abb. 9) oder SIN-1 in durch Thrombin stimulierten Arterien die Ausschüttung von Endothelin aus der Blutgefäßwand über einen cGMP-abhängigen Mechanismus. Hierbei handelt es sich um einen neuen vaskulären Wirkungsmechanismus der Nitrovasodilatatoren [47].

Ergebnis

Das Endothel ist somit der Ursprung einer Reihe von Substanzen, die die Relaxation der zugrundeliegenden vaskulären glatten Muskulatur verursachen. Der

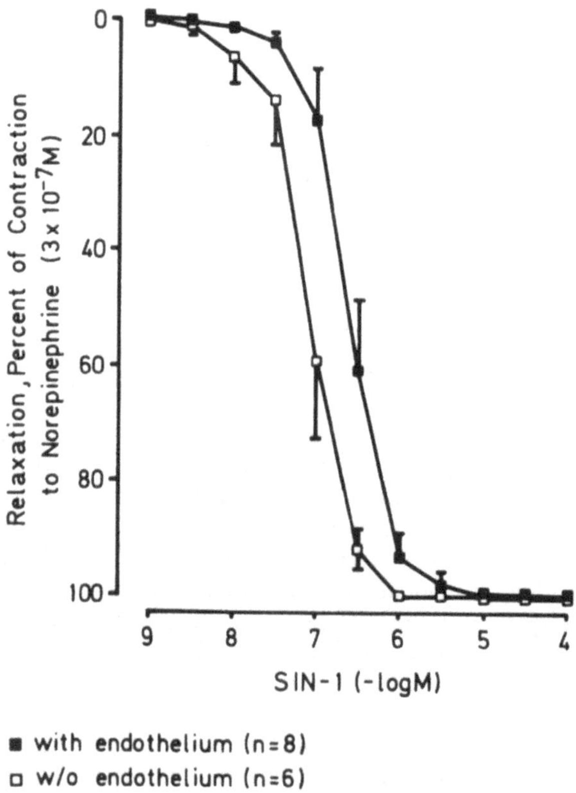

Abb. 7 Rolle des Endothels bei der vasodilatatorischen Wirkung von SIN-1 (dem aktiven Metabolit des Molsidomin): In der menschlichen Arteria mammaria interna führt SIN-1 zu tiefen Relaxationen, die nach Entfernung des Endothels noch verstärkt werden. (Nach [18], mit Genehmigung).

wichtigste Relaxations-Faktor ist NO, das aus L-Arginin gebildet wird. Seine Wirkung wird durch den Anstieg von zyklischem GMP in glatten Gefäßmuskelzellen, im Endothel, in Plättchen und in einigen anderen Geweben vermittelt. Als Vasodilatator und als Hemmstoff der Plättchenfunktion übernimmt das aus dem Endothel stammende NO eine Schutzfunktion im Kreislauf. Nitrate üben ihre Wirkung durch die Freisetzung von NO aus ihrem Molekül aus und können somit in Krankheitsstadien, in denen die Bildung des endogenen Nitrovasodilatatoren reduziert ist, NO substituieren.

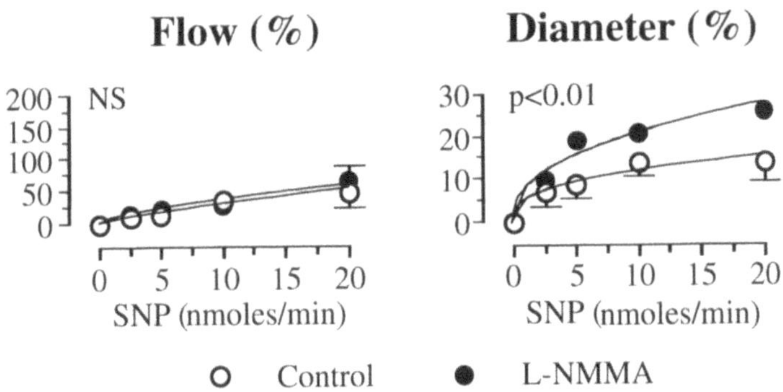

Abb. 8 Folgen der Hemmung der NO-Produktion durch L-NMMA in der menschlichen Unterarmzirkulation: Natriumnitroprussid führt zu einer starken Vasodilatation im Unterarm; diese Wirkung wird durch die Infusion von L-NMMA zusammen mit Natriumnitroprussid noch verstärkt. (Nach [78], mit Genehmigung der American Heart Association).

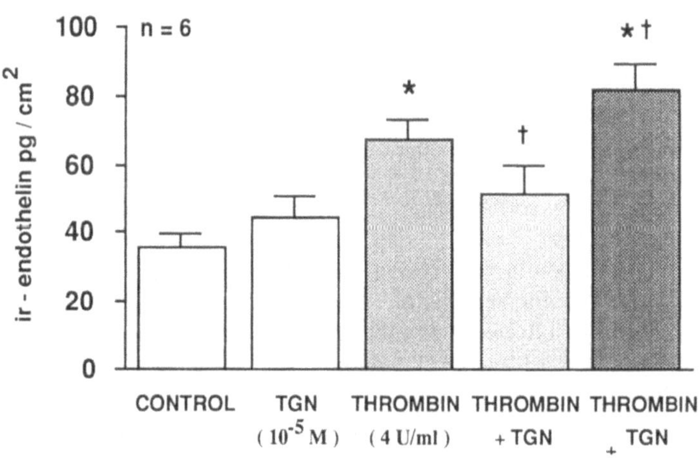

Abb. 9 Veränderung der Produktion des immunreaktiven Endothelins (ir-endothelin) durch den Nitrovasodilatatoren SIN-1; Die Thrombin-induzierte Produktion dieses Peptids kann durch den NO-Donator SIN-1 verhindert und durch Methylenblau (MB), den Hemmstoff der löslichen Guanylatcyclase, erhöht werden. Diese Experimente zeigen, daß die Thrombin-induzierte Bildung des Endothelins über den cGMP-abhängigen Mechanismus verhindert werden kann. (Nachdruck mit Genehmigung [47]).

Zusammenfassung

Der L-Arginin-Stoffwechsel innerhalb der Gefäßwandendothelzellen ist die Produktionsquelle von Stickoxid (NO), der endogenen nitravasodilatatorischen Substanz. NO wird durch die konstitutive NO-Synthase aus L-Arginin gebildet. Freigesetzt wird NO im Ruhezustand sowie als Reaktion auf mechanische Stimulationen wie Scherkräfte und auf Agonisten wie Bradykinin, Serotonin, ADP/ATP, Thrombin, Histamin und Substanz P, die alle über einen Rezeptor auf die Zelle einwirken. NO ist der Mediator endothelabhängiger Relaxationen im Kreislauf und erzielt seine Wirkung durch die Aktivierung löslicher Guanylatcyclase in der glatten Gefäßmuskulatur, die wiederum zur Bildung von zyklischem Guanosinmonophosphat (cGMP) und zur Relaxation führt. Zusätzlich zu seinen Wirkungen auf die glatte Gefäßmuskulatur wird NO auch ins Gefäßlumen freigesetzt, um auf (im Blutstrom) zirkulierende Plättchen einzuwirken. In den Plättchen geht ein Anstieg des zyklischen GMP mit herabgesetzter Adhäsion und Aggregationsbereitschaft einher. In Endothelzellen verhindert NO seine eigene Produktion sowie die Produktion des vasokonstriktorischen Peptids Endothelin-1. Somit verhindert aus dem Endothel freigesetztes NO durch seine vasodilatatorischen und antiaggregatorischen Eigenschaften den Vasospasmus und die Thrombusbildung im Blutkreislauf und unterstützt auf diese Weise die Aufrechterhaltung des Blutflusses zu lebenswichtigen Organen wie z. B. dem Herzen. Unter bestimmten Bedingungen wie z. B. Entzündungen kann NO auch über die induzierbare Stickoxidsynthase (NO-Synthase) durch glatte Muskelzellen, Monozyten und vom Endothel gebildet werden. Auch therapeutisch eingesetzte Nitrate erzielen ihre Wirkung durch die Freisetzung von NO aus ihren Molekülen und die Aktivierung löslicher Guanylatcyclase. Besonders in Arterien, in denen die Freisetzung von NO verhindert oder beeinträchtigt ist, oder bei Fehlen des Endothels, ist die Wirkung der therapeutischen Nitrate besonders ausgeprägt. Die im Vergleich zu Arterien niedrige „Ruhezustandsbildung" (basal formation) des endothelderivaten NO in Venen trägt zur erhöhten Sensibilität des venösen Kreislaufs auf Nitrate bei.

Somit übernimmt der endotheliale L-Arginin-Stoffwechsel eine wichtige Schutzfunktion bei der lokalen Regulation des Blutflusses und durch seine vasodilatatorischen und seine gegen die Plättchenaggregation gerichteten Eigenschaften. In Krankheitsstadien mit beeinträchtigter NO-Bildung können Nitrate das Stickoxid, den endogenen Nitravasodilatatoren, zumindest teilweise ersetzen.

Danksagung

Die Originalforschung des Autors, über die in diesem Artikel berichtet wird, wurde durch die Swiss National Reserach Foundation unterstützt (Zuschuß Nr. 32-32541.91).

Literatur

[1] Brunton, T. L.: On the use of nitrite of amyl in angina pectoris. Lancet II (1867) 97–98.

[2] Parker, J. A.: Nitrate therapy in stable angina pectoris. N. Engl. J. Med. 316 (1987) 1635–1642.

[3] Jugdutt, B. J., J. W. Warnica: Intravenous nitroglycerin therapy to limit myocardial infarct size, expansion, and complications. Circulation 88 (1988) 906–919.

[4] Cohn, J. N., D. G. Archibald, S. Ziesche: Effect of vasodilator therapy on mortality in chronic congestive heart failure. N. Eng. J. Med. 314 (1986) 1547–1552.

[5] Lüscher, T. F., P. M. Vanhoutte: P. M.: The endothelium: Modulator of cardiovascular function. CRC Press, Boca Raton, USA, 1991.

[6] Furchgott, R. F., P. M. Vanhoutte: Endothelium-derived relaxing and contracting factors. FASEB 3 (1989) 2007–2018.

[7] Lüscher, T. F., V. Richard, M. Tschudi et al.: Endothelial control of vascular tone in large and small coronary arteries. J. Am. Coll. Cardiol. 15 (1990) 519–527.

[8] Furchgott, R. F., J. V. Zawadzki: The obligatory role of endothelial cells in the relaxation of arterial smooth muscle by acetylcholine. Nature 299 (1980) 373–376.

[9] Bossaller, C., G. B. Habib, H. Yamamoto et al.: Impaired muscarinic endothelium-dependent relaxation and cyclic guanosine 5'-monophosphate formation in atherosclerotic human coronary artery and rabbit aorta. J. Clin. Invest. 79 (1987) 170–174.

[10] Lüscher, T. F., J. P. Cooke, D. S. Houston et al.: Endothelium-dependent relaxation in human peripheral and renal arteries. Mayo Clin. Proc. 62 (1987) 601–606.

[11] Förstermann, U., A. Mügge, S. M. Bode et al.: Response of human coronary arteries to aggregating platelets: importance of endothelium-derived relaxing factor and prostanoids. Circ. Res. 63 (1988) 306–312.

[12] Lüscher, T. F., D. Diederich, R. Siebenmann et al.: Difference between endothelium-dependent relaxation in arterial and in venous coronary bypass grafts. N. Engl. J. Med. 319 (1988) 462–467.

[13] Ludmer, P. L., A. P. Selwyn, T. L. Shook et al.: Paradoxical vasoconstriction induced by acetylcholine in atherosclerotic coronary arteries. N. Engl. J. Med. 315 (1986) 1046–1051.

[14] Linder, L., W. Kiowski, F. R. Bühler et al.: Indirect evidende for release of endothelium-derived relaxing factor in human forearm circulation in vivo. Blunted response in essential hypertension. Circulation 81 (1990) 1762–1767.

[15] Webb, R. C., A. J. Vander, J. P. Henry: Increased vasodilator responses to acetylcholine in psychosocial hypertensive mice. Hypertension 9 (1987) 268–276.

[16] Palmer, R. M., D. S. Ashton, S. Moncada: Vascular endothelial cells synthesize nitric oxide from L-arginine. Nature 333 (1988) 664–666.
[17] Rees, D. D., R. M. J. Palmer, H. F. Hodson et al.: A specific inhibitor of nitric oxide formation from L-arginine attenuates endothelium-dependent relaxation. Br. J. Pharmacol. 96 (1989) 418–424.
[18] Yang, Z. H., L. von Segesser, E. Bauer et al.: Different activation of the endothelial L-arginine and cyclooxygenase pathway in the human internal mammary artery and saphenous vein. Circ. Res. 68 (1991) 52–60.
[19] Tschudi, M., V. Richard, F. R. Bühler et al.: Importance of endothelium-derived nitric oxide in porcine coronary resistance arteries. Am. J. Physiol. 260 (1991) H13–20.
[20] Rees, D. D., R. M. J. Palmer, S. Moncada: The role of endothelium-derived nitric oxide in the regulation of blood pressure. Proc. Natl. Acad. Sci. USA 86 (1989) 3375–3378.
[21] Marletta, N. A.: Nitric oxide: Biosynthesis and biological significance. Trends Pharmacol. Sci. 14 (1989) 488–492.
[22] Bredt, D. S., S. H. Snyder: Isolation of nitric oxide synthase, a calmodulin-requiring enzyme. Proc. Natl. Acad. Sci. USA 87 (1990) 682–685.
[23] Palmer, R. M. J., S. Moncada: A novel citrulline-forming enzyme implicated in the formation of nitric oxide by vascular endothelial cells. Biochem. Biophys. Res. Commun. 158 (1989) 384–392.
[24] Janssens, S. P., A. Simouchi, T. Quertermous et al.: Cloning and expression of a cDNA encoding human endothelium-derived relating factor/nitric oxide synthase. J. Biol. Chem. 267 (1992) 22694.
[25] Bredt, D. S., P. M. Hwang, C. E. Glatt et al.: Cloned and expressed nitric oxide synthase structurally resembles cytochrome P-450 reductase. Nature 351 (1991) 714–718.
[26] Knowles, R. G., M. Merrett, M. Salter et al.: Differential induction of brain, lung, and liver nitric oxide synthase by endotoxin in the rat. Biochem. J. 270 (1990) 833–836.
[27] Flavahan, N. A., H. Shimokawa, P. M. Vanhoutte: Pertussis toxin inhibits endothelium-dependent relaxations to certain agonists in porcine coronary arteries. J. Physiol. (Lond.) 408 (1989) 549–560.
[28] Richard, V., F. C. Tanner, M. Tschudi et al.: Different activation of L-arginine pathway by bradykinin, serotonin, and clonidine in coronary arteries. Am. J. Physiol. 259 (1990) H1433–H1439.
[29] Shimokawa, H., N. A. Flavahan, P. M. Vanhoutte: Natural course of the impairment of endothelium-dependent relaxations after balloon endothelium removal in porcine coronary arteries. Possible dysfunction of a pertussis toxin-sensitive G protein. Circ. Res. 65 (1989) 740–753.
[30] Long, C. J., T. W. Stone: The release of endothelium-derived relaxant factor is calcium-dependent. Blood Vessels 22 (1985) 205–208.
[31] Singer, H. A., M. J. Peach: Calcium- and endothelial-mediated vascular smooth muscle relaxation in rabbit aorta. Hypertension 4 (1982) 19–25.
[32] Busse, R., H. Fichtner, A. Lückhoff et al.: Hyperpolarization and increased free calcium in acetylcholine-stimulated endothelial cells. Am. J. Physiol. 255 (1988) H965–H969.

[33] Johns, A., T. W. Lategan, N. J. Lodge et al.: Calcium-entry through receptor-operated channels in bovine pulmonary artery endothelial cells. Tissue Cell. 19 (1987) 733–745.
[34] Loeb, A. L., N. J. Izzo, R. M. Johnson et al.: Endothelium-derived relaxing factor release is associated with increased endothelial cell inositol triphosphate and intracellular calcium. Am. J. Cardiol. 62 (1988) 36G–40G.
[35] Lückhoff, A., U. Pohl, A. Mülsch et al.: Differential role of extra- and intracellular calcium in the release of EDRF and prostacyclin from cultured endothelial cells. Br. J. Pharmacol. 95 (1988) 189–196.
[36] Rubanyi, G. M., G. Schwartz, P. M. Vanhoutte: Calcium transport mechanisms in endothelial cells regulating the synthesis and release of endothelium-derived relaxing factor. Human Press, Clifton, NJ, 1988.
[37] Spedding, M., V. Schini, P. Schoeffter et al.: Calcium channel activation does not increase release of endothelium-derived relaxant factors (EDRF) in rat aorta although release of EDRF may modulate calcium channel activity in smooth muscle. J. Cardiovasc. Pharm. 8 (1986) 1130–1137.
[38] De Mey, J. G., P. M. Vanhoutte: Anoxia and endothelium-dependent reactivity in canine femoral artery. J. Physiol. 335 (1983) 64–74.
[39] Furchgott, R. F.: Role of the endothelium in responses of vascular smooth muscle. Circ. Res. 53 (1983) 557–573.
[40] Griffith, T. M., D. H. Edwards, M. J. Lewis et al.: Production of endothelium-derived relaxant factor ist dependent on oxidative phosphorylation and extracellular calcium. Cardiovas. Res. 20 (1986) 7–12.
[41] Martin, W., D. G. White, A. H. Henderson: Endothelium-derived relaxing factor and atriopeptin II elevate cyclic GMP levels in pig aortic endothelial cells. Br. J. Pharmacol. 93 (1988) 229–239.
[42] Schini, V., N. J. Grant, R. C. Miller et al.: Morphological characeritzation of cultured bovine aortic endothelial cells and the effects of atriopeptin II and sodium nitroprusside on cellular and extracellular accumulation of cyclic GMP. Eur. J. Cell. Biol. 47 (1988) 53–61.
[43] Schini, V. B., C. Boulanger, D. Regoli et al.: Productin of cyclic GMP by kinins in cultured porcine aortic endothelial cells. FASEB 3/3 (1989) A533.
[44] Evans, H. G., J. A. Smith, M. J. Lewis: Release of endothelium-derived relaxing factor is inhibited by 8-bromo-cyclic guanosine monophosphate. J. Cardiovasc. Pharmacol. 12 (1988) 672–677.
[45] Griscavage, J. M., J. M. Fukuto, Y. Komori et al.: Nitric oxide inhibits neuronal nitric oxide synthase by interacting with the heme prosthetic group. J. Biol. Chem. 269 (1994) 21644–21649.
[46] Boulanger, C., T. F. Lüscher: Release of endothelin from the porcine aorta. Inhibition of endothelium-derived nitric oxide. J. Clin. Invest. 85 (1990) 587–590.
[47] Boulanger, C. M., T. F. Lüscher: Hirudin and nitrates inhibit the thrombin-induced release of endothelin from the intact porcine aorta. Circ. Res. 68 (1991) 1768–1772.
[48] Richard, V., M. Hogie, M. Clozel et al.: In vivo evidence of an endothelin-induced vasopressor tone after inhibition of nitric oxide synthesis in rats. Circulation 91 (1995) 771–775.

[49] Rapoport, R. M., M. B. Draznin, F. Murad: Endothelium-dependent relaxation in rat aorta may be mediated through cyclic GMP-dependent protein phosphorylation. Nature 306 (1983) 174–176.
[50] Förstermann, U., A. Mülsch, E. Böhme et al.: Stimulation of soluble guanylate cyclase by an acetylcholine-induced endothelium-derived factor from rabbit and canine arteries. Circ. Res. 58 (1986) 531–538.
[51] Rapoport, R. M., F. Murad. Angonist-induced endothelium-dependent relaxation in rat thoraci aorta may be mediated through cGMP. Circ. Res. 52 (1983) 352–357.
[52] Martin, W., G. M. Villani, D. Jothianandan et al.: Selective blockade of endothelium-dependent and glyceryl trinitrate-induced relaxation by hemoglobin and by methylene blue in the rabbit aorta. J. Pharmacol. Exp. Ther. 232 (1985) 708–716.
[53] Martin, W., R. F. Furchgott, G. M. Villani et al.: Phospodiesterase inhibitors induce endothelium-dependent relaxation of rat and rabbit aorta by potentiating the effects of spontaneously released endothelium-derived relaxing factor (EDRF). J. Pharmacol. Exp. Ther. 237 (1986) 539–547.
[54] Ganz, P., P. F. Davies, J. A. Leopold et al.: Short- and long-term interaction of endothelium and vascular smooth muscle in coculture: Effects of cyclic GMP production. Proc. Natl. Acad. Sci. USA 83 (1986) 3552–3556.
[55] Lambert, T. J., R. S. Kent, A. R. Whorton: Bradykinin stimulation of inositol polyphosphate production in porcine aortic endothelial cells. J. Biol. Chem. 261 (1986) 15288–15293.
[56] Godfraind, T., C. Egleme, I. A. Osachie: Role of endothelium in the contractile response of rat aorta alpha-adrenoceptor agonists. Clin. Sci. 68 (1985) 65–71.
[57] Collins, P., M. J. Lewis, A. H. Henderson: Endothelium-derived factor relaxes vascular smooth muscle by cyclic GMP-mediated effects on calcium-movements. Humana Press, Clifton. N. J., 1988.
[58] Popescu, L. M., C. Panoiu, M. Hinescu et al.: The mechanism of cGMP-induced relaxation in vascular smooth muscle. Eur. J. Pharmacol. 107 (1985) 393–394.
[59] Rapoport, R. M.: Cyclic guanosine monophosphate inhibitions of contraction may be mediated through inhibition of phosphatidylinositol hydrolysis in rat aorta. Circ. Res. 58 (1986) 407–410.
[60] Takai, Y., K. Karbuchi, T. Matsubara et al.: Inhibitory action of guanosine 3'5'-monophosphate on thrombin-induced phosphatidylinositol turnover and protein phosphorylation in human platelets. Biochem. Biophys. Res. Com. 101 (1981) 61–67.
[61] Fiscus, R. R.: Molecular mechanisms od endothelium-mediated vasodilation. Semin. Thromb. Hemost. 14 (1988) 12–22.
[62] Fiscus, R. R., R. M. Rapoport, F. Murad: Endothelium-dependent and nitrovasodilator-induced activation of cyclic GMP-dependent protein kinase in rat aorta. J. Cycl. Nucl. Prot. Phosphor. Res. 9 (1983–84) 415–425.
[63] Radomski, M. W., M. R. J. Palmer, S. Moncada: The role of nitric oxide and cGMP in platelet adhesion to vascular endothelium. Biochem. Biophys. Res. Commun. 148 (1987) 1482–1489.
[64] Radomski, M. W., R. M. Palmer, S. Moncada: The anti-aggregating properties of vascular endothelium: interactions between prostacyclin and nitric oxide. Br. J. Pharmacol. 92 (1987) 639–646.

[65] Alheid, U., J. C. Fröhlich, U. Förstermann: Endothelium-derived relaxing factor from cultured human endothelial cells inhibits aggregation of human platelets. Thrombos. Res. 47 (1987) 561–571.
[66] Busse, R., A. Lückhoff, E. Bassenge: Endothelium-derived relaxant factor inhibits platelets activation. Naunyn-Schmiedeberg's Arch. Pharmacol. 336 (1987) 566–571.
[67] Azuma, H., M. Ishikawa, S. Sekizaki: Endothelium-dependent inhibition of platelet aggregation. Brit. J. Pharmacol. 88 (1986) 441–445.
[68] Hogan, J. C., M. J. Lewis, A. H. Henderson: In vivo EDRF activity influences platelet function. Br. J. Pharmacol. 94 (1988) 1020–1022.
[69] Macdonald, P. S., M. A. Read, G. J. Dusting: Synergestic inhibitions of platelet aggregation by endothelium-derived relaxing factor and prostacyclin. Thromb. Res. 49 (1988) 437–439.
[70] Radomski, M. W., R. M. Palmer, S. Moncada: Comparative pharmacology of endothelium-derived relaxing factor, nitric oxide and prostacyclin in platelets. Br. J. Pharmacol. 92 (1987) 181–187.
[71] Mellion, B. T., L. J. Ignarro, E. H. Ohlstein et al.: Evidence for the inhibitory role of guanosine 3', 5'-monophosphate in ADP-induced human platelet aggregation in the presence of nitric oxide and related vasodilators. Blood 57 (1981) 946–955.
[72] Yang, Z., P. Stulz, S. L. von Segesser et al.: Different interactions of platelets with arterial and venous coronary bypass vessels. Lancet 337 (1991) 939–943.
[73] Shirasaki, T., C. Su, T. J.-F. Lee et al.: Endothelial modulation of vascular relaxation to nitrovasodilators in aging and hypertension. J. Pharmacol. Exp. Ther. 239 (1986) 861–866.
[74] Pohl, U., R. Busse: Endothelium-derived relaxant factor inhibits effects of nitrocompounds in isolated arteries. Am. J. Physiol. 252 (1987) H307–H313.
[75] Diederich, D., Z. Yang, F. R. Bühler et al.: Impaired endothelium-dependent relaxation in hypertensive resistance arteries involve the cyclooxygnase pathway. Am. J. Physiol. 258 (1990) H445–H451.
[76] Lüscher, T. F., V. Richard, Z. Yang: Interaction between endothelium-derived nitric oxide and SIN-1 in human and porcine blood vessels. J. Cardiovasc. Pharmacol. 14 (1990) 76–80.
[77] Lüscher, T. F., Z. Yang, M. Tschudi et al.: Interaction between endothelin-1 and endothelium-derived relaxing factor in human arteries and veins. Circ. Res. 66 (1990) 1088–1094.
[78] Joannides, R., V. Richard, W. E. Häfeli et. al.: Role of basal and stimulated release of nitric oxide in the regulation of radial artery caliber in humans. Hypertension (1995) in press.

Diskussion

Stork: Kann man den Befund, daß NO die Migration der Gefäßmuskelzellen hemmt, als Argument benutzen für die Dauermedikation von Nitraten, auch außerhalb der reinen Ischämiebekämpfung?

Lüscher: Ich glaube, das wäre noch viel zu früh. Was man sagen kann – zumindest das Molsidomin wurde ja bei der Restenose getestet und da hat sich ein signifikanter, wenn auch geringer Effekt gezeigt, die Restenoserate wurde von ca. 36 auf weniger als 28 % reduziert. Für mich war interessant, daß sich überhaupt etwas nachweisen ließ, weil das nicht unbedingt selbstverständlich ist. Aber es ist natürlich klar, daß in der Restenosesituation so viele Mediatoren aktiviert sind, daß mit einem einzigen Medikament keine Wunder erreicht werden können. Aber es ist denkbar, daß das NO für die strukturellen Veränderungen im Rahmen der Arteriosklerose eine Rolle spielt. Da gibt es auch weitere Hinweise, nicht nur unsere Studien, sondern auch die von Garg's, aber ob das klinisch relevant ist, das müßte eine angiographische Studie zeigen, und die gibt es leider noch nicht.

Organische Nitrate: Funktionsmechanismen und mögliche Grenzen

U. Elkayam

Wirkungen organischer Nitrate

Die gefäßerweiternde Wirkung organischer Nitrate führt zu einer erheblichen Verringerung der Nach- wie auch der Vorlast der linken Herzkammer und vermindert damit gleichzeitig die Arbeit des Herzens sowie den Sauerstoffverbrauch. Obwohl in einer früheren Untersuchung der periphere Zirkulationseffekt des Nitrats als Hauptmechanismus der antiischämischen Wirkung besonders hervorgehoben wurde [18], haben neuere Erkenntnisse neue Funktionsmechanismen mit wichtigen klinischen Auswirkungen verdeutlicht. Die in den vergangenen zehn Jahren durchgeführte klinische Forschung konzentrierte sich mehr auf die Auswirkungen organischer Nitrate auf die Koronarzirkulation. Anfängliche Untersuchungen von Brown et al. [3] zeigten eine gefäßerweiternde Reaktion normaler wie auch atherosklerotischer Segmente der Koronararterien auf Nitroglyzerin. Aus einer späteren Untersuchung von Rafflenbeul et al. [35] geht hervor, daß exzentrische Einbeziehung atherosklerotischer Vorgänge bei der Mehrzahl der Patienten mit koronarer Herzkrankheit einen Teil der Wand intakt und damit gefäßregulatorischen Veränderungen zugänglich ließ. Mit Hilfe intravasalen Ultraschalls wurde gezeigt, daß die gefäßerweiternde Wirkung von Nitroglyzerin im erkrankten Segment als Resultat der Weitung eines normalen Teils der Arterienwand zustande kommt. Eine Untersuchung von Gage et al. [18] beweist ebenfalls, daß die erkrankten Segmente der Koronararterien sich während körperlicher Belastung kontrahieren können und daß daraus eine Verminderung der koronaren Durchblutung sowie die damit verbundene Verschlechterung des Gleichgewichts zwischen Sauerstoffzufuhr und -bedarf der Herzmuskulatur zustande kommt. Diese Veränderungen, die möglicherweise mit einer Stimulierung der Sympathikus-Aktivität in Verbindung stehen und aufgrund einer beschleunigten Durchblutung oder abnormer endothelialer Reaktionen eine Art Windkesseleffekt auf Teile der Gefäßwand ausüben, können mit Hilfe von Nitroglyzerin verhindert werden. Die Auswirkungen von Nitroglyzerin auf die kollaterale Koronarzirkulation sind schon lange bekannt; eine neuere Untersuchung von Pupita et al. [34] jedoch zeigt die Bedeutung der distalen Koronararterien wie auch der kollateralen Zirkulation bei der Entstehung einer Myokardischämie sowie die Möglichkeit ihrer Vermeidung mittels Nitroglyzerintherapie. Mit besserem Verständnis der Bedeutung des Endothels für die Gefäßregulierung zeichnet sich gleichzeitig ab, daß die Wirkung der Nitrate über eine einfache Vasodilatation hinausgeht. Bei Patienten mit atherosklerotischen Koronararterienerkrankungen und gestörter Endothelfunktion wurde die Wirkung von Nitroglyzerin als exogener „endothelialer relaxierender Faktor" (EDRF) nachgewiesen [29].

Der von Endothel produzierte EDRF hat sich als mit Stickoxid, dem aktiven Stoffwechselprodukt der organischen Nitrate, identisch erwiesen [30]. Sowohl EDRF wie auch organische Nitrate regen die Bildung von zellständigem zyklischem Guanosinmonophosphat an, was eine Reduzierung zellständigen Kalziums und damit eine Gefäßerweiterung auslöst. Paradoxerweise führt Azetylcholin, ein endotheliales Stimulans, das normalerweise die Bildung von Stickoxid und damit eine Gefäßerweiterung anregt, bei Patienten mit endothelialer Funktionsstörung, wie z. B. Patienten mit Hypertonie, Diabetes mellitus, Hypercholesterinämie, Koronararterienerkrankungen oder kongestiver Herzinsuffizienz zu einer Gefäßverengung [29, 30]. Organische Nitrate verhindern eine durch Azetylcholin ausgelöste Gefäßverengung und ersetzen somit das endotheliale Stickoxid. Betrachtet man diese Wirkung, so verwundert es nicht, daß organische Nitrate als exogener EDRF bezeichnet werden.

Darüber hinaus weisen neuere Untersuchungen an Patienten mit kongestiver Herzinsuffizienz unter Nitroglyzerin auf eine durch Nitrate ausgelöste Steigerung der endothelialen Funktion hin [36]. Die Infusion einer kleinen, hämodynamisch uneffektiven Dosis Nitroglyzerin über 20 Minuten führte zur Steigerung der durch Azetylcholin ausgelösten Endothelaktivität. Diese Untersuchung deutet möglicherweise auf eine potentielle Interaktion zwischen den verschiedenen Bahnen, die für die Bildung des endogenen (vom Endothel produzierten) Stickoxids und des exogenen (als Endprodukt der Nitratbiotransformation in den glatten Muskelzellen der Gefäßwände entstehenden) Stickoxids hin.

Die Bildung des zellständigen Stickoxids als Resultat einer Biotransformation organischer Nitrate führt zu einer Zerstreuung dieser Substanz in das Blut und löst damit eine Steigerung der zyklischen Guanosinmonophosphate in den Blutplättchen aus. Dieser Effekt führt zu einer erheblichen Reduzierung der Thrombozytenaktivität und wurde in Tests sowohl an Tieren wie auch an Menschen nachgewiesen [27]. Eine Reihe von Untersuchungen belegen eine durch Nitrat unterstützte Verhinderung von Thrombozytenadhäsion an verletztem Endothel, eine Vermeidung der Thrombozytenaggregation sowie eine Auflösung bereits gebildeter intravaskulärer Blutgerinnsel [16, 8]. Diese Effekte von Nitraten können eine wichtige Rolle spielen und wesentlich zur antiischämischen Wirkung dieser Medikamente beitragen. Weitere Erkenntnisse müssen jedoch gewonnen werden, um die klinische Bedeutung des durch Nitrate unterstützten Antiaggregationseffekts zu beweisen, besonders bei Patienten, die bereits mit Aspirin behandelt werden.

Klinische Anwendungen organischer Nitrate bei Myokardischämie

Nitrate nehmen in der Behandlung akuter und chronischer Myokardischämien einen festen Platz ein. Eine bessere Kenntnis der klinischen Bedeutung einer Nitrattoleranz hat wesentlich zur Entwicklung effektiver Verabreichungsmöglichkeiten sowie neuer Nitratformulationen wie z. B. Nitroglyzerinspray, Nitroglyzerinpflaster, langwirkende Nitroglyzerintabletten sowie einer Reihe von Isosorbid-5-Mononitratzusammensetzungen beigetragen, die dem Kliniker einen genaueren Zuschnitt des Medikaments in Übereinstimmung mit den individuellen Patientenanforderungen, den Symptomen und dem Therapieziel erlaubt.

Instabile Angina

Die positiven Auswirkungen von Nitraten auf Patienten mit akutem ischämischen Syndrom sind in unzähligen Untersuchungen nachgewiesen worden [23, 6]. Die gute Wirksamkeit von Nitraten für die Reduzierung von Myokardischämien, die Minderung von Schmerzen im Brustbereich sowie eine Besserung kongestiver Herzinsuffizienz ist für diese höchst gefährdete Patientengruppe klar erwiesen.

Akuter Myokardinfarkt

Mit den Auswirkungen von Nitroglyzerin auf Patienten mit akutem Myokardinfarkt haben sich verschiedene kleinere Untersuchungen beschäftigt. Diese Untersuchungen erwiesen eindeutig die positiven Auswirkungen auf die Größe des Myokardinfarkts, eine Verbesserung von Kontraktilitätsstörungen sowie eine Verbesserung der Auswurffraktion der linken Herzkammer. Eine Metaanalyse der gesamten Erfahrungen von Patienten mit akutem Myokardinfarkt ergab einen deutlichen Rückgang der Sterblichkeitsrate für intravenös mit Nitroglyzerin behandelte Patienten [15]. Die vorliegenden Informationen zeigen auch, wie wichtig es ist, frühzeitig mit der Nitroglyzerintherapie zu beginnen und ein starkes Absinken des Blutdrucks zu vermeiden. Neuere Empfehlungen des Arbeitsausschusses des American College of Cardiology/American

Heart Association beinhalten die Verabreichung intravenösen Nitroglyzerins während der ersten 24 bis 48 Stunden bei allen Patienten mit akutem Myokardinfarkt [2].

Behandlung nach Myokardinfarkt

Die Untersuchungen von Judgud et al. [22] bewiesen erst bei Tieren und später bei Menschen, daß die Verabreichung von Nitroglyzerin während und nach Myokardinfarkten sowohl einen frühen wie auch späteren Umbau („Remodeling") und eine Erweiterung der linken Herzkammer verhindern kann. Ein im Rahmen einer neueren Untersuchung vorgenommener Vergleich zwischen Nitroglyzerin und Captopril zeigte eine ähnliche Vermeidung eines „Remodeling" der linken Herzkammer auf [21]. Diese Erkenntnis führte zur Verwendung von organischen Nitraten (Isosorbid-5-Mononitrate) in zwei kürzlich durchgeführten, randomisierten Untersuchungen, der ISIS-4 und der GISSI-3, bei der einer großen Anzahl von Patienten nach Myokardinfarkten Nitrate verabreicht wurden, deren Wirkungsweise dann mit der von Plazebos verglichen wurde. Anfänglich zeigte sich kein nennenswerter Unterschied zwischen den beiden Verabreichungen, so daß eine mögliche Schlußfolgerung dieser Untersuchungen die mangelhafte Wirksamkeit von Nitraten bei Patienten mit überstandenem Myokardinfarkt wäre. Diese Schlußfolgerung wird jedoch durch verschiedene Faktoren in Frage gestellt: Beide Untersuchungen wurden an höchst selektiven Versuchsgruppen durchgeführt, wie die relativ geringe Sterblichkeitsrate von ca. 7 % und der hohe Anteil an thrombolytischen Therapien (70 %) vermuten lassen. Die Tatsache, daß 60 % der Patienten, denen Placebos verabreicht wurden, aus klinischen Gründen entweder intravenös oder oral Nitratzusammensetzungen verabreicht wurden, verwässert die Untersuchungsergebnisse und hat die Untersuchung eher zu ungunsten einer Nitrattherapie beeinflußt. Obwohl die Bedeutung der Nitrate für Patienten nach einem Myokardinfarkt noch weiter untersucht werden muß, scheint es aufgrund vorhandener experimenteller sowie klinischer Information vernünftig, Nitrate als alternative Behandlungsmethode für Patienten mit überstandenem Myokardinfarkt, die keine ACE-Hemmer vertragen, wie auch für Patienten mit anhaltender Ischämie und/oder kongestiver Herzinsuffizienz anzusehen.

Kongestive Herzinsuffizienz

Organische Nitrate waren die ersten vasodilatatorischen Medikamente, die für die Behandlung kongestiver Herzinsuffizienz ausgewertet wurden. Es wurde für diese Medikamente eine positive hämodynamische Wirkung nachgewiesen, die zu einer erheblichen Reduzierung des Fülldrucks in rechter und linker

Herzkammer sowie des systemischen und pulmonalen Gefäßwiderstandes und außerdem zu einer Steigerung des Herzminutenvolumens führt [10]. Frühere Studien bei kleinen Patientengruppen haben bereits die positiven Auswirkungen auf die Fähigkeit zur körperlichen Bewegung belegt [17, 28]. Diese Erkenntnisse wurden kürzlich durch die Ergebnisse der V-HeFT-Untersuchungsreihe [4, 5] erhärtet, die zeigte, daß bei Patienten mit leichter bis mittlerer Herzinsuffizienz der maximale Sauerstoffverbrauch durch eine Kombination des Arteriendilatators Hydralyzin mit Isosorbid-Dinitrat mehr verbessert wurde als durch ACE-Hemmer. Darüber hinaus resultierte diese Kombinationstherapie in einer systolischen Funktionsverbesserung der linken Herzkammer sowie in einer Reduzierung der Sterblichkeitsrate in dieser Patientengruppe. Die V-HeFT II-Studie, in der die Kombination aus Isosorbid-Dinitrat und Hydralazin mit Enalapril verglichen wurde, ergab eine verbesserte Wirkung von Enalapril auf die Sterblichkeitsrate [31]. ACE-Hemmer scheinen daher die geeignetsten Medikamente für Patienten mit Herzinsuffizienz zu sein, während Nitrate in Kombination mit Hydrazalin für Patienten, die eine Unverträglichkeit gegenüber ACE-Hemmern aufweisen, eine wirksame Alternative darstellen. Untersuchungsergebnisse von hämodynamischen Studien wie auch aus Untersuchungen, die sich mit der Auswertung der Sterblichkeitsraten beschäftigen, zeigen ganz deutlich, daß für Patienten mit Herzinsuffizienz eine Kombination aus ACE-Hemmern und Nitraten die vernünftigste Lösung ist [31].

Einschränkungen der Wirksamkeit

Nitratresistenz

Eine Resistenz gegenüber der hämodynamischen Wirkung der Nitrate ist, besonders bei an einer kongestiven Herzinsuffizienz leidenden Patienten, klar erwiesen [26]. In einer von unserer Gruppe durchgeführten Untersuchung sprachen von den an einer kongestiven Herzinsuffizienz leidenden Patienten lediglich 52 % auf die orale Verabreichung von 40 mg Isosorbid-Dinitrat an. Bei ca. der Hälfte der Patienten, die auf diese Eingangsdosis nicht reagiert hatten, konnte diese Resistenz durch Erhöhung der Dosis um 80–120 mg überwunden werden. Obwohl diese Resistenz auf eine mit der Benutzung von Isosorbid-Dinitrat zusammenhängende Einschränkung der biologischen Wirksamkeit zurückzuführen sein könnte, läßt die mangelnde Reaktion auf intravenös verabreichtes Nitroglyzerin bei ca. 20 % der Patienten mit kongestiver Herzinsuffizienz, wie auch die dokumentierte Notwendigkeit, die Dosis zu erhöhen, um den gleichen gefäßerweiternden Effekt auf die Femoralarterie zu erzielen, darauf schließen, daß die Nitratresistenz teilweise auf die eingeschränkte Wirkung des Medikaments auf das Gefäßsystem bei Patienten mit kongestiver Herzinsuffizienz zurückzuführen ist.

Nitrattoleranz

Obwohl das Phänomen der Nitrattoleranz bereits zu Anfang unseres Jahrhunderts beschrieben wurde, maßen die Kliniker ihr keine klinische Bedeutung bei [12]. Die intensive Forschung der letzten zehn Jahre hat jedoch deutlich die klinische Bedeutung der Nitrattoleranz als Einschränkung der Wirksamkeit dieses Medikaments in der Behandlung von Patienten mit ischämischen Herzleiden wie auch mit kongestiver Herzinsuffizienz nachgewiesen [11].

Toleranzmechanismen

Obwohl die Mechanismen der Nitrattoleranz nicht völlig geklärt sind [11], gibt es Anzeichen, die vermuten lassen, daß die klinische Toleranz durch die Aktivierung neurohormonaler, gefäßverengender Mechanismen, die der ursprünglichen gefäßerweiternden Wirkung des Medikaments entgegenwirken, ausgelöst werden könnte. Und obwohl eine Erschöpfung der zur zellständigen Biotransformation der Nitrate erforderlichen Schwefelwasserstoffgruppen als mögliche Toleranzursache [11] angesehen wurde, scheinen neuere Erkenntnisse darauf hin zu weisen, daß eine Neubildung der Schwefelwasserstoffgruppen für die Verhinderung einer Nitrattoleranz keine Rolle spielt [14]. Neuere Erkenntnisse lassen darauf schließen, daß die Ursachen einer solchen Toleranz in einer reduzierten Produktion von Stickoxid bzw. beschleunigter Erschöpfung dieser Substanz liegen könnte.

In den vergangenen Jahren wurden große Anstrengungen unternommen, wirksame Methoden zur Überwindung oder Verhinderung von Nitrattoleranzen zu entwickeln [14]. Die einzige klinisch anerkannte und in Langzeitstudien untersuchte Methode besteht in der intermittierenden Verabreichung von Nitraten, sowohl bei an Myokardischämie leidenden Patienten wie auch bei Patienten mit kongestiver Herzinsuffizienz [15]. Die vorliegenden Informationen deuten darauf hin, daß eine erforderliche Ausspülungszeit von mindestens 12 Stunden erforderlich ist, um die Bildung einer solchen Toleranz zu unterbinden. Die empfohlene Verabreichung bei der Behandlung von Myokardischämien beinhaltet zwei- oder dreimal täglich einzunehmendes Isosorbid-Dinitrat unter Gewährung einer Nitratausspülungszeit von mindestens 12 Stunden. Langwirkende Zusammensetzungen, wie beispielsweise das langwirkende Nitroglyzerin, Isosorbid-Dinitrat oder die Isosorbid-5-Mononitrate sollten zweimal täglich exzentrisch mit einer 6–7stündigen Pause verabreicht werden, so daß wegen der längeren Halbwertzeit dieser Zusammensetzung eine Ausspülungszeit von ca. 17 Stunden gewährleistet ist. Bei dem langwirkenden Isosorbid-5-Mononitrat wird eine Dosierung von einmal täglich empfohlen; das Nitroglyzerinpflaster wird für 12 Stunden verabreicht, so daß wiederum eine Ausspülungszeit von 12 Stunden verbleibt.

Da die Erschöpfung der Schwefelwasserstoffgruppen als möglicher Toleranzmechanismus angesehen wird, haben verschiedene Forscher versucht, die Toleranz gegenüber organischen Nitraten durch Verwendung von Schwefelwasserstoffgruppen-Spendern wie beispielsweise Azetylcholin oder Methioninin aufzuheben. Obwohl der Verdünnungseffekt von Nitroglyzerin damit anscheinend ausgeglichen werden kann, sahen die meisten Forscher darin eine Steigerung der Nitratwirkung, die nichts mit dem Vorliegen einer Toleranz zu tun hat, sondern auch ohne vorliegende Toleranz eintritt [33]. Da die Verabreichung von Nitraten nachweislich zu einer Steigerung des intravasalen Volumens führt, versuchten einige Forscher, eine Nitrattoleranz durch gleichzeitige Verabreichung von harntreibenden Mitteln zu verhindern. Die Ergebnisse dieses Versuchs waren widersprüchlich und ergaben, daß eine Steigerung des Blutvolumens oder des intravasalen Volumens wahrscheinlich nicht der einzige Toleranzmechanismus ist. Einige Forscher benutzten daraufhin ACE-Hemmer zur Vermeidung neurohormonaler Aktivierung, die als möglicher Mechanismus der Nitrattoleranz galt [25]. Auch diese Methode führte insofern zu widersprüchlichen Ergebnissen, als sie bei einigen Forschern zu einer Verhinderung der Toleranz führte, bei anderen dagegen nicht [7]. Da bei der Verabreichung sublingualen Nitroglyzerins wie auch bei einer Steigerung der Dosis von intravenös verabreichtem Nitroglyzerin eine Abschwächung des hämodynamischen wie auch des antiischämischen Effekts überwunden werden konnte, wurde kürzlich durch unsere Gruppe die Verabreichung steigender Dosen bei Patienten mit kongestiver Herzinsuffizienz untersucht. Die hier gewonnenen Erkenntnisse zeigten, daß steigende Dosierungen in Zusammenhang mit ausreichenden Ausspülungszeiten für Patienten mit kongestiver Herzinsuffizienz eine wirksame Methode zur Vermeidung einer frühen Abschwächung des hämodynamischen Effekts darstellt. Eine kürzlich veröffentlichte Untersuchung wies bei herzkranken Versuchstieren die Vermeidung einer Nitrattoleranz durch gleichzeitige Verabreichung von Hydralazin nach [32]. Dieses Ergebnis wurde kürzlich von einer in unserer Gruppe durchgeführten Studie erhärtet, so daß sich für Patienten mit kongestiver Herzinsuffizienz, die bereits mit Nitraten behandelt werden, die Anwendung von Hydralazin als zweckmäßig abzeichnet.

Zusammenfassung

Obwohl die peripher gefäßerweiternde Wirkung von Nitraten bereits früher als hauptsächlicher Mechanismus des antianginösen Effekts betont wurde, weisen neuere Informationen noch anderen Mechanismen wichtige Funktionen zu. Zu diesen Mechanismen zählen die Dilatation normaler wie auch atherosklerotischer Koronararterien, die Vermeidung von durch körperliche Belastung ausgelösten Verengungen stenotischer Segmente, die Gefäßerweiterung der distalen Koronararterien, die kollaterale Zirkulation, Substitution und Verstärkung der Wirkung des körpereigenen „endothelialen relaxierenden Faktors" (EDRF) bei Patienten mit einer Endothelfunktionsstörung sowie der Antithrombozytenaggregationseffekt. Es gilt als erwiesen, daß organische Nitrate bei der Behandlung einer Anzahl von kardiovaskulären Krankheitsbildern hilfreich sind, hauptsächlich bei akuter und chronischer Myokardischämie und Herzinsuffizienz. Die Entwicklung verschiedener neuer Zusammensetzungen gestattet dem Kliniker je nach Therapieziel und Patienteneigenschaften die Auswahl der entsprechenden Verabreichung. Aufgrund von Erkenntnissen, die auf eine Verbesserung der Herzfunktion, eine Verkleinerung des Myokardinfarkts und eine Verringerung der Sterblichkeitsrate hinweisen, ist intravenöses Nitroglyzerin zu einer wichtigen Therapie für Patienten mit instabiler Angina geworden und wird bei Patienten mit akutem Myokardinfarkt als Standardtherapie empfohlen. Bei an kongestiver Herzinsuffizienz leidenden Patienten hat sich eine Kombination aus Nitraten und Hydralazin als wichtige Alternative zu ACE-Hemmern erwiesen, bei Patienten mit anhaltenden Symptomen dagegen stellt diese Kombination eine wichtige Zusatztherapie für bereits ACE-Hemmer nehmende Patienten dar.

Zu den Nachteilen der Nitrate zählt die Nitratresistenz, die je nach verwendeter Nitratzusammensetzung bei 20–50 % der Patienten mit kongestiver Herzinsuffizienz auftritt. Diese Resistenz kann zumindest teilweise durch höhere Dosen ausgeglichen werden. Die klinische Bedeutung einer Nitrattoleranz wurde in den letzten Jahren deutlich. Der Toleranzmechanismus ist nicht genau bekannt und kann von vielen Faktoren abhängen. Die im höchsten Maße effektive und klinisch erwiesene Methode zur Vermeidung einer Nitrattoleranz besteht in einer intermittierenden Nitrattherapie, die dem Patienten eine mindestens 12stündige Ausspülungszeit gestattet. Andere Methoden wie beispielsweise die Erhöhung der Dosis und begleitende Verabreichung von Hydralazin bei Patienten mit Herzinsuffizienz scheinen erfolgversprechend und sollten näher untersucht werden.

Literatur

[1] Abrams, J.: Use of nitrates in ischemic heart disease. Curr. Prob. Cardiol. (1992) 483–542.
[2] ACC/AHA Task Force Report: Guidelines for the early management of patients with acute myocardial infarction. J. Am. Coll. Cardiol. 16 (1990) 249–292.
[3] Brown, B. G., E. L. Bolson, R. B. Peterson et al.: The mechanisms of nitroglycerin action. Stenosis vasodilation as a major component of drug response. Circulation 65 (1981) 1089–1097.
[4] Cohn, J. N., D. G. Archibald, M. Phil et al.: Effect of vasodilator therapy on mortality in chronic congestive heart failure: Results of a Veterans Administration Cooperative Study (V-HefT). N. Engl. J. Med. 314 (1986) 1547–1552.
[5] Cohn, J. N., G. Johnson, S. Ziesche et al.: A comparison of enalapril with hydralazine-isosorbide dinitrate in the treatment of chronic congestive heart failure. N. Engl. J. Med. 325 (1991) 303–310.
[6] Curfman, G. D., J. A. Heinsimer, E. C. Lozner et al.: Intravenous nitroglycerin in the treatment of spontaneous angina pectoris: A prospective randomized trial. Circulation 67 (1983) 276–282.
[7] Dakak, N., N. Makhoul, M. Y. Flugelman et al.: Failure of captopril to prevent nitrate tolerance in congestive heart failure. Am. J. Cardiol. 66 (1990) 608–613.
[8] Diodati, J., P. Theroux, J.-G. Latous et al.: Effects of nitroglycerin at therapeutic doses on platelet aggregation in unstable angina and acute myocardial infarction. Am. J. Cardiol. 66 (1990) 683–688.
[9] Dupuis, J., G. Lalonde, R. Lemieux et al.: Tolerance to intravenous nitroglycerin in patients with congestive heart failure: Role of increased intravascular volume, neurohumoral activation and lack of prevention with N-acetylcysteine. J. Am. Coll. Cardiol. 16 (1990) 923–931.
[10] Elkayam, U.: Nitrates in heart failure. Cardiol. Clin. 12 (1994) 73–86.
[11] Elkayam, U.: Tolerance to organic nitrates: evidence, mechanisms, clinical relevance, and strategies for prevention. Ann. Int. Med. 114 (1991) 667–677.
[12] Elkayam, U., W. S. Aronow: Glyceryl trinitrate (nitroglycerin) ointment and isosorbide dinitrate: A review of their pharmacological properties and therapeutic use. Drugs 23 (1982) 165–194.
[13] Elkayam, U., D. Kulick, N. McIntosh et al.: Incidence of early tolerance to hemodynamic effects of continuous infusion of nitroglycerin in patients with coronary artery disease and heart failure. Circulation 76 (1987) 577–584.
[14] Elkayam, U., A. Mehra, A. Shotan et al.: Nitrate resistance and tolerance: potential limitation in the treatment of congestive heart failure. Am. J. Cardiol. 70 (1992) 98B–104B.
[15] Elkayam, U., A. Roth, A. Mehra et al.: Randomized study to evaluate the relation between oral isosorbide dinitrate dosing interval and the development of early tolerance to its effect on left ventricular filling pressure in patients with chronic heart failure. Circulation 84 (1991) 2040–2048.
[16] Folts, J. D., J. Stamler, J. Loscalzo: Intravenous nitroglycerin infusion inhibits cyclic blood flow responses caused by periodic platelet thrombus formation in stenosed canine coronary arteries. Circulation 83 (1991) 2122–2127.

[17] Franciosa, J. A., S. R. Goldsmith, J. N. Cohn: Contrasting immediate and long term effects of isosorbide dinitrate on exercise capacity in congestive heart failure. Am. J. Cardiol. 69 (1980) 559–566.
[18] Gage, J. E., O. M. Hess, T. Murakami et al.: Vasoconstriction of stenotic coronary arteries during dynamic exercise in patients with classic angina pectoris. Reversibility by nitroglycerin. Circulation 73 (1986) 865–876.
[19] Ganz, W., H. S. Marcus: Failure of intracoronary nitroglycerin to alleviate pacing-induced angina. Circulation 46 (1972) 880–886.
[20] Gogia, H., A. Mehra, S. Parikh et al.: A randomized study to evaluate the effect of hydralazine on the development of nitrate tolerance in patients with heart failure. (Abstract) Circulation 90 (4) (1994) I–601.
[21] Jugdutt, B., W. Tymdrak, D. Humen et al.: Prolonged nitroglycerin versus captopril therapy on remodeling after transmural myocardial infarction. Circulation 82 III (1990) (Suppl. III) 442.
[22] Jugdutt, B. I., J. W. Warnica: Intravenous nitroglycerin therapy to limit myocardial infarct size, expansion, and complications: Effect of timing, dosage, and infarct location. Circulation 78 (1988) 906–919.
[23] Kaplan, K., R. Davison, M. Parker et al.: Intravenous nitroglycerin for the treatment of angina at rest unresponsive to standard nitrate therapy. Am. J. Cardiol. 51 (1983) 694–698.
[24] Katz, S. D., L. Biasucci, C. Sabba et al.: Imparied endothelium-mediated vasodilation in the peripheral vasculature of patients with congestive heart failure. J. Am. Coll. Cardiol. 19 (1992) 918–925.
[25] Katz, R. J., W. S. Long, C. Buff et al.: Prevention of nitrate tolerance with angiotensin converting enzyme inhibitors. Circulation 83 (1991) 1271–1277.
[26] Kulick, D., A. Roth, N. McIntosh et al.: Resistance to isosorbide dinitrate in patients with chronic heart failure: incidence and attempt at hemodynamic prediction. J. Am. Coll. Cardiol. 12 (1988) 1023–1028.
[27] Lam, J. Y. T., J. H. Chesebro, V. Fuster: Platelets, vasoconstriction and nitroglycerin during arterial wall injury. Circulation 78 (1988) 712–716.
[28] Leier, C. V., P. Huss, R. D. Magorien et al.: Improved exercise capacity and differing arterial and venous tolerance during chronic isosorbide dinitrate therapy for congestive heart failure. Circulation 67 (1983) 817–822.
[29] Ludmer, P. L., A. P. Selwyn, T. L. Shook et al.: Paradoxical vasoconstriction induced by acethylcholine in atherosclerotic arteries. N. Engl. J. Med. 315 (1986) 1046–1051.
[30] Lüscher, T. F.: Endothelium-derived relaxing and contracting factors: Potential role in coronary artery disease. Eur. Heart J. 10 (1989) 847–857.
[31] Mehra, A., E. Ostrzega, A. Shotan et al.: Persistent hemodynamic improvement with short-term nitrate therapy in patients with chronic heart failure already treated with captopril. Am. J. Cardiol. 70 (1992) 1310–1314.
[32] Mehra, A., A. Shotan, E. Ostrzega et al.: Escalating nitrate dose as a strategy for counteracting early attenuation of effect due to nitrate tolerance in patients with heart failure. Am. Heart J. (in press).
[33] Mehra, A., A. Shotan, E. Ostrzega et al.: Potentiation of isosorbide dinitrate effects

with n-acetylcysteine in patients with chronic heart failure. Circulation 89 (1994) 2595–2600.

[34] Pupita, G., A. Maseri, J. Kaski et al.: Myocardial ischemic caused by distal coronary artery constriction in stable angina pectoris. N. Engl. J. Med. 323 (1990) 514–519.

[35] Rafflenbeul, W., P. R. Lichtlen: Quantitative coronary angiography. Evidence of a sustained increase in vascular smooth muscle tone in coronary artery stenoses. Z. Kardiol. 72 (1983) (Suppl. 3) 87.

[36] Schwartz, M., S. D. Katz, L. Demopoulus et al.: Enhancement of endothelium-dependent vasodilation by low-dose nitroglycerin in patients with congestive heart failure. Circulation 89 (1994) 1609–1614.

[37] Yusuf, S., R. Collins, S. MacMahon et al.: Effect of intravenous nitrates on mortality in acute myocardial infarction: An overview of the randomized trials. Lancet 11 (1988) 1088–1092.

Diskussion

Bassenge: Wir haben sehr vielversprechende Ergebnisse über das Auftreten von Toleranz in großen Koronararterien zu sehen bekommen, was Sie auf einem Dia belegt haben, und zwar über die Änderungen der Koronardurchblutung. Ich glaube, daß dies eine vollkommen andere Form der Toleranz darstellt, weil die dilatatorische Reizreaktion der Koronararteriolen innerhalb weniger Sekunden oder Minuten zurückgeht, wenn man Nitroglyzerin verabreicht und nur für wenige Sekunden oder Minuten infundiert. Das ist definitiv anders als die Toleranz der oftmals vergrößerten Koronararterien.

Elkayam: Ich glaube Ihnen, weil ich Ihnen normalerweise immer glaube. Aber ich bin mir nicht sicher, ob ich die klinische Implikation wirklich genau verstanden habe. Wollen Sie damit sagen, daß der Effekt des Nitroglyzerins nur von kurzer Dauer ist?

Bassenge: Wie Sie wissen, gibt es ja viele Arten von Toleranz, und zur ausgeprägteren Toleranzbildung kommt es in den Arteriolen. Weil dort nämlich innerhalb von Sekunden Toleranz auftritt. Und wenn man jetzt eine Infusion gibt, wird der Blutfluß innerhalb von 20–30 Sekunden absinken, wenn es hochkommt. Aber diese Form der Toleranz hat überhaupt nichts mit der Toleranz zu tun, die in großen, epikardialen Koronararterien induziert wird. Deshalb denke ich, daß dieser Nachweis der auf die Arteriolen einwirkenden Toleranz keine klinische Signifikanz aufweist.

Elkayam: Und Sie glauben, daß dies wegen der Aktivierung von Neurohormonen geschieht, wollen Sie das damit sagen?

Bassenge: Wahrscheinlich nicht.

Elkayam: Um Sie zurück in die klinische Arena zu bringen: Fest steht, daß – was den vollständigen ischämischen Effekt angeht – die Wirkung der Nitrate gebremst wird, ganz gleich ob dies im Koronarkreislauf oder im peripheren Kreislauf geschieht. Für den Kliniker ist es meiner Meinung nach extrem wichtig zu erkennen, daß die (Nitrat-)Wirkung – wenn man es mal genau betrachtet – innerhalb von 24 Stunden verschwindet.

Forum: Ihr Vortrag hat mir gefallen, und auf jeden Fall sind die Aussagen über Hydralazin interessant. Wie Sie wissen, ist es in Europa nicht sehr üblich, Hydralazin bei Patienten mit Herzinsuffizienz anzuwenden. Ich muß zugeben, daß ich persönlich diesem Medikament gegenüber nicht ganz vorurteilsfrei bin. Besonders seit wir aus zahlreichen Ergebnissen her wissen, daß Hydralazin ein bedeutender Aktivator des sympathischen Nervensystems ist. Nun sind ja das sympathische Nervensystem und das Renin-Angiotensin-System wahrscheinlich insgesamt für die Prognose bei Patienten mit Herzinsuffizienz wichtig. Ich bin mir darüber im klaren, daß wir (positive) Ergebnisse zu sehen bekommen haben, aber ich frage mich, ob Hydralazin nicht einige gewinnbringende Wirkungen, auf der anderen Seite aber auch einige ungünstige Wirkungen haben mag. Besonders was den sympathischen Antrieb angeht, der durch ACE-Hemmer praktisch gehemmt wird. Ich frage mich also, was für Gedanken diesbezüglich in Frage kommen und ob Sie in Ihrer Studie in bezug auf die Herzfrequenz irgendeine Aktivierung des Sympathikus zu sehen bekamen.

Elkayam: Keine Frage, daß die Anwendung von Hydralazin uns Bedenken bereitet hat. Wenn man die SOLVE-Studie nimmt, zeigt sich interessanterweise, daß nur 2 % der Patienten, die in diese Studie hineingenommen und der Zufallsauswahl unterworfen wurden, mit Hydralazin behandelt, wohingegen 50 % mit Nitraten behandelt wurden. Das zeigt doch, so nehme ich an, daß viele Kliniker Ihre Bedenken teilen. Trotzdem konnten wir die Resultate der VHeFT-Studie nicht außer Acht lassen. Einige von uns sagten, daß die Resultate ohne Hydralazin vielleicht noch besser gewesen wären. Und um diese Fragen zu beantworten, braucht man wirklich eine großangelegte Studie. Wie Sie wissen, sind die Studien, die wir heutzutage am Patientenbett durchführen, mechanistisch interpretierbare Studien. Man kann diese Studien entwickeln, man kann sie beurteilen oder im Rahmen seiner eigenen Voreingenommenheit verwenden. Ich war immer gegen die Verwendung von Hydralazin, und deshalb habe ich es auch nicht verwendet. Aufgrund einer Reihe von Ergebnissen ändert sich meine Meinung dazu aber gegenwärtig. Was die hormonelle Stimulierung angeht, haben wir noch nicht genügend Patienten untersucht. Über viele Jahre hinweg haben wir nun die Toleranz beobachtet. Bisher sind wir nicht davon überzeugt worden, daß die Stimulierung der Neurohormone ein zwingendes Phänomen bei der Toleranzentwicklung ist. Wir haben klar belegt, daß Menschen auch ohne neurohormonale Aktivierung eine Toleranz entwickeln können. Deshalb haben wir beschlossen, als ersten Schritt einfach zu sehen, ob wir die Toleranzbildung mit Hydralazin verhindern können. Der nächste Schritt ist dann eine Untersuchung des Mechanismus. Die Mechanismen, die möglichen Mechanismen, sind unterschiedlich. Insofern glaube ich, Ihre Bedenken werden Ernst genommen.

Forum: Wir wissen, daß Nitroglyzerin sich gut eignet zur Erweiterung von Arterien, und zwar großer Arterien, daß es aber fast keine Wirkung auf die Arteriolen ausübt, wie David Harrison in seinen Studien belegt hat. Ich glaube daher, daß es bei neurohormoneller Stimulierung zu einer arteriellen Konstriktion kommt, die die Ventrikelleistung verringert, besonders bei Patienten mit Herzinsuffizienz. Wenn man jetzt einen arteriolären Vasodilatator wie Hydralazin gibt, der im arteriolären Bereich angreift, dann senkt, bzw. verbessert man lediglich die Nachlast und ermöglicht dem Herzventrikel, mit geringerem Füllungsdruck zu arbeiten, so daß dies wahrscheinlich nur eine systemische Therapie darstellt. Sie behebt die Konstriktion der Arteriolen und hat mit der Toleranzbeeinflussung überhaupt nichts zu tun.

Elkayam: Wie ich schon sagte, kann jeder diese Ergebnisse auf der Grundlage seines eigenen Wissens interpretieren. Zum Beispiel erhöht Hydralazin den renalen Blutfluß, und es gibt Überlegungen, daß es vielleicht eine günstige Wirkung auf die Neurohormone hat. Sicherlich muß man diese Punkte alle berücksichtigen, aber man wird alle diese Fragen nie beantworten können, wenn man nicht eine Studie ansetzt. Und diese Studie wird es nicht geben. Zumindest nicht in den Vereinigten Staaten.

Fröhlich: Ihre Hydralazin-Ergebnisse waren sehr interessant. Es gibt ein Problem, das bei der Einnahme von Hydralazin immer auftritt. Wenn man zu einer höheren Dosis übergeht, kommt es zu einem verstärkten Auftreten des Lupus-Syndromes. Wenn ich Sie richtig verstanden habe, haben Sie viermal täglich 75 mg verabreicht. Bei der Überschreitung der magischen Grenze von 200 Milligramm pro Tag ist eine deutliche Zunahme zu verzeichnen.

Einer der Punkte, die ich aber auch noch einbringen wollte, bezieht sich auch auf die Toleranzentwicklung. Dieser Aspekt wurde in Freiburg etwas detaillierter untersucht, und meiner Ansicht nach ausreichend publiziert oder zumindest genügend zur Kenntnis genommen. Und zwar, daß die ADH-Ausschüttung, die Ausschüttung des antidiuretischen Hormons, durch Nitrate gesteigert, und zwar deutlich gesteigert wird, und daß diese Steigerung durch ein Phänomen wiedergespiegelt wird, das die Kliniker, die sich mit der Nitrattoleranz auseinandergesetzt haben, alle kennen: das Absinken des Hämatokrits. Das fällt als erstes auf. Die Ursachen dafür (das Absinken des Hämatokrits) sind nocht nicht geklärt, aber die Gruppe aus Freiburg hat sehr schön gezeigt, daß es aller

Wahrscheinlichkeit nach mit einer Zunahme der ADH-Ausschüttung zu tun hat. Ich glaube, daß dieser Punkt noch sorgfältiger untersucht werden muß.

Elkayam: Ganz bestimmt. Noch eine Anmerkung zur Frage des Lupus erythematodes, der meiner Ansicht nach klinisch relevant ist: Interessanterweise tritt Lupus bei Patienten mit Herzinsuffizienz im Gegensatz zu Patienten mit Hypertonie nicht sehr häufig auf. In der VHeFT-Studie war dies wirklich unerheblich, deshalb denke ich, daß auch dieses Bedenken zu berücksichtigen ist, aber kein wirklich großes Problem bei Patienten mit Herzinsuffizienz darstellt.

Shotan: Es gibt ISIS-4, und gibt es immer noch keine bedeutende Abnahme der Mortalität, was die Nitrate angeht. Und vielleicht sollte auch erwähnt werden, daß wir diese Patienten nicht nur mit Nitraten und Hydralazin behandeln. Gewöhnlich erhalten sie ACE-Hemmer und manchmal sogar zusätzlich niedrigdosierte Betablocker. Was dann vielleicht insgesamt stärker wiegen mag als die Aktivierung neurohormoneller Faktoren.

Elkayam: Nur zu Ihrer Information: in den Vereinigten Staaten wird die Kombination aus Hydralazin und Nitrat bald in einer Tablette verfügbar sein. Das erleichtert wenigstens den Patienten die Einnahme.

Forum: Ich denke, daß das Problem der Nitrotoleranz etwas mit NO zu tun hat, und die Kardiologen konnten diese Frage wegen der Gegenregulation durch Hormone nicht beantworten. Nun denke ich, daß dies inzwischen außer Frage steht. Deshalb müssen wir uns vor Augen halten, daß NO eine biologische Substanz ist, die, wenn man sie einem Patienten dauerhaft als Überdosis zuführt, eine Toleranzbildung zur Folge hat. Und dies muß etwas mit dem zu tun haben, was Dr. Lüscher aufgezeigt hat. Vielleicht kann er die Frage beantworten, warum dies der Fall ist und ob man der Zelle die ganze Zeit über ein bißchen zu viel NO gibt. Und vielleicht ist die Konsequenz daraus andererseits, daß wir die Nitratmenge auf eine viel niedrigere Dosierung reduzieren müssen

Elkayam: Die gleichen Forscher haben übrigens aufgezeigt, daß eine kontinuierliche Nitroglycerin-Infusion die Acetylcholin-stimulierte NO-Produktion nicht beeinflußte. Dies mag Ihre Frage teilweise beantworten, was die Interaktion zwischen diesen beiden Systemen angeht, wenn es um die Nitrattoleranz geht.

Nitroglycerin vermindert beim Menschen die Thrombozytenaggregation noch über die Wirkung von Aspirin hinaus

K.-E. Karlberg

Einführung

Seit dem ISIS-2 Versuch [9] ist die Azetylsalizylsäure (ASS) ein wichtiger Faktor in der Behandlung von Patienten mit akutem Myokardinfarkt. In diesem Versuch stellte sich heraus, daß die Reduzierung der Sterblichkeitsrate allein mit ASS schon so groß war wie mit fibrinolytischer Therapie. Dies ist auf den die Thrombozytenaggregation verringernden Effekt zurückzuführen [9, 6]. Die intravenöse Behandlung akuter Myokardinfarkte mit Nitroglyzerin reduziert ebenfalls die Sterblichkeitsrate, ist aber weniger gut dokumentiert, da bisher lediglich kleinere kontrollierte Untersuchungen durchgeführt wurden. In der größten dieser Untersuchungen wurde eine bedeutsame Verringerung der Sterblichkeitsrate festgestellt [10]. Yusuf et al. wiesen bei der gemeinsamen Auswertung sämtlicher kleinerer kontrollierter Versuche, bei denen intravenöse Nitrate auf akute Myokardinfarkte angewandt worden waren, eine Verringerung der Sterblichkeitsrate durch Nitrate im gleichen Maße wie durch fibrinolytische Therapie oder ASS [22] nach. Dies geschieht durch Gefäßerweiterung der Koronararterien und/oder einer Reduktion der Belastung der linken Herzkammer. Zudem reduziert NTG, in klinischen relevanten Dosen verabreicht, jedoch ebenfalls die Thrombozytenaggregation [3].

Der antiaggregative Effekt von ASS und NTG beruht auf verschiedenen Mechanismen im Blutplättchen. ASS wirkt durch die irreversible Inhibierung von Zyklooxygenase, reduziert damit die Thromboxanbildung [17, 21] und führt in den Thrombozyten zu einer Unterdrückung der Imositoltrisphosphatsynthese. Hingegen wird das NTG in Stickoxid umgewandelt, d. h. in die Substanz, aus der auch der endogene „endothelium-derived relaxing factor" (EDRF) besteht [5]. Stickoxid regt die löslichen Guanylatzyklase in den Blutplättchen zur Bildung weiterer zyklischer Guanosinmonophosphate (cGMP) an [15, 16]. Eine Verminderung der Inositoltriphosphate sowie eine Vermehrung der zyklischen Guanosinmonophosphatkonzentrationen führt zu einer Verringerung der zytosolischen Ca^{2+}-Konzentration sowie in der Folge zu einer ständigen Verringerung der Thrombozytenaktivität. Diese beiden Wirkungsmechanismen veranlaßten uns, die Möglichkeit der eventuellen Additivität des die Thrombozytenaggregation verhindernden Effekts von ASS und NTG näher zu untersuchen.

Methoden

An der Untersuchung nahmen zehn gesunde freiwillige Versuchspersonen im Alter von 35 ± 7 Jahren teil (4 Frauen, 3 Raucher). Sowohl ASS wie auch nichtsteroide entzündungshemmende Medikamente waren mindestens zwei Wochen vor Beginn der Untersuchung streng untersagt. Das Rauchen war innerhalb von 12 Stunden vor den Messungen untersagt.

Die Thrombozytenaggregation wurde mit Hilfe der Filtragometrie nach Hornstra und ten Hoor [7, 8] bestimmt. Das Ziel war es, sämtliche Meßergebnisse in Form von Doppelergebnissen zu erhalten; Einfachergebnisse wurden lediglich dort benutzt, wo zur Erreichung eines Doppelergebnisses mehr als drei Venenpunktionen erforderlich gewesen wären. Nach den Messungen der Basislinie wurde oral eine Dosis von 500 mg ASS verabreicht, und nach 4 und nach 24 Stunden wurden jeweils weitere Messungen vorgenommen. Unmittelbar nach der 24-Stunden-Messung wurde per Infusion in eine periphere Vene unter Benutzung einer Infusionspumpe und eines NTG-resistenten Infusionssets NTG (Nitroglyzerin 5 mg/ml, in NaCl verdünnt auf 1 mg/ml) verabreicht. Die Infusionen begannen mit 0,25 µg/kg/min und wurden dann alle 5 Minuten um 0,50 µg/kg/min gesteigert, bis eine Maximaldosis von 3,0 µg/kg/min erreicht war, bzw. bis unerträgliche Kopfschmerzen eintraten oder der systolische Blutdruck auf 90 mm Hg oder weniger absank. 10 Minuten nach dieser Dosis wurden die abschließenden Messungen vorgenommen. Blutproben zur Bestimmung der Salizylsäurekonzentrationen im Plasma wurden nach 4 Stunden entnommen und noch am gleichen Tag mittels der in dem Krankenhaus üblichen HPLC-Routinemethode analysiert. Bei Messungen während der NTG-Infusion wurden Blutproben zur Bestimmung der NTG- und Glyzerindinitrat-(GDN-)Konzentrationen in vorgekühlten Reagenzgläsern entnommen und innerhalb von 5 Minuten bei 0 °C zentrifugiert. Plasma wurde bis zur Analyse per Kapillargaschromatographie bei –70 °C aufbewahrt [19]. Routinemäßige Thrombozytenzählungen wurden an der Basislinie durchgeführt und nach den abschließenden Messungen wiederholt.

Die Grundsätze der Filtragometrie sind in Abb. 1 zusammengestellt. Wir benutzten die Fleischmann-Version des Filtragometers gemäß Handbuch [4], mit der Ausnahme, daß wir die Aggregationszeit bis zur Erreichung eines Druck-

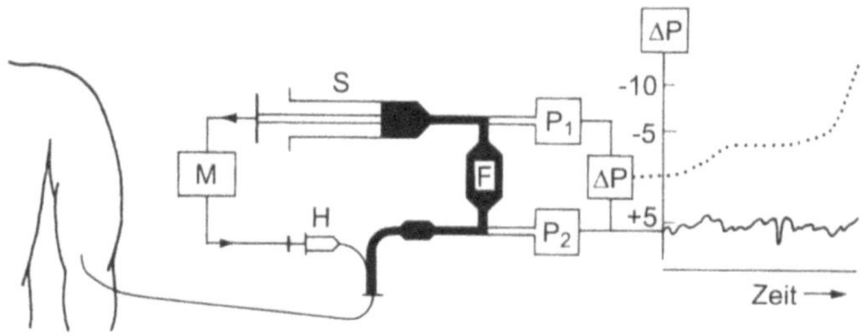

Abb. 1 Blut wird mit gleichbleibender Geschwindigkeit (2 ml/min.) mittels einer motorbetriebenen (M) Spritze (S) aus einer Antecubitalvene entnommen. Auf dem Weg zur Spritze wird das Blut mit 25 IU/ml Blut heparinisiert und dann durch einen Filter (F) mit 20-µm Poren geleitet. Das Druckgefälle am Filter wird gemessen und nimmt in dem Maße zu, wie der Filter sich mit Thrombozytenablagerungen zusetzt. Die Aggregationszeit, die die Thrombozyten-Aggregation angibt, zeigt die Zeit von dem Moment an, an dem das Blut den Filter erreicht, bis zum Anstieg des Druckabfalls auf 10 mm Hg.

abfalls von 10 mm Hg maßen und nicht, wie im Handbuch [13] beschrieben, bis 5 mm Hg. Bereits zu einem früheren Zeitpunkt haben wir unter Benutzung dieser Technik bewiesen, daß die Bestimmung der Thrombozytenaggregation mittels Filtragometrie mit anderen Methoden, wie z. B. der Vollblutaggregometrie oder der Messung der Ausscheidung von Thromboxan im Urin [11] übereinstimmt. Zur filtragometrischen Messung wurde das Blut mit Hilfe einer Butterflynadel mit „19-gauge"-Kanüle entnommen. Für jede Messung wurde eine neue Nadel mindestens 10 mm distal vom vorgegangenen Einstich oder aber in eine neue Vene eingeführt. Während der NTG-Infusion wurden die Messungen an dem dem Infusionsarm gegenüberliegenden Arm vorgenommen. Nach erfolgter Filtragometrie wurden die Blutproben mit derselben Nadel entnommen.

Statistische Analyse – Ethik

Es wurden die Mittelwerte der Doppelmessungen zu jedem Zeitpunkt errechnet und als Aggregationszeit für diese Messung benutzt. Sofern nichts anderes angegeben ist, verstehen die Werte sich als Mittelwerte ± Standardabweichungen. Die statistische Analyse wurde nach dem Wilcoxonschen Rangsummentest durchgeführt. Der Variationskoeffizient wurde nach der Methode Dahlbergs [2] ermittelt. Zur Ausschließung eines zufälligen statistischen Fehlers wurde ebenfalls eine statistische Analyse mit ANOVA unter Benutzung eines jeden einzelnen Ergebnisses durchgeführt, und Differenzen zwischen diesen Ergebnissen wurden mit Hilfe von Fischers „protected least square significance test" lokalisiert. Das Untersuchungsprotokoll wurde von der örtlichen Ethikkommission genehmigt.

Ergebnisse

Die Ergebnisse sind in Tab. 1 zusammengefaßt. Die Thrombozytenzählung veränderte sich während des Experiments nicht. Bei 8 von 10 Versuchspersonen war die Aggregationszeit vier Stunden nach der Verabreichung von ASS erhöht (Abb. 2A), der mittlere Anstieg betrug 164 ± 155s (Abb. 3, $p < 0{,}01$). Zu diesem Zeitpunkt wiesen sämtliche Teilnehmer adäquate Salizylsäurekonzentrationen auf (0,1–0,5 mmol/l), es wurde jedoch keine direkte Korrelierung mit der Verlängerung der Aggregationszeiten beobachtet. Die 24-Stunden-Messung zeigte die gleichen Aggregationszeiten, was auf eine andauernde Inhibierung der Thrombozyten schließen läßt.

Die intravenöse NTG-Dosis wurde auf 2,4 ± 0,3 µg/kg/min titriert. Mit Ausnahme einer Versuchsperson reduzierte NTG bei allen Teilnehmern die Throm-

Tabelle 1 Thrombozyten-Aggregationszeiten

	Aggregationszeit in Sekunden	Systolischer Blutdruck mm Hg	Salizylsäurekonzentration mmol/l	NTG-konzentration ng/ml	1,2 + 1,3 GDN-konzentration ng/ml
Basislinie	316 ± 124	–	–	–	–
4 Std.	480 ± 205*	–	0,27 ± 0,18	–	–
24 Std.	479 ± 138	115 ± 9	–	–	–
24 Std + NTG	620 ± 184⁺	102 ± 7	–	1,9 ± 1,5	5,6 ± 1,9

ASS: Azetylsalizylsäure, NTG: Nitroglyzerin, GDN: Glyzerindinitrat.
* $p < 0{,}01$ im Vergleich zur Basislinie; ⁺ $p < 0{,}01$ im Vergleich zu 24 Std. Die Werte verstehen sich als Mittelwerte ± Standardabweichungen.

bozytenaggregation noch zusätzlich (Abb. 2B). In der gesamten Gruppe lag die mittlere Zunahme bei 141 ± 103s (Abb. 3, p < 0, 01). Weder die NTG-Konzentrationen (0,2–4,0 ng/ml) noch die GDN-Konzentrationen (4,1–9,5 ng/ml) korrelierten mit der Verlängerung der Aggregationszeiten.

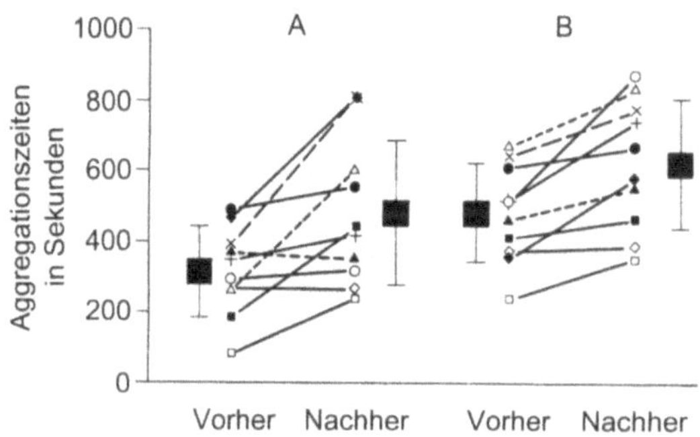

Abb. 2 Individuelle Thrombozyten-Aggregationszeiten vor und nach der Verabreichung von ASS (A) und NTG (B). Die Teilstriche zeigen Mittelwerte ± Standardabweichungen.

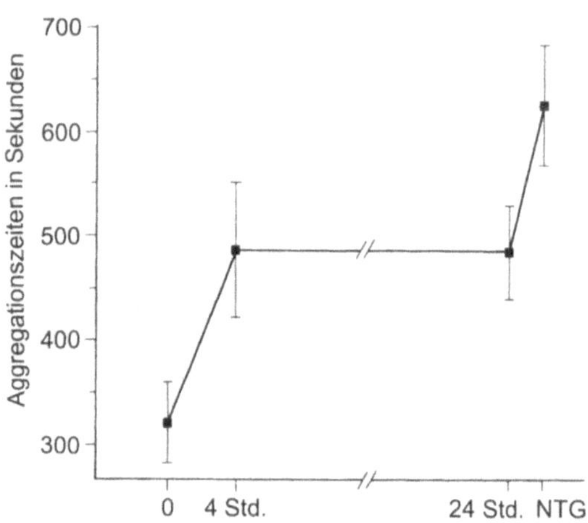

Abb. 3 Die Aggregationszeiten all derer, bei denen bedeutende Zunahmen zwischen der Basislinie und 4 Std. nach Verabreichung von ASS (p < 0,01) (A) bzw. 24 Std. nach Verabreichung von NTG (p < 0,01) (B) festgestellt wurde. Fehlerteilstriche in SEM.

Doppelergebnisse wurden bei 36 von 40 Messungen erlangt, d. h. bei 4 der vorgesehenen Doppelergebnisse wurden lediglich Einfachergebnisse erzielt. Der Variationskoeffizient für diese Messungen lag bei 13 % und wurde in logarithmischen Werten nach Hornsta und ten Hoor [8] berechnet. Bei der Überprüfung sämtlicher einzelnen Einfachergebnisse zeigte sich beim gesamten Material statistische Nichthomogenität, getestet nach ANOVA, $p < 0{,}001$. Es fanden sich keinerlei Unterschiede zwischen den Doppelergebnissen an der Basislinie, nach 4 Stunden oder nach 24 Stunden und nach NTG. Beim Vergleich der beiden Basislinienergebnisse mit den beiden Ergebnissen nach 4 Stunden ergaben sich jedoch Unterschiede ($p < 0{,}01$) zwischen allen vier Kombinationen dieser Meßergebnisse. Bei Durchführung des gleichen Tests mit den vier Ergebnissen vor und nach NTG-Infusion lagen die Unterschiede bei 3 der 4 Kombinationen im Bereich 0,01, und bei der vierten Kombination lagen diese im Bereich 0,05.

Diskussion

Wie erwartet reduzierte eine ASS-Dosis von 500 mg die Thrombozytenaggregation, wobei die Inhibierung nach 24 Stunden noch immer bestand. Eine hochdosierte intravenöse NTG-Verabreichung reduzierte die Thrombozytenaggregation jedoch noch mehr. Die Verlängerung der Aggregationszeit für beide Medikamente war vergleichbar, und verglichen mit einer vorangegangenen Untersuchung, bei der die gleiche Technik angewandt worden war [13], verlängerte die Verabreichung von intravenösem NTG allein die Aggregationszeit im gleichen Maße wie es in dieser Untersuchung durch ASS-Verabreichung der Fall war. Diese Ergebnisse lassen also darauf schließen, daß der eine Thrombozytenaggregation verhindernde Effekt der beiden Medikamente vergleichbar und addierbar ist. Es liegt ebenfalls auf der Hand, daß die positiven Auswirkungen von intravenöser NTG-Verabreichung bei Patienten mit akutem Myokardinfarkt nicht nur auf den gefäßerweiternden Effekt, sondern auch auf die antiaggregatorische Wirkung auf die Blutplättchen zurückzuführen sind.

Im Idealfall wäre ein doppelblindes Cross-over- und Placebo-kontrolliertes Studiendesign vorzuziehen gewesen. Die Eigenschaften von NTG und die wiederholten Venenpunktionen bei der Filtragometrie schränken die Möglichkeiten des Untersuchungsaufbaus jedoch ein. Erstens ist ein Cross-over-Studiendesign mit kontinuierlicher, mehrere Stunden andauernder Verabreichung von NTG möglicherweise wegen der Entwicklung einer Nitrattoleranz [12] nicht objektiv. Zweitens besteht eine Grenze von 6–7 Venenpunktionen pro Experimentdurchlauf, weil jede filtragometrische Messung eine neue Venenpunktion in einer großen Antecubitalvene erfordert. Durch die Doppelergebnisse konnten Zufallsfehler durch Vergleich aufgedeckt werden. Es traten in der Tat keine Unterschiede zwischen den Doppelergebnissen auf, wogegen nach der Verabreichung von ASS bzw. NTG sehr wohl Unterschiede festgestellt wurden. Wir sehen daher die beobachteten Auswirkungen von ASS und Nitroglyzerin als statistisch nachgewiesen an.

Da hier die additiven Auswirkungen untersucht wurden, wurde eine einzige hohe orale ASS-Dosis zur Erreichung maximaler Inhibierung der Thrombozytenzyklooxogenase gewählt. Die während der Aspirinbehandlung aufgetretene Thrombozytenaggregation zeigt, daß ASS keine völlige Inhibierung bewirkt. Dementsprechend wurde in unserer Untersuchung die Thrombozytenfunktion durch ASS zwar reduziert, jedoch nicht ganz unterbunden, während das intravenös verabreichte NTG, was von besonderer Wichtigkeit ist, in seiner additiven Wirkungsweise die Thrombozytenaggregation weiter reduzierte. Dieses Ergebnis unterstützt die Hypothese, daß hier zwei Arten von Inhibierung beeinflußt werden. Man kann natürlich einwenden, daß keine der second messengers, Thromboxan A2 und zyklisches Guanosinmonophosphat (cGMP), gemessen wurden. Es ist jedoch bekannt, daß 500 mg ASS die In-vivo-Produktion von Thromboxan um 80–90 % [21] senkt, und Steigerungen der zyklischen Guanosinmonophosphate sind in mit NTG inkubiertem thrombozytenreichem Plasma nachgewiesen worden [15]. Darüber hinaus sind die Plasmakonzentrationen von NTG und seinen Dinitratstoffwechselprodukten hoch genug, um in Thrombozyten über antiaggregatorische Eigenschaften zu verfügen [13]. Man könnte auch einwenden, daß 500 mg ASS möglicherweise den Prostazyklinspiegel erheblich reduziert und damit der Thrombozytenaggregation entgegenwirkt. Dies ist jedoch eher unwahrscheinlich, da Zyklooxygenase in den Endothelzellen resynthetisiert wird und bereits nach einigen Stunden wieder Plasma-Prostazykline gebildet werden können [20].

Obwohl es sich bei der Filtragometermethode um eine Ex-vivo-Methode handelt, zeigt sie doch die In-vivo-Thrombozytenaggregation an. Es ist eine außerhalb des Körpers angewandte Methode, die eine kontinuierliche Blutentnahme sowie nach ca. 1 Minute eine Messung über einer künstlichen Oberfläche erfordert. Im Gegensatz zur Aggregometrie bedeutet die Methode der Filtragometrie jedoch ein Minimum an Trauma und künstlicher Provokation der Blutplättchen und wird am fließenden Vollblut vorgenommen. Die Methode der Filtragometrie kann mit den nicht-invasiven Methoden verglichen werden, und reproduzierbare Ergebnisse, die mit physiologischen und pharmazeutischen Mechanismen konsistent sind, konnten dokumentiert werden [4, 11]. Bei der Messung der Wirkung von NTG, dessen Halbwertzeit in Gesamtblut weniger als fünf Minuten beträgt [1], darf die Analyse nur so wenig Zeit wie möglich in

Anspruch nehmen. Verminderte Thrombozytenfunktion während NTG-Infusionen wurden bei innerhalb von 1 Minute durchgeführter Aggregometrie nachgewiesen, nicht jedoch bei um 30 Minuten verzögerter Analyse [3]. Die Aggregometrie nach Born scheint hier daher eine weniger geeignete Methode zu sein, da die Zubereitung thrombozytenreichen Plasmas einige Zeit in Anspruch nimmt und empfindliche Blutplättchen verändern könnte. Darüber hinaus liegen bei der Aggregometrie künstliche Konditionen vor und die Aggregation wird von Stoffen wie ADP, Kollagen und Thrombin [14] ausgelöst. Die Blutungszeit für die Bestimmung der Thrombozytenaggregation kann nicht nur durch die Thrombozytenfunktion sondern auch durch den Gefäßtonus, der sich durchaus während der NTG-Infusion ändern kann, beeinflußt werden.

Abschließend ist zu sagen, daß ASS und intravenös verabreichtes NTG in den hier verwendeten Dosen über vergleichbare antiaggregatorische Thrombozyteneinwirkung verfügen, die sich zu addieren scheinen. Die Bedeutung dieser Erkenntnis sollte in künftigen Versuchen, die sich mit dem antiaggregatorischen Effekt bei akutem Myokardinfarkt beschäftigen, berücksichtigt werden.

Literatur

[1] Cossum, P. A., M. S. Roberts: Nitroglycerin disposition in human blood. Eur. J. Clin. Pharmacol. 29 (1985) 169–175.

[2] Dahlberg, G.: Statistical methods for medical and biological students, 105. Georg Allen & Unwin Ltd., London 1940.

[3] Diodati, J., P. Théroux, J. G. Latour et al.: Effects of nitroglycerin at therapeutic doses on platelet aggregation in unstable angina pectoris and acute myocardial infarction. A. J. Cardiol. 66 (1990) 683–688.

[4] Fleischmann, A. J., M. L. Bierenbaum, D. J. A. Stier et al.: In vivo platelet aggregation and plasma catecholamines in acute myocardial infarction. Thromb. Res. 6 (1975) 205–207.

[5] Griffith, T. M., M. J. Lewis, A. C. Newby et al.: Endothelium-derived relaxing factor. JACC 12 (1988) 797–806.

[6] Hennekens, C. H., R. Peto, G. B. Hutchison et al.: An overview of the British and American aspirin studies. N. Engl. J. Med. 318 (1988) 923–924.

[7] Hornstra, G.: The filtragometer in thrombosis research. In: H. J. Day, H. Holmsen, M. B. Zucke (eds.): Platelet function testing, 416–427. DHEW Publication no. (NIH) 78–1087. US Department of Health Education and Welfare, Public Health Servide. Nat. Inst. of Health, Bethesda, MD. 1978.

[8] Hornstra, G., F. ten Hoor: The filtragometer: a new device for measuring platelet aggregation in venous blood of man. Thrombos et Diathecs Haemorrh. 34 (1975) 531–544.

[9] ISIS-2 (Second International Study of Infarct Survival) Collaborative Group: Randomized trial of intravenous streptokinase, oral aspirin, both, or neither among 17187 cases of suspected acute myocardial infarction. ISIS-2. Lancet II (1988) 349–360.
[10] Jugdutt, B. I., J. W. Warnica: Intravenous nitroglycerine therapy to limit myocardial infarct size, expansion, and complications. Effect of timing, dosage and infarct location. Circulation 78 (1988) 906–919.
[11] Karlberg, K. E., J. Chen, N. Egberg et al.: Comparison of three independent methods as estimates of platelet inhibition after a single dose of acetylsalicylic acid. Scand. J. Clin. Lab. Invest. 53 (1993) 835–841.
[12] Karlberg, K.-E., J. Nowak, J. Ahlner et al.: Evidence for tolerance to the platelet inhibitory effect of nitroglycerin. Am. J. Cardiol. 73 (1994) 958–959.
[13] Karlberg, K. E., K. Torfgård, J. Ahlner et al.: Dose-dependent effect of intravenous nitroglycerin on platelet aggregation and correlation with plasma glyceryl dinitrate concentration in healthy men. Am. J. Cardiol. 69 (1992) 802–805.
[14] Mackie, I. J., R. Jones, S. J. Machin: Platelet impedance aggregation in whole blood and its inhibition by antiplatelet drugs. J. Clin. Pathol. 37 (1984) 874–878.
[15] Mellion, B. T., L. J. Ignarro, C. B. Myers et al.: Inhibition of human platelet aggregation by S-nitrosothiols. Heme-dependent activation of soluble guanylate cyclase and stimulation of cyclic GMP accumulation. Molecular Pharmacology 23 (1983) 653–664.
[16] Mellion, B. T., L. J. Ignarro, E. H. Ohlstein et al.: Evidence for the inhibitory role of guanosine 3′, 5′-monophosphate in ADP-induced human platelet aggregation in the presence of nitric oxide and related vasodilators. Blood 57 (1981) 946–955.
[17] Preston, E., S. Whipps, C. Jackson et al.: Inhibition of prostacyclin and platelet thromboxane A_2 after low-dose aspirin. New Engl. J. MEd. 304 (1981) 76–79.
[18] Sathiropas, P., G. A. Marbet, S. Sahaphong et al.: Detection of small inhibitory effects of acetylsalicylic acid (ASA) by platelet impedance aggregometry in whole blood. Thromb. Res. 51 (1988) 55–62.
[19] Torfgård, K., J. Ahlner, B. Norlander: Simultaneous determination of glyceryl trinitrate and its two dinitrate metabolites in plasma and tissues by capillary gas chromatography. J. Chromatogra. 534 (1990) 169–201.
[20] Vesterqvist, O.: Rapid recovery of in vivo prostacyclin formation after inhibition by aspirin. Evidence from measurement of the major urinary metabolite of prostacyclin by GC-MS. Eur. J. Pharmacol. 30 (1986) 69–73.
[21] Vesterqvist, O., K. Gréen: Urinary excretion of 2,3-dinor-thromboxane B2 in man under normal condition, following drugs and during some pathological conditions. Prostaglandins 27 (1984) 627–644.
[22] Yusuf, S., S. MacMahon, R. Collins et al.: Effect of intravenous nitrates on mortality in acute myocardial infarction; an overview of the randomized trials. Lancet I (1988) 1088–1094.

Extrakardiales, klinisches Indikationsspektrum von Nitroglycerin und Nitraten

J. Scholze

Einleitung

Seit über 100 Jahren in der Behandlung des Angina-pectoris-Syndroms eingesetzt und fest als therapeutisches Prinzip in die Kardiologie etabliert, ergeben sich für die Nitrate mit der Entdeckung des Stickstoffmonoxids als phylogenetisch sehr altem und fundamentalem Prinzip in der endothelgesteuerten Regulation des vaskulären Tonus eine Reihe neuartiger Aspekte und hochinteressanter Perspektiven, die weit über die bisher gesicherten Indikationen dieser Substanzklasse hinausgehen dürften (Tab. 1).

Tabelle 1 Physiologische Rolle von NO

1. *Immunmodulation*
   - antibakteriell
   - TM-Zellzerstörung
2. *Neuromodulation*
   - *zentral:*
     - Langzeitgedächtnis („longterm potentiation")
     - neurotoxisch (Mb. Alzheimer, Chorea Huntington)
   - *peripher:*
     - NANC-Neuronen
     - (Plexus myentericus, Corpus cavernosum d. Penis)
3. *Kreislaufregulation*
   - über Endothel → Vasodilatation, Tonusregulation
   - Gefäßprotektion
   - antithrombotisch/antiarteriosklerotisch (Monozytenadhäsion ↓, Thrombozytenaggregation ↓)
4. *Zellprotektiv*
   - „scavenger" (O_2-Radikale, Superoxidanion)

Ausgehend von der Prognose, daß mit den Entdeckungen der zellulären und molekularen Wirkungsmechanismen die Anwendungsgebiete von Nitraten über hämodynamische Aspekte hinausgehend sich auf hämorheologische, antithrombotische, spasmolytische, ja sogar analgesierende Indikationsgebiete erweitern dürften, wird der Versuch unternommen, über eine kritische Bestandsaufnahme Anregungen für künftige, vorwiegend klinisch orientierte wissenschaftliche Untersuchungen zu vermitteln.

Im folgenden werden fachübergreifend Anwendungsbeispiele anhand schriftlicher und zum Teil mündlicher Informationen und Daten zusammengefaßt, die weder Anspruch auf Vollständigkeit ergeben, noch im Einzelfall wissenschaftlich begründete und von den Behörden genehmigte Indikationen für bestimmte Krankheitsbilder darstellen, wobei nach dem vorwiegend involvierten physiologisch bzw. pathophysiologisch-pharmakologischen Wirkungsprinzip differenziert wird (Tab. 2).

Tabelle 2 Indikationen für Nitrate

klar definiert	„potentiell sinnvoll“
• instabile und stabile APS • aMI (akut, postinfarziös) • hypertensive Krise	• Raynaud-Syndrom AVK/Netzhautart.-occlusion Impotenz Gehörsturz Migräneäquivalente
• Linksherzinsuffizienz (akut – chronisch)	• Achalasie, Pylorospasmus Gallenwegsdyskinesien Koliken/Spasmen endoskop. Untersuchungen
	• pulmonale Hypertonie Asthma bronchiale ARDS
	• lokale Hyperämisierung (+ analg. W.) Venenpunktion

Einsatz als Vasodilatantien

Hypertensive Krise, peri/intraoperative Blutdruckführung, systemische und portale Hypertonie

Hypertensive Krisen bedeuten Notfallsituationen für das Herz (Insuffizienz, Lungenödem, Angina-pectoris-Syndrom (APS), instabilem APS, Myokardinfarkt), das Gehirn (TIA, apoplektischer Insult/Massenblutung) und das Auge (Sehverlust). Entgegen dem Vorgehen in der Behandlung der chronischen, incl. malignen Hypertonie, soll der Blutdruck moderat, aber möglichst rasch gesenkt und der Patient aus dieser akut-gefährlichen Situation gebracht werden.

Pathyphysiologisch dominiert die periphere Widerstandserhöhung, weswegen Vasodilatantien im weitesten Sinne die Therapeutika der ersten Wahl darstellen. Seit Mitte der 80er Jahre hat sich die sublinguale bzw. orale Gabe von Nifedipin in der Prä-, aber auch Hospitalisationsphase weitgehend etabliert. Da diese Substanz jedoch schwach negativ inotrop wirkt, den Sympathicus stimuliert und damit auch die Herzfrequenz initial steigert sowie akute Verschlechterungen bei vorstehender KHK – in Einzelfällen bis zum Myokardinfarkt – beobachtet wurden [50], lag es besonders unter differentialtherapeutischen Gesichtspunkten hinsichtlich Risikofaktorenkonstellation und Begleiterkrankungen nahe, auch andere, die Gefäßperipherie erweiternde Antihypertensiva in das therapeutische Regime einzubeziehen. Neben direkten Vasodilatatoren (Hydralazin, Minoxidil, Diazoxid), Alpha-Rezeptoren beeinflussenden Medikamenten (Urapidil, Prazosin, Clonidin) und Captopril wurde vor allem Nitroglycerin intensiver untersucht. Letztere Substanzgruppe war deswegen von außerordentlichem Interesse, da neben der peripheren, arteriellen Widerstandssenkung infolge des venösen poolings eine effektive Preload-Senkung im Sinne eines unblutigen Aderlasses erreicht, die Hämorheologie verbessert und zudem thrombembolische Protektionsmechanismen induziert werden. Hinzu kommt, daß Nitroglycerin infolge einer Abschwächung der Pulswellenreflexion zu einer zusätzlichen Drucksenkung in der Aorta und linkem Ventrikel (Nachlast ↓) führt, die weit über die in der A. brachialis gemessenen Blutdruckwerte hinausgeht [51].

Erste positive Berichte stammen von Rupp et al. [59]. Nast [46] wies in einer Cross-over-Studie nach, daß 1,2 mg NTG (= 1 Kps. Nitrolingual forte) 10 mg Nifedipin äquipotent sind, wobei NTG den Blutdruck noch etwas rascher senkt. Bussmann et al. [8] bestätigten in einer Multicenterstudie an 40 Patienten diese Befunde und fanden im Gegensatz zur Nifedipinapplikation eine geringe Herzfrequenzabnahme (Nifedipin $\bar{x}$ + 6 Schläge/min) bei insgesamt identischer Nebenwirkungsrate (15 %). Die Arbeitsgruppe favorisiert NTG eindeutig bei Patienten mit begleitender KHK (APS und Myokardinfarkt), Linksherzinsuffizienz und Lungenödem. Praktische Bestätigung finden diese Aspekte durch Berichte aus dem Notarztdienst (Breidung et al. [6]: Nitrate mit 37 % Erstanwendung bei hypertensiven Patienten am häufigsten, gefolgt von 32 % Nifedipin, 20 % Furosemid und 15 % Verapamil).

Scholze et al. [63] prüften an einem polymorbiden, renal insuffizienten Patientengut (teilweise unter Dialysebedingungen) Effizienz und Nebenwirkungsrisiko parenteral verabreichten Nitroglycerins. Anforderungen an ein oral und parenteral anwendbares Antihypertensivum zur Behandlung von Krisen bei renal insuffizienten Patienten waren außer einem raschen Wirkungseintritt eine gute Steuerbarkeit, da plötzliche Blutdruckabfälle unter gleichzeitiger Hämodialyse/-filtration zu schweren kardio-cerebrovaskulären Komplikationen führen können. Mit einer durchschnittlichen Dosis von 4,45 mg NTG/h konnten nicht nur 90 % der schweren Krisen, sondern alle begleitenden akuten Linksherzinsuffizienzen (Lungenödem) beherrscht werden, wobei bei vier von fünf Patienten gleichzeitig eine Angina-pectoris-Symptomatik bei bekannter begleitender koronarer Herzkrankheit erfolgreich behandelt wurde (Abb. 1 – Kasuistik). Keine der beobachteten Nebenwirkungen (3 x Cephalgien, je 2 x Un-

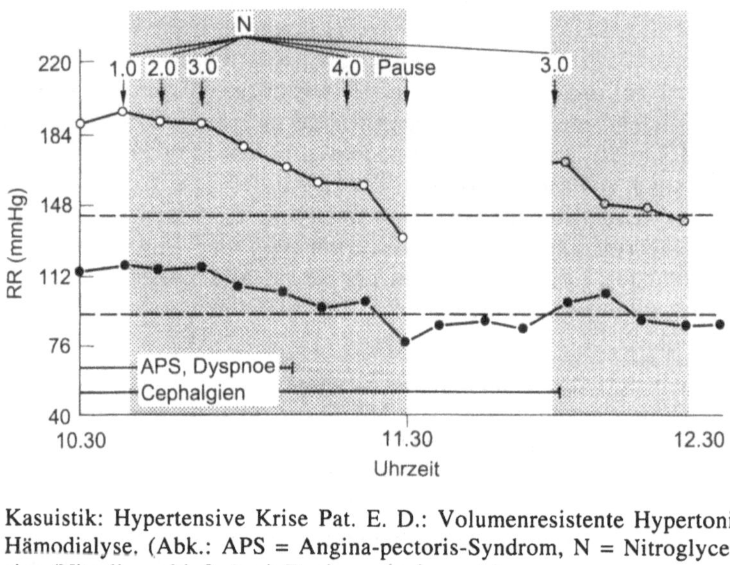

Abb. 1 Kasuistik: Hypertensive Krise Pat. E. D.: Volumenresistente Hypertonie unter Hämodialyse. (Abk.: APS = Angina-pectoris-Syndrom, N = Nitroglycerininfusion (Nitrolingual infus) mit Dosisangabe in mg/h).

ruhe bzw. Übelkeit) zwang zum Therapieabbruch, so daß die Autoren zur Krisenbehandlung von kardiovaskulären „high-risk-Patienten" Nitroglycerin per os (Spray) bzw. per infusionem in erster Instanz empfehlen. In diesem Zusammenhang dürften auch die antiaggregatorischen und antiadhäsiven Eigenschaften der Nitrate, besonders in arteriosklerotisch vorgeschädigten Gefäßarealen bei gleichzeitiger Druck- und somit Blutflußreduktion von besonderem Interesse sein. Patienten mit zentralnervösen Komplikationen sollten dagegen wegen nachgewiesener intrakranieller Drucksteigerungen unter Nitraten primär alternativ behandelt werden.

Der gestiegenen Bedeutung dieser Substanz im therapeutischen Management von Hochdruckkrisen tragen erstmals 1992 die Therapieempfehlungen der Deutschen Hochdruck-Liga (Deutsche Hypertoniegesellschaft) Rechnung, indem Nitroglycerin alternativ zum Nifedipin sowohl in der Prä- als auch in der Hospitalphase empfohlen wird [14], (Abb. 2).

In der Anaesthesie zur peri- und intraoperativen Blutdruckführung schon seit langem etabliert, hat Tschelebiew [74] in einer Studie die Wirkung von Nitrolingual-Spray zur Senkung hypertoner Blutdruckwerte hinsichtlich Effizienz

---

Deutsche Liga zur Bekämpfung des hohen Blutdruckes e.V.

Empfehlungen zur Hochdruckbehandlung in der Praxis und zur Behandlung hypertensiver Notfälle

Empfehlungen zur Behandlung *hypertensiver Notfälle*

A. Behandlung durch den Hausarzt
Mittel der Wahl sind:
a) die orale Gabe von 5 mg *Nifedipin* als Kapsel
oder
b) 1,2 mg *Nitroglycerin* als Kapsel (zerbeißen) oder Spray.

B. Behandlung in der Klinik
Die unter A. aufgeführten Maßnahmen werden in gleicher Weise auch als Erstmaßnahmen in der Klinik angewandt. Bei Vigilanzstörungen, unzureichender Wirkung oder schnellem Wiederanstieg des Blutdruckes kommen intravenöse Dauerinfusionen mit *Nifedipin* oder *Nitroglycerin* sowie alternativ mit *Clonidin, Dihydralazin, Diltiazem, Uradipil, Verapamil* oder in therapieresistenten Fällen mit *Nitroprussid-Natrium* in Frage.

Abb. 2 Zitat aus „Therapieempfehlungen" der Deutschen Hypertonie-Gesellschaft 1992.

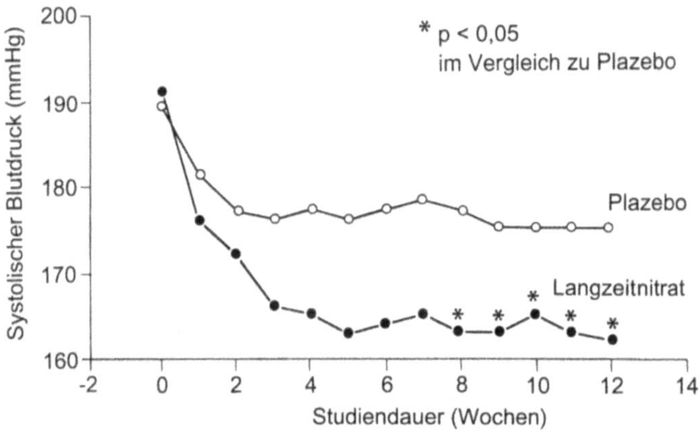

Abb. 3 Therapie der systolischen Hypertonie mit oralen Langzeitnitraten (ISDN) – Blutdruckverlauf [18].

und Verträglichkeit als gut bzw. sehr gut bestätigt, wobei sich der intravenöse NTG-Einsatz besonders bei herzchirurgischen Eingriffen bewährt [38].

Infolge deutlicher Tachyphylaxie werden Nitrate üblicherweise nicht zur *oralen anthypertensiven Langzeittherapie* eingesetzt. Ungeachtet dessen berichten Caesar et al. [10] bei hypertonen Patienten mit peripheren arteriellen Durchblutungsstörungen über eine deutliche Verbesserung der Extremitätendurchblutung und der klinischen Befundkonstellation, die vergesellschaftet war mit einer im Vergleich zur gesunden Kontrollgruppe signifikant stärkeren Blutdrucksenkung infolge Abfall des peripheren Widerstandes. Außerdem beobachteten Duchier et al. [18] in einer placebokontrollierten Studie signifikante, anhaltende systolische Blutdrucksenkungen bei isoliert systolischer Hypertonie von 39 achtzigjährigen Patienten, mit Wiederanstieg des Druckes nach langsamem Absetzen von 40 mg ISDN im Anschluß an die dreimonatige Behandlung (Abb. 3).

Nitroglycerin dilatiert die großen arteriellen und venösen Gefäße des Splanchnikus-Gebietes, dies auch noch, wenn der Patient bereits unter einer chronischen Therapie mit Isosorbiddinitraten steht [62]. So führen NTG, aber auch orale Langzeitnitrate zur signifikanten Drucksenkung im Bereich der Vena portae und des Umgehungskreislaufes (Fundusvarizen, Oesophagusvarizen) bei *portaler Hypertension* [24, 28, 30, 48, 71].

Arterielle periphere Durchblutungsstörungen

NTG dilatiert normalerweise zuerst Venen und in höheren Konzentrationen Arterien und Arteriolen. Bereits 1986 konnten in einer placebokontrollierten Doppelblindstudie eine Hämodilution und Verbesserungen der Blut- und Plasmaviskosität nach 0,8 mg NTG nachgewiesen werden [21]. Im Zusammenhang mit nitratinduzierten Verbesserungen der Hämorheologie, des bevorzugten Angriffspunktes in endothelzerstörten Gefäßarealen und der ausgeprägten Potenz in der Auflösung von Vasospasmen ist diese Substanzklasse für Behandlungsversuche von Krankheitsbildern wie *arterielle Verschlußkrankheit (AVK), Hörsturz, Tinnitus, Morbus Raynaud, retinale Durchblutungsstörungen, Migräne sowie Impotenz* von klinischem Interesse.

Sowohl topisch als auch systemisch angewandt, führten Nitrate in kontrollierten Studien (doppelblind [72]) zu einer plethysmographisch validierten Durchblutungsverbesserung der betroffenen Extremitäten [10] sowie zu einer Verdreifachung der symptomfreien und maximalen Gehstrecke [4, 72] bei der *peripheren arteriellen Verschlußkrankheit.*

Sauer [60] berichtet in einer unkontrollierten Pilotstudie an 41 Hörsturzpatienten von einer 90 %igen Besserungsrate (davon 66 % audiographische Vollremission) unter einer hochdosierten, ambulanten NTG-Therapie (6 x 0,8 bzw. 4 x 1,6 mg NTG/d). Eine hohe spontane Besserungsrate (ca. 50 %) und fehlendes valides Studiendesign erschweren die Beurteilung dieser Therapieform, ohne jedoch hoffnungsvolle, alternative Ansätze in der ambulanten Behandlung von *Hörsturz und Tinnitus* mittels NTG negieren zu wollen.

Neben thrombolytischen bzw. gerinnungshemmenden sowie zusätzlich hämorheologischen und den Augeninnendruck senkenden Maßnahmen empfiehlt Lund [42] den Einsatz von Nitroglycerin bei *arteriellen Netzhautverschlüssen.*

Ähnlich ist die Situation beim *Raynaud-Syndrom.* Neben organischen Ursachen (Sklerodermie, SLE u. a.) werden bei über 90 % (primäres Raynaud-Syndrom) funktionelle Spasmen, lokale vaskuläre Hyperreagibilitäten oder auch ein generell gesteigerter Sympathikotonus ursächlich mit der Symptomatik in Verbindung gebracht. Je stärker die vasospastische Komponente ausgeprägt ist, desto wirksamer scheinen Vasodilatantien zu sein. Neben Calciumantagonisten der Dihydropyridingruppe oder postsynaptischen Alpha-Blockern ist ein Behandlungsversuch mit Nitropräparaten indiziert. Franks [23] berichtete bereits 1982 im *Lancet* anhand einer doppelblinden Cross-over-Studie über erstaunliche Therapieerfolge mittels lokaler, einprozentiger NTG-Salbenbehandlung in Kombination mit einer oralen sympatholytischen Therapie an 17 Patienten mit sekundärem Raynaud, bei zusätzlicher objektiver Verkleinerung oder Verschwinden von Ulcerationen. Obwohl mit geringerer Responderrate, beschreiben Petersen und Vorhies [55] die alleinige sublinguale NTG-Gabe als alternative Therapievariante in der Behandlung dieser Erkrankung.

Das klassische pathophysiologische Modell der *Migräneentstehung* geht von einer primären intrakraniellen Vasokonstriktion [53] mit nachfolgender cerebraler Oligämie aus, der eine anschließende, durch vasoaktive Substanzen (VIP, Bradykinin u. a.) vermittelte sekundäre Vasodilation folgt, die den eigentlichen, pulsierenden Migränekopfschmerz verursachen soll. Daraus lassen sich neben der Vermeidung von provozierenden Faktoren bzw. Umständen theoretisch zwei gegensätzliche Interventionsmöglichkeiten ableiten: zum einen, möglichst frühzeitig die Vasokonstriktion mit Vasodilatantien zu durchbrechen und zum anderen, die Gefäße ausreichend zu tonisieren (z. B. mit Beta-Rezeptoren-Blockern). Während der positive Effekt der Beta-Blocker besonders in der medikamentösen Prophylaxe weitgehend anerkannt ist, gehen die Meinungen bezüglich einer initialen Anfallskupierung bzw. Prophylaxe mit Vasodilatantien, d. h. Calciumantagonisten oder Nitropräparaten, deutlich auseinander. Es konnte jedoch in Studien gezeigt werden, daß Verapamil, Diltiazem, Nifedipin, Flunarizin und Nimodipin Frequenz und Dauer der Einzelattacken reduzieren können. Kunkel [40] berichtet von einer 50 %igen Responderrate durch den initialen Einsatz von sublingualen Nitroglyceringaben bei Patienten mit fokal neurologischen oder/und visuellen Symptomen im Sinne einer „acephalen Migräne“ bzw. Migräneäquivalenten (siehe auch [20]). In einigen Studien wird eine überdurchschnittliche Häufung eines gleichzeitigen Auftretens von Koronarspasmen, Migräne und Raynaud-Syndrom beschrieben [35,44,78], was diese Indikation erhärtet, jedoch nicht unwidersprochen blieb [56]. Insgesamt ist zu konstatieren, daß sich der Einsatz von Vasodilatantien in Therapie der klassischen Migräne noch nicht durchgesetzt hat, daß sowohl pathophysiologisch wie auch therapeutisch noch vieles kontrovers diskutiert wird und weitere Untersuchungen, insbesondere sauber designte Studien, vonnöten sind.

Patienten, bei denen sich aufgrund chronischer Ergotamingaben evtl. in Kombination mit nichtsteroidalen Antirheumatika oder Beta-Blockern ein *Ergotismus* entwickelt hat, der über chronische Cephalgien bis zu schwersten, vasokonstriktorisch bedingten Durchblutungsstörungen (Gangrän, Myokardinfarkt, Niereninsuffizienz etc.) klinisch in Erscheinung tritt, können dagegen effektiv mit Nitroglycerin (Spray, sublingual – am besten per infusionem) therapiert werden [36,73].

Die *erektile Impotenz* des Mannes stellt für die Betroffenen ein die Persönlichkeit stark irritierendes Trauma dar. Ätiopathogenetisch werden psychogene von organischen Ursachen unterschieden. Neben Traumata, Degeneration und Fibrosierung der Schwellkörper sind unter den organischen Ursachen entweder eine reduzierte Blutzufuhr oder ein erhöhter venöser Abfluß infolge Shunts oder Lecks der kavernösen Albuginea zu nennen. Hinzu kommen besonders beim Diabetiker noch polyneuropathisch bedingte Störungen. Zur Diagnostik einer arteriell bedingten erektilen Schwäche hat sich nach Angaben von Wagenknecht et al. [77] die zweidimensionale Dopplerströmungsmessung in Kombination mit vasodilatatorischen Maßnahmen bewährt. Während Papaverin oder Phenoxybenzamin Injektionen in den Penis verlangen, sind ähnlich valide Ergebnisse von o. g. Arbeitsgruppe mittels eines Nitroglycerin-Testes unter Verwendung von Nitrolingual-Spray beschrieben, der es gestattet, die invasive selektive Penisangiographie auf indizierte Fälle zu beschränken.

Neben psychotherapeutischen Maßnahmen auf der einen und operativen Korrekturen auf der anderen Seite, die hier nicht Gegenstand der Diskussion sein können, versuchen Andrologen seit langem, lokal die Durchblutung des Penis, d. h. der Corpora cavernosi zu verbessern. Dazu werden vasodilatatorisch wirksame Substanzen, wie Papaverin, Phenoxybenzamin, Prostaglandin-E_1 oder der NO-Donator SIN-1 in den Penis injiziert. Diese intrakavernösen Injektionen können jedoch besonders beim Papaverin zum Priapismus oder Schwellkörperfibrosen führen. Diesbezüglich scheinen Prostagandin-E1 und SIN-1 wesentlich günstiger abzuschneiden, wobei natürlich die teilweise sehr schmerzhaften Injektionen zum häufigen Therapieabbruch führen. Konservative Behandlungsmöglichkeiten beschreiben mehrere, vor allem anglo-amerikanische Arbeitsgruppen, in Form lokaler Auftragung von vasodilatatorischen Substanzen, wie z. B. von Minoxidil-Salbe [11] oder Nitroglycerin [33, 43, 54] – letzteres mit Erfolg selbst bei querschnittsgelähmten Patienten [67]. Diesen positiven Berichten, die eine hohe Patientencompliance hervorheben, stehen z. Z. vor allem Nebenwirkungen in Form von Cephalgien bei Anwender und Partnerin gegenüber, die bei der Partnerin durch Kondombenutzung vermeidbar sind [2, 49]. Ebenfalls auf urologischem Gebiet berichten Ding und Malone-Lee [15] über erstaunliche Behandlungserfolge schwerer *urethraler Sphincter-Spasmen* mit Nitraten.

NTG als diagnostisch-therapeutisches Adjuvans

Ähnlich wie Nitroglycerin in der endoskopischen Diagnostik ein pragmatisch handhabbares und ungefährliches Hilfsmittel darstellt, kann dessen perkutane Anwendung die Venenpunktion bei schwierigen Verhältnissen objektivierbar verbessern. Bereits 1983 wiesen australische Anaesthesisten in einer im *Lancet* publizierten randomisierten Doppelblin-Studie an 50 Patienten nach, daß Nitroglycerin, in ein- oder zweiprozentiger Salbenform in die Haut einmassiert, präoperative *Injektionen* deutlich erleichtert (Score: einfach = 1 Punkt, bis mißlungen = 5 Punkte; NTG-Salbe 1,7 vs. Placebo-Salbe 2,5) [34]. Weitere Manipulationen, ausgenommen die Stauung mittels Schlauch, waren unnötig. Frustrane Punktionsversuche konnten dem Patienten erspart und in diesen Fällen die Narkoseeinleitung verkürzt werden, wobei keinerlei systemische Nebenwirkungen beobachtet wurden. In der Praxis kann dieses Procedere jetzt noch unkomplizierter mit dem Nitrolingual-Spray bei „Problemfällen" bzw. unter erschwerten Bedingungen (z. B. Reanimation etc.) durchgeführt werden. Vaksman et al. [76] bestätigten die hervorragende Wirkung in einer an 150 Kindern durchgeführten, placebokontrollierten Untersuchung und konnten bei Salbenkonzentrationen von 0,4–0,8 % NTG keinerlei systemische Effekte nachweisen.

Intravenöse Verweilkanülen bzw. Katheter können infolge mechanischer Irritationen der Venenwand über eine Vasokonstriktion zur Extravasation und Phlebitis führen. Prophylaktische bzw. initiale Behandlung mit NTG (Spray oder patch) distal der Affektionsstelle, dilatiert die Vene und normalisiert den „flow". Es entwickelt sich weder eine Phlebitis noch muß neu punktiert werden: dies erspart Zeit, Belästigung des Patienten und Materialkosten [61].

Einsatz als Spasmolytika

Auf gastroenterologischem Gebiet findet Nitroglycerin als Spasmolytikum Beachtung im diagnostischen Procedere und der Therapie. So demonstrierten Shikano et al. [66], daß exogen zugeführtes NO zur Relaxation der glatten Darmmuskulatur führt. Bekannt ist weiterhin, daß z. B. Acetylcholin und seine Agonisten sowohl zentral wie auch peripher über eine Erhöhung des zyklischen GMPs analgetisch wirken [22]. Dabei wird der vasodilatorische und spasmolytische Effekt von Acetylcholin über die NO-Freisetzung aus dem Endothel/Epithel erklärt [45]. Duarte et al. [17] konnten mittels Inhibitoren und Agonisten dieses Stoffwechselweges nachweisen, daß NO eine wichtige Rolle in der peripheren Analgesie spielt. Bult et al. [7] veröffentlichten 1990 im *Nature* erstmals Daten, die NO als inhibitorischen, non-adrenergenen und non-cholinergenen Neurotransmitter in der glatten Darmmuskulatur identifizieren.

Diagnostisch wird besonders bei *endoskopischen Untersuchungen* (Gastroskopie, ERCP, Coloskopie) die leichte Handhabung, der schnelle Wirkungseintritt bei kurzer Halbwertzeit und die risikolose Anwendung des Nitroglycerin-Sprays in der Differenzierung von funktionellen Spasmen zu organisch bedingten Strikturen bzw. Stenosen geschätzt. Hier genügt in der Regel ein oraler Sprühstoß, um nach zwei bis drei Minuten diese differentialdiagnostisch relevante Aussage treffen zu können. Etabliert hat sich die Methode bei

Schwierigkeiten in der Sondierung der Papilla vateri im Rahmen einer sowohl diagnostischen wie auch therapeutischen retrograden Cholangiopankreatikographie (ERCP), weswegen beispielsweise in der Mainzer universitären Endoskopieabteilung routinemäßig Nitroglycerin als Prämedikation verabreicht wird (kein ERCP-Abbruch wegen Intubationsproblemen der Papille bei 450 Untersuchungen über sieben Monate [70])

Die intensive Spasmolyse der visceralen glatten Muskulatur durch Nitroglycerin sowie seine analgetische Potenz wird zunehmend auch therapeutisch in der Behandlung von *intraabdominellen Spasmen, Dyskinesien* sowie *Koliken* im Bereich der Gallengänge bzw. des Harnleiters genutzt. Hausken und Berstadt [32] konnten unter Nitraten eine Verbesserung der adaptiven Relaxation von Patienten mit *funktionaler Dyspepsie* nachweisen. Die antrale Dehnung nahm signifikant ab, ohne daß die Motilität negativ beeinflußt wurde, was sich in einer Verbesserung der subjektiven Beschwerdesymptomatik äußerte.

Eine durch funktionelle Obstruktion hervorgerufene bzw. unterhaltene *Achalasie* spricht in der Regel besser auf Nitrate als auf Calciumantagonisten an, wobei die Verminderung des Sphinctertonus einerseits, als auch andererseits die deutliche klinische Symptomverbesserung imponiert [27, 58]. Klinisch gab es die ersten kasustischen Berichte zur Behandlung von *Gallenkoliken* durch NTG bereits in den 60er Jahren [29], die bis in die Gegenwart verfolgbar sind. Staritz et al. [70] wiesen nach, daß 1,2 mg NTG hochsignifikant den Gallengangsdruck durch Relaxation des M. sphinater oddi senkt, ohne seine Motilität zu beeinträchtigen. Damit bietet sich diese Therapieform nicht nur bei schmerzhaften Gallenwegsdyskinesien und steinbedingten Koliken an, sondern hat im Vergleich zur intravenösen Gabe von 20 mg N-Butylscopolaminiumbromid identische Therapieerfolge (2,4 mg Nitroglycerin als Zerbeißkapsel) bei geringerer Nebenwirkungsrate [29]. Aufgrund der potentiellen Gefahr von orthostatischen Hypotensionen sollte NTG in dieser Dosierung dem liegenden Patienten verabreicht werden.

Akute, vorwiegend durch Steine ausgelöste Druckerhöhungen im Ureterbereich verursachen über die Dehnung des Harnleiters schwere, kolikartige Schmerzsyndrome, wobei infolge des mechanischen Reizes zusätzlich lokale Spasmen diskutiert werden [68]. Dies verlangt in der initialen Behandlung neben dem Einsatz stark wirksamer Analgetika die rasche Gabe von Spasmolytika. Alternativ zu den bekannten Präparaten Metamizol, Opiaten, ASS, Papaverin, Butylscopolamin u. a.) berichten Dunzendorfer [19] u. a. über nahezu identische klinische Resultate, was Wirkungsstärke und Nebenwirkungsinzidenz betrifft, von 2,4 mg Glyceroltrinitrat im Vergleich mit einer inzwischen unzulässigen Kombination aus 2,5 mg Metamizol und 0,02 g N-Butylscopolamin.

Auf gynäkologischem Gebiet wird die spasmolytische Wirkung dieser Stoffgruppe zunehmend genutzt in der Therapie bei der Korrektur des *kontrahierten, invertierten Uterus* oder als *Tocolyticum* intra partum [1, 3] bzw. zur Verhinderung drohender Frühgeburten [41].

Anwendung als Bronchospasmolytikum plus Vasodilatans

Indikationen für Nitrate auf pulmologischem Gebiet ergeben sich aufgrund ihres hämodynamischen und bronchodilatatorischen Wirkungsspektrums [9]. Neben der Preload-Verminderung führen Nitroglycerin-Gaben zur Senkung des Pulmonalarteriendruckes, des pulmonalen Kapillardruckes, also zur globalen Senkung des pulmonalen Gefäßwiderstandes, sowie zur Eröffnung von Shunts (Abb. 4).

Beim chronischen *Asthma bronchiale* beschrieben mehrere Arbeitsgruppen sowohl unter NTG wie auch ISDN signifikante Verbesserungen der relativen ex-

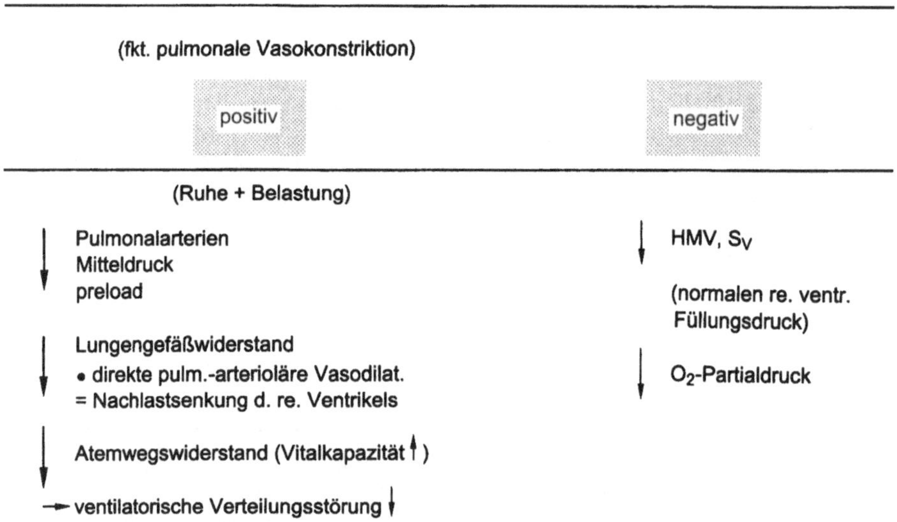

Abb. 4 Veränderung von Hämodynamik, Ventilation und Blutgasstatus unter Nitratgabe bei pulmonaler Hypertonie.

spiratorischen Sekundenkapazität (FEV1) bei Verminderung des respiratorischen Widerstandes, wobei sowohl eine direkte Relaxation der Bronchialmuskulatur als auch die sekundäre sympathische Aktivierung nach nitratinduzierter Blutdrucksenkung als Wirkungsmechanismen diskutiert werden [47, 52]. Verbesserungen wurden besonders beim extrinsischen und belastungsinduzierten Asthma beobachtet [75]. Diese Befunde blieben jedoch nicht unwidersprochen [39].

Chronisch obstruktive Lungenerkrankungen sind ihrerseits die häufigste Ursache eines *chronischen Cor pulmonale*, wobei die Prognose dieser Patienten eng mit dem Schweregrad der *pulmonalen Hypertonie* korreliert [5]. Neben der konsequenten Behandlung der Grundkrankheit kommt der pulmonalen Drucksenkung eine große Bedeutung zu, wobei eine Vielzahl von Vasodilatatoren bisher zum Einsatz kam [25]. Nitrate können dabei einerseits über die venöse Drucksenkung und die pulmonale Vasodilatation zur effektiven Entlastung des rechten Herzens (rechtatrialer Druck ↓, rechtsventrikuläre Ejektionsfraktion ↑) beitragen, andererseits aber problematisch infolge Erhöhung von pulmonalen Shuntvolumina mit Senkung des arteriellen Sauerstoffpartialdruckes, der O_2-Sättigung und des linksventrikulären Auswurfvolumens sein [61]. Dabei konnte gezeigt werden, daß die Akutwirkung von 0,8 mg NTG der von 20 mg Nifedipin hinsichtlich Hämodynamik und Responder-Rate (80%) identisch war [25] und auch anhaltende Besserungen bei Patienten mit restriktiv bedingter pulmonaler Hypertonie (interstitielle Lungenfibrose), die sich gegenüber Captopril und Nifedipin als resistent erwiesen, mittels ISDN zu erzielen waren [37]. Gaßner et al. [25] empfehlen die Anwendung von Nitroglycerin besonders bei Patienten mit pulmonaler Hypertonie und gleichzeitiger rechtsventrikulärer Dysfunktion bzw. Insuffizienz.

Interessant erscheint ein Behandlungsversuch mit Nitraten bzw. NO bei der akuten respiratorischen Insuffizienz des Erwachsenen (Syn.: Adult Respiratory Distress Syndrome – *ARDS, Schocklunge*). So beschreiben Draxler et al. [16] unter ISDN-Infusionen (3–12 mg/h bei beatmeten Patienten) Verminderungen des pulmonal-arteriellen und des Kapillardruckes um 30–40 %, respective 50–60 % mit klinisch relevanter Verbesserung der rechtsventrikulären Funktion. Während diese Arbeitsgruppe noch geringe, jedoch problemlos tolerierte Verschlechterungen des Ventilations/Perfusions-Koeffizienten registrierte, berichteten erst kürzlich Roissant et al. [57] im *N. Engl. J. Med.* über gleichzeitige Verbesserungen der pulmonalen Hämodynamik und der arteriellen Oxygenierung durch akute wie auch chronische Inhalation von Stickstoffmonoxid in einer Dosierung von 5–20 ppm über 3–53 Tage. Wenn auch noch prospektiv kontrollierte Studien fehlen, stimmt es vorsichtig optimistisch, daß sechs von sieben Patienten diese schwere ARDS überlebten.

Sonstige Anwendungsbeispiele

Orthopädisch-sportmedizinisch

Obwohl nicht publiziert, berichten immer wieder Sportmediziner, Orthopäden und Praktiker über erfolgreiche topische Anwendungen des Nitroglycerin-Sprays(-Pflaster) bei Überbeanspruchungssyndromen in Regionen von *Sehnenansätzen-Insertionstendinosen: Achillodynie, Patella-Spitzensyndrom, „Tennisarm"-Epicondylitis humeric etc.*

Ophthalmologisch

Neben der adjuvanten therapeutischen Indikation von NTG bei arteriellen Netzhautgefäßocclusionen (siehe Indikation als Vasodilatator) existieren einzelne Berichte über Nitratgaben beim *Glaukom.* Da Nitrate jedoch den intracerebralen Druck erhöhen können und bei Katzen auch der intraokuläre Druck gesteigert war, galt die Substanzgruppe lange Zeit als kontraindiziert für Glaukompatienten. Erst spätere Untersuchungen zeigten, daß dies beim Menschen nicht der Fall ist [79], im Gegenteil unter Gabe von 80 mg ISDN über zwei Jahre sogar eine Druckreduktion bei Patienten mit Weitwinkelglaukom (Glaucoma simplex) gemessen wurde, die diejenige unter topischer Beta-Rezeptoren-Gabe übertraf [80].

Resümee

Während die Indikationen von Nitraten im Behandlungsregime der koronaren Herzkrankheit und der Herzinsuffizienz bereits weitgehend validiert bzw. wissenschaftlich fundierte und repräsentative Studien zu prognostischen Konsequenzen im Gange sind, ist das Datenmaterial zu extrakardialen Indikationsgebieten dieser Substanzklassen noch zu dürftig. In den seltensten Fällen stützen sich die Aussagen auf prospektiv randomisierte, aussagekräftige Doppelblind-Studien. Teilweise hochinteressante Ansatzpunkte und Hypothesen harren ihres klinisch-wissenschaftlichen Beweises. Das mag teilweise in der Natur der Dinge begründet sein – doppelblinde Studiendesigns sind bei lebensbedrohlichen Notfallsituationen ethisch und medizinisch nicht vertretbar, meist dürfte es jedoch Ausdruck mangelhafter wissenschaftlicher Seriosität auf dem Boden geringer „kollektiver" Interessenlagen und damit verbundener Möglichkeiten sein, die besonders dann augenfällig sind, wenn Randgebiete eines Fachbereiches berührt sind. In der vorliegenden Arbeit wurde versucht, möglichst viele der bisherigen Anwendungsgebiete zu erfassen, die dazu vorhandenen Publikationen aufzulisten und auf der Basis einer Übersichtsarbeit von Scholze [64] die Daten zu aktualisieren. Stimuliert durch kasuistische Darstellungen sowie befruchtet durch den enormen Wissenszuwachs in der biochemischen, physiologischen, pharmakologischen und molekularbiologischen Grundlagenforschung dürften gerade klinische Fragestellungen zum universellen Einsatz von Nitroglycerin, Nitraten und NO eine interessante Herausforderung für innovative Wissenschaftler darstellen.

Literatur

[1] Altabef, M. A., J. T. Spencer, St. Zinberg: Intravenous nitroglycerin for uterine relaxation of an inverted uterus. Am. J. Obstet. Gynecol. 166 (1994) 1237–1238.
[2] Anderson, D. C.: Topical nitrate treatment of impotence. Annals of Pharmacotherapy 27 (1993) 1203–1205.
[3] Belfort, M. A.: Intravenous nitroglycerin as a tocolytic agent for intrapartum external cephalic version. S. Afr. Med. J. 83 (1993) 656.
[4] Biagini, A., C. Carpeggiani, R. Testa et al.: Claudicatio intermittens: trattameto topico con isosorbide dinitrato in pasta. Risultati preliminari, G. Ital. Cardiol. 11 (1981) 983–989.
[5] Bishop, J. M.: Hypoxia and pulmonary hypertension in chronic bronchitis. Progr. resp. Res. 9 (1975) 10.
[6] Breidung, R., S. Heuner, K. Hager et al.: Antihypertensive Therapie im Notarztdienst: Wirksamkeit und Vergleich antihypertensiver Pharmaka bei Notfallpatienten mit hypertonen Blutdruckwerten, Klin. Wochenschr. 69 (Suppl. XXIII) (1991) 41.
[7] Bult, H., G. E. Boeckxstaens, P. A. Pelckmans et al.: Nitric oxide as an inhibitory non-adrenergic non-cholinergic neurotransmitter. Nature 345, Nr. 6273 (1990) 346–347.
[8] Bussman, W.-D., P. Kenedi, H. J. von Mengden et al.: Nitroglycerin im Vergleich zu Nifedipin bei Patienten mit hypertensiver Krise. Z. Kardiol. 82 (1993) 33–37.
[9] Byrick, R. J., E. G. Hobbs, R. Martineau et al.: Nitroglycerin relaxes large airways. Anesth. Analg. 62 (1983) 421–425.
[10] Caesar, K., B. Wegener, K. Hossmann: Effect of isosorbide dinitrate on blood pressure, peripheral vascular resistance and venous capacity in patients with arterial hypertension. In: Rudolph, W., Schrey, A. (eds.): Nitrates II, 135–142. Urban & Schwarzenberg, München 1980.
[11] Cavallini, G.: Minoxidil versus Nitroglycerin: A prospective double-blind controlled trial in transcutaneous erection facilitation for organic impotence. J. Urol. 140 (1991) 50–53.
[12] Claes, H., L. Baert: Transcutaneous Nitroglycerin therapy in the treatment of impotence. Urol. Int. 44 (1989) 309–312.

[13] Cotton, D. B., M. M. Jones, St. Longmine et al: Role of intravenous nitroglycerin in the treatment of severe pregnancy-induced hypertension complicated by pulmonary edema. Am. J. Obstet. Gynecol. 154 (1986) 91–93.
[14] Deutsche Liga zur Bekämpfung des hohen Blutdruckes e. V.: Empfehlungen zur Hochdruckbehandlung in der Praxis und zur Behandlung hypertensiver Notfälle, 10. Aufl., (1992) 2–16.
[15] Ding, Y. Y., J. G. Malone-Lee: Glyceryl trinitrate and external urethral sphincter spasm. Br. J. Urol. 72 (1993) 986.
[16] Draxler, V., W. Mauritz, P. Sporn: Influence of isosorbide dinitrate on pulmonary circulaton and gas exchange in acute respiratory distress syndrome. In: Lichtlen, P. R., Engel, H.-J., Schrey, A., Swan, H. J. C. (eds.): Nitrates III, 314–322. Springer-Verlag, Berlin 1981.
[17] Duarte, I. D. G., B. B. Lorenzetti, S. H. Ferreira: Peripheral analgesia and activation of the nitric oxide-cyclic GMP pathway. Europ. J. Pharmacol. 186 (1990) 289–293.
[18] Duchier, J., M. Iannascoli, M. E. Safar: Antihypertensive effect of sustained-release isosorbide dinitrate in elderly patients with systolic hypertension. X. World Congress of Cardiology, Washington DC, Septemper 14–19, 1986 (2796).
[19] Dunzendorfer, U.: Die alternative Therapie der Harnleiterkolik. Therapiewoche 37 (1987) 3865–3872.
[20] Edmeads, J.: Migraine equivalents and complicated migraine. Med. Clin. N. Amer. 3 (1991) 567–578.
[21] Ernst, E., A. Matrai: Hämorheologische Effekte von Nitroglycerin: Eine placebokontrollierte Doppelblind-Studie. Fortschr. d. Med. 46 (1986) 957–960.
[22] Ferreira, S. H, M. Nakamura: I – Prostaglandin hyperalgesia. A cAMP/CA^{2+} dependent process. Prostaglandins 18 (1979) 179.
[23] Franks, A. G.: Topical glyceryl trinitrate as adjunctive treatment in Raynaud's disease. Lancet 9 (1982) 76–77.
[24] Freeman, J. G., J. R. Barton, C. O. Record: Effect of isosorbide dinitrate, verapamil, and labetalol on portal pressure in cirrhosis. Br. Med. J. 291 (1985) 561–562.
[25] Gaßner, A., L. Friedrich, D. Magometschnigg et al.: Vasodilatatorentherapie bei pulmonaler Hypertonie und chronisch obstruktiver Lungenerkrankung (COPD). Herz (1986) 207–216.
[26] Geiger, H., U. Bahner: Notfalldiagnostik und Therapie der hypertensiven Krise. medwelt 40 (1989) 604–606.
[27] Gelfond, M., P. Rozen, S. Keren et al.: Effects of nitrates on LELS pressure in achalasia: a potential therapeutic aid. Gut 22 (1981) 312–318.
[28] Grose, R. D., J. N. Plevris, D. N. Redhead et al.: The acute and chronic effects of isosorbide-5-mononitrate on portal haemodynamics in cirrhosis. J. Hepatol. 20 (1994) 542–547.
[29] Großkopf, E.: Die alternative Therapie der Gallenkolik. ZFA (1988) 723–726.
[30] Hallemans, R., R. Naeije, P. Mols et al.: Treatment of portal hypertension with ISDN alone and in combination with vasopressin. Crit. Care. Med. 11 (1983) 536–540.
[31] Hassel, B.: Treatment of bilary colic with nitroglycerin. Lancet 342 (1993) 1305.
[32] Hausken, T., A. Berstad: Effect of glyceryl trinitrate on antral motility and symptoms in patients with functional dyspepsia. Scand. J. Gastroenterol. 29 (1) (1994) 23–28.

[33] Heaton, J. P. W.,A. Morales, J. Owen et al.: Topical Glyceryltrinitrate causes measurable penile arterial dilation in impotent men. J. Urol. 143 (1990) 729–731.
[34] Hecker, J. F., G. B. H. Lewis, H. Stanley: Nitroglycerine ointment as an aid to venepuncture. Lancet 1 (1983) 332–333.
[35] Heupler, F. A.: Syndrome of symptomatic coronary arterial spasm with nearly normal coronary arteriograms. Am. J. Cardiol. 45(4) (1980) 873–881.
[36] Husum, B., P. Metz, J. P. Rasmussen: Nitroglycerin infusion. Lancet II (1979) 794–795.
[37] Jezek, V., J. Zezková, A. Michaljanic et al.: Long-term reduction of pulmonary hypertension in the interstitial lung fibrosis by isosorbide dinitrate. Eur. Heart. J. 8 (Suppl. 1) (1987) 51.
[38] Kaplan, J. A., P. H. Welss, C. C. Hug et al.: Nitroglycerin: Effects of ventricular function and bypass. Anesthesiology 53 (Suppl.) (1980) 83.
[39] Kennedy, T., W. R. Summer, J. Sylvester et al.: Airway response to sublingual nitroglycerin in acute asthma. JAMA 246 (1981) 145–147.
[40] Kunkel, R. S.: Pharmacologic management of migraine headaches. Pharmacol. Phys. 6 (1987) 1–7.
[41] Lees, Ch., St. Campbell, E. Jauniaux et al.: Arrest of preterm labour and prolongation of gestation with glyceryl trinitrate, a nitric oxide donor. Lancet 343 (1994) 1325–1326.
[42] Lund, O.-E.: Therapie arterieller Gefäßverschlüsse der Netzhaut. Münch. med. Wschr. 124 (1982) 781–782.
[43] Meyhoff, H. H., P. Rosenkilde et al.: Non-invasive management of impotence with transcutaneous Nitroglycerin. Brit. J. Urol. 69 (1992) 88–90.
[44] Miller, D., D. D. Waters, W. Warnica et al.: Is variant angina the coronary manifestation of a generallised vasospastic disorder? N. Engl. J. Med. 302 (1980) 763–766.
[45] Moncada, S., R. M. J. Palmer, E. A. Higgs: The discovery of nitric oxide as the endogenous nitrovasodilator. Hypertension 12 (1988) 365.
[46] Nast, H.-P.: Hypertensive Krise: Nitroglycerin- oder Nifedipin-Kapseln geben? Therapiewoche 51/52 (1988) 3898–3903.
[47] Niehues, B., W. Jansen, H. Oberhoffer et al.: Comparison of the effects of nitroglycerin and aminophylline on hemodynamics and lung function in patients with chronic obstructive lung disease. In: Lichtlen, P. R., Engel, H.-J., Schreiy, A., Swan, H. J. C. (eds.): Nitrates III, 29–298. Springer Verlag, Berlin 1981.
[48] Noguchi, H., A. Toyonaga, K. Tanikawa: Influence of nitroglycerin on portal pressure and gastric mucosal hemodynamics in patients with cirrhosis. J. Gastroenterol. 29 (1994) 180–188.
[49] Nunez, B. D., D. C. Anderson: Nitroglycerin ointment in the treatment of impotence. Am. J. Urol. 150 (1993) 1241–1243.
[50] O'Mailia, J. J., G. E. Sander, T. D. Giles: Nifedipine-associated myocardial ischemic infarction in the treatment of hypertension urgencies. Ann. Int. Med. 107 (1987) 185–186.
[51] O'Rourke, M. F., R. P. Kelly, A. P. Avolio et al.: Effects of arterial dilator agents on central aortic systolic pressure and on left ventricular hydraulic load. Am. J. Cardiol. 63 (1989) 381–441.

[52] Okayama, M., H. Sasaki, T. Takishima: Bronchodilator effect of sublingual isosorbide dinitrate in asthma. Eur. J. Clin. Pharmacol. 26 (1984) 151–155.
[53] Olesen, J.: Is ischemia involved in the pathogenesis of migraine? Path. Biol. 5 (1982) 318–324.
[54] Owen, J. A., F. Saunders, C. Harris et al.: Topical Nitroglycerin: A potential treatment for impotence. J. Urol. 141 (1989) 546–548.
[55] Petersen, L. L., C. Vorhies: Treatment with sublingual administration of Nitroglycerin, swinging arm maneuver, and biofeedback training. Arch. Dermatol. 119 (1983) 396–399.
[56] Pliml, W., I. Kommisari, V. Pfaffenrath et al.: Lack of association of migraine with coronary vasospasm. J. Int. Med. 230 (1991) 455–458.
[57] Roissant, R., K. J. Falke, F. López et al.: Inhaled nitric oxide for the adult respiratory distress syndrome. N. Engl. J. Med. 6 (1993) 399–405.
[58] Rozen, P., M. Gelfond, S. Salzman et al.: Radionuclide confirmation of the therapeutic value of ISDN in revelling the dysphagia in achalasia. J. Clin. Gastroeterol. 4 (1982) 17–22.
[59] Rupp, M., H. Brass, H. Scherrer et al.: Behandlung der hypertensiven Krise mit Nitroglycerin. Z. Kardiol. 68 (1979) 272.
[60] Sauer, P.-H.: Behandlung des Hörsturzes. ZFA 8 (1988) 236–238.
[61] Schneeweiss, A., M. Weiss: Advances in nitrate therapy, 2. Ed. Springer Verlag, Berlin 1990.
[62] Schneider, W., G. Tessmer, W. D. Strohm et al.: Die Weite von arteriellen und venösen Abdominalgefäßen unter akuter und chronischer Gabe von Nitraten. Eine sonographische Untersuchung. Z. Kardiol. 75 (1986) 296–302.
[63] Scholze, J., J. Matzke, G. Linss: Nitroglycerin in der Behandlung hypertensiver Krisen bei niereninsuffizienten Patienten. Nieren- u. Hochdruckkrh. 12 (1991) 701–707.
[64] Scholze, J.: Extrakardiale Indikationen von Nitroglycerin und Nitraten. Münch. med. Wschr. 135 (Suppl. 1) (1993) 45–52.
[65] Schultek, Th.: Präklinische Diagnostik und Erstversorgung bei hypertensiver Krise. Notfallmedizin 13 (1987) 111–116.
[66] Shikano, K., E. H. Ohlstein, B. A. Berkowitz: Differential selectivity of endothelium-derived relaxing factor and nitric oxide in smooth muscle. Br. J. Pharmacol. 92 (1987) 4 83–485.
[67] Sonksen, J., F. Biering-Sorensen: Transcutaneous Nitroglycerin in the treatment of erectile dysfunction in spinal cord injured. Paraplegia 30 (1992) 554–557.
[68] Staehler, G.: Die Harnleiterkolik. Internist 30 (1989) 110–113.
[69] Staritz, M., K. Eve, K.-H. Meyer zum Büschenfelde: Endoscopic papillary dilation (EPD) for the treatment of common bile duct stones and papillary stenosis. Endoscopy 15 (1983) 197- 198.
[70] Staritz, M., T. Poralla, K. Eve et al.: Effect of glyceryl trinitrate on the sphincter of Oddi motility and baseline pressure. Gut 26 (1985) 194–197.
[71] Staritz, M.: Emergency therapy and general supportive measures in variceal bleeding. ACA (1993) 152–154.
[72] Testa, R., A. Biagini, C. Michelassi et al.: Improvement of walking distance in patients with intermittent claudication by chronic local therapy with isosorbide dinitrate ointment. Angiology 39 (1988) 1–7.

[73] Tfelt-Hansen, K. P., J. R. Ostergard, J. Gothgen et al.: Nitroglycerin for ergotism. Experimental studies in vitro and in migraine patients and treatment of an overt case. Eur. J. Clin. Pharmacol. 22 (1982) 105–109.
[74] Tschelebiew, E. Ch.: Perioperative (und präklinische) Blutdrucksenkung mit Nitrolingual-Spray. Notarzt 3 (1989) 67–108.
[75] Tullett, W. M., K. R. Patel: Isosorbide dinitrate and isoxuprine in exercise induced asthma. Br. Med. J. 286 (1983) 1934–1935.
[76] Vaksmann, G., C. Rey, G.-M. Breviere et al.: Nitroglycerine ointment as aid to venous cannulation in children. J. Pediatr. I (1987) 89–91.
[77] Wagenknecht, L. V., C. J. Ballmajo: Nitroglyzerin-Test zur Impotenzdiagnostik. Urologe (B) 28 (1988) 22–24.
[78] Wayne, V. S.: A possible relationship between migraine and coronary artery spasm. Aust. NZ. J. Med. 16 (1986) 708–710.
[79] Withworth, C. G., W. M. Grant: Use of nitrate and nitrite vasodilators by glaucomatous patients. Arch. Ophthalmol. 71 (1964) 492–496.
[80] Wizemann, A. J. S., V. Wizemann: Organic nitrate therapy in glaucoma. Am. J. Ophthalmol. 90 (1980) 106–109.
[81] Zähringer, J.: Die hypertensive Krise. Internist 28 (1987) 89–92.

Prähospitalphase des akuten Myokardinfarkts

R. Schiele, J. Senges

Aktueller Stand der Prähospitalphase

Die tatsächliche Mortalität beim akuten Myokardinfarkt ist nach wie vor hoch. Anders als in den großen randomisierten Lysestudien, die hochselektiert sind und dadurch eine niedrige Mortalität vortäuschen (zuletzt GUSTO mit ca. 7 % Krankenhausmortalität [7]), stirbt auch heute noch jeder zweite Herzinfarktpatient innerhalb des ersten Monats. Die geringere Mortalität in randomisierten Studien liegt vor allem daran, daß dort viele Risikopatienten ausgeschlossen werden [12].

Die Mortalität des Herzinfarkts ist in der Frühphase am höchsten. Nach wie vor versterben ein Drittel der Infarktpatienten prähospital, ohne ein Krankenhaus zu erreichen [12]. Die therapeutischen Fortschritte im Krankenhaus, nämlich Intensivstation und medikamentöse Therapie mit Thrombolyse, Acetylsalicylsäure, β-Blocker und ACE-Hemmer haben auf den Verlauf in der Prähospitalphase keine Auswirkung.

In Anbetracht der hohen Mortalität in der Frühphase und der Zeitabhängigkeit der Lysetherapie erscheint es sinnvoll, daß Patienten mit akutem Myokardinfarkt innerhalb von 60 Minuten („der goldenen Stunde") ins Krankenhaus kommen und einer rekanalisierenden Therapie zugeführt werden. Die Realität sieht leider anders aus: die Prähospitalzeit in Deutschland war 1993 im Median 3 Stunden [18]. Auch im internationalen Vergleich ist die Prähospitalzeit hoch, sie beträgt in den USA 5,9 Stunden [20]. Den Hauptanteil an der prähospitalen Verzögerung verursacht dabei der Patient selbst, der zu lange wartet, bis er einen Arzt aufsucht [15, 19].

Neue Therapiestrategien

Zur Verbesserung der Prognose beim akuten Herzinfarkt muß deshalb gezielt an der frühen Infarktphase angesetzt werden. Mehrere Wege sind hierfür eingeschlagen worden, auf die im folgenden näher eingegangen werden soll:

- Verkürzung der Prähospitalzeit
- Laienreanimation

- nichtärztliche Frühdefibrillation
- prognostische Initialtherapie
- prähospitale Lyse.

Verkürzung der Prähospitalzeit durch Bevölkerungsaufklärung

Der Patient verursacht mit 60 % den Hauptanteil an der prähospitalen Verzögerung. Er selbst ist damit der wichtigste Faktor in der Prähospitalphase, und er selbst kann die hohe Mortalität entscheidend beeinflussen. Dieser Punkt kann nur durch eine Aufklärung der Bevölkerung verbessert werden. Die Prähospitalstudie Ludwigshafen hat sich auf diesen Punkt konzentriert und gezeigt, daß durch eine regionale Bevölkerungsaufklärung die Prähospitalzeit halbiert und damit der Lyseanteil erhöht werden kann. Wichtig ist, daß die Bevölkerungsaufklärung über alle verfügbaren Medien und unter Einbeziehung regionaler Organisationen und Multiplikationen durchgeführt wird [15, 16, 19].

Warum zögern die Patienten trotz einer schweren Erkrankung so lange, bis sie einen Arzt rufen? In der Ludwigshafener Prähospitalstudie wurden die Ursachen einer langen Prähospitalzeit analysiert. Eine wesentliche Rolle spielt die subjektive Krankheitsverarbeitung, das heißt, die Stärke der Schmerzempfindung und der Verleugnungshaltung. Gerade die Verleugnungshaltung ist ein zentraler Punkt, da ein akuter Myokardinfarkt als ein einschneidendes, das Leben stark veränderndes Ereignis empfunden wird. Deshalb besteht eine Tendenz, das Vorliegen eines Myokardinfarkts zu verdrängen [16]. Eine weitere Rolle spielen objektive Faktoren. Eine Verlängerung der Prähospitalzeit wird verursacht durch einen Schmerzbeginn am Wochenende oder in der Nacht, durch eine geringe Schmerzstärke, bei älteren Patienten und bei Frauen. Dagegen haben Männer im mittleren Alter mit starken Schmerzen und Infarktbeginn tagsüber, während der Arbeit eine kurze Prähospitalzeit [16].

Darauf baut „Das 60-Minuten-Herzinfarktprojekt“ auf, das bundesweit an 154 Kliniken im Rahmen der ALKK durchgeführt wurde [14, 17, 18]. „Das 60-Minuten-Herzinfarktprojekt“ ist eine konsekutive Erhebung und keine randomisierte pharmakologische Studie, d. h. *alle* Patienten mit transmuralem akutem Myokardinfarkt werden eingeschlossen, und nicht nur selektierte Patienten mit guter Prognose. Die ersten Ergebnisse liegen vor, sie beschreiben die Infarktsituation 1993 in Deutschland. Nur 16 % aller Infarktpatienten erreichen die Klinik innerhalb von 60 Minuten. Das erste EKG ist in 70 % der Fälle diagnostisch, in 15 % grenzwertig, und in weiteren 15 % als nichtdiagnostisch, wenn auch nicht normal beurteilt. Ein wirklich normales EKG ist bei einem frischen Herzinfarkt dagegen eine Rarität. Wichtig bei unklarem Erst-EKG ist ein kurzfristiges Kontroll-EKG innerhalb von 30 Minuten. Die Pforte-Lyse-Zeit ist mit 30 Minuten überraschend kurz, in den angelsächsischen Ländern ist sie mit weit über 1 Stunde wesentlich länger (Tab. 1).

Tabelle 1 Das „60-Minuten-Herzinfarktprojekt" (Stand 4/94, n = 11.000)

Prähospitalzeit	< 1 Std.	16 %
	< 4 Std.	60 %
	Median	3 Std.
Erstes EKG	eindeutig	70 %
	grenzwertig	15 %
	nicht diagnostisch	15 %
Pforte-Lyse-Zeit	Median	30 Min.

Die Krankenhausmortalität im „60-Minuten-Herzinfarktprojekt" liegt 1993 bei 18 %, bei einer medianen Verweilsdauer von 22 Tagen. Ein Vergleich mit randomisierten Lysestudien zeigt, wie stark Risikopatienten selektiert werden (Abb. 1). So liegt die Mortalität in der GUSTO-Studie bei 7,9 % (30 Tage) [7]. „Das 60-Minuten-Herzinfarktprojekt" schließt dagegen auch Risikopatienten mit Begleiterkrankungen, nach Reanimation, ohne Thrombolyse und andere Subgruppen mit ein und ist damit repräsentativ für den durchschnittlichen Herzinfarkt in Deutschland [18].

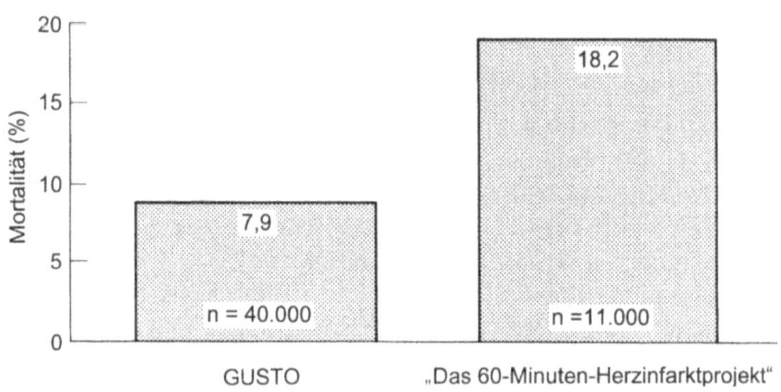

Abb. 1 Intrahospitale Mortalität (22–30 Tage) des akuten Herzinfarkts: medikamentöse Prüfung versus konsekutive Erhebung.

Laienreanimation und nichtärztliche Frühdefibrillation

Ein prähospitaler Herzstillstand tritt bei einem Drittel aller Infarktpatienten auf, in der Mehrzahl der Fälle führt er sofort zum Tod. Eine sichere Infarktdiagnose ist oft schwierig, da postmortal zwar immer eine koronare Herzerkrankung nachweisbar ist, aber nur in der Hälfte der Fälle frische Thromben als sicheres Infarktzeichen. Zeugen sind bei prähospitalen Herzstillstand in zwei Drittel der Fälle anwesend, und bei einem Drittel wird eine Reanimation durchgeführt, die zu über 50 % primär erfolgreich ist. Der für den Patienten entscheidende Sekundärerfolg, nämlich die Entlassung vom Krankenhaus, trifft dagegen nur auf ca. 5 % aller Reanimierten zu [12].

Die Determinanten für eine letztlich erfolgreiche Reanimation sind:

- *Zeitverlust bis zur Reanimation:* Die kritische Zeit liegt bei unter 5–10 Minuten. Bei 8.800 konsekutiven Notarzteinsätzen mit 617 Reanimationen in Ludwigshafen/Mannheim (7 %, entsprechend 1 ‰ der Bevölkerung pro Jahr) wurden 7 % lebend aus der Klinik entlassen; bei kurzem Zeitverlust unter 5 Minuten bis zur Reanimation waren es 12 %, bei Zeitverlust über 10 Minuten nur 2 % der Reanimierten [8]. Die Erfolgschancen einer Reanimation sinken dabei rasch mit ca. 10 % pro Minute [3].
- *Primärer Rhythmus:* Kammerflimmern und Asystolie/Bradycardie werden etwa gleich häufig als primärer Rhythmus vorgefunden, aus dem Krankenhaus lebend entlassen werden fast nur Patienten mit primärem Kammerflimmern [1]. Kammerflimmern geht nach 10 bis 15 Minuten in Asystolie über. Bei Asystolie als primärem Rhythmus ist die Prognose sehr schlecht, ebenso bei der weniger häufigeren elektromechanischen Dissoziation (EMD). Wenn ausschließlich Patienten mit Kammerflimmern untersucht werden, ist die Prognose bereits durch die Selektion besser [1].
- *Zeuge:* wichtige Voraussetzung für eine erfolgreiche Reanimation.
- *Laienreanimation:* Eine Laienreanimation verbessert die Prognose ganz erheblich. Juchems hat in Aschaffenburg gezeigt, daß durch eine Ausbildung der Bevölkerung (15.000 Laien über 5 Jahre) die Laienreanimation auf ein Drittel der Fälle gesteigert werden kann. Dies verbessert die Prognose ganz erheblich, mit 19 % Krankenhausentlassungen versus 7 % bei alleiniger Notarzt-Reanimation [10]. Erste-Hilfe-Kurse für die gesamte Bevölkerung sind allerdings aufwendig und teuer, für Risikogruppen und Pflegepersonal aber sinnvoll. Laien reanimieren nur dann, wenn sie ausgebildet sind, und die kurze Ausbildung für den Führerschein zeigt wenig Wirkung, da im Durchschnitt nur bei 1 % aller Reanimationen eine Laien-Reanimation vorausgeht [8].

- *Frühdefibrillation:* Eine Frühdefibrillation mit modernen Halbautomaten durch Sanitäter, Feuerwehr u. a. ist sinnvoll, wenn der Notarzt nicht oder nicht schnell präsent ist [1, 2, 3].

Außerdem besteht eine große Selektion bei Reanimationen: Die Überlebensrate bei Reanimation ist umgekehrt proportional zur Inzidenz von Reanimationen, das heißt, je häufiger reanimiert wird, desto geringer ist der Erfolg. Der Grund dafür ist die Selektion der Reanimation mit Beschränkung auf günstige Fälle oder Ausdehnung auf alle Verstorbenen [2].

Prognostische Initialtherapie

Zwei Drittel aller Infarkte haben in der Prähospitalphase keinen Kreislaufstillstand. Früher wurde ein akuter Myokardinfarkt rein symptomatisch therapiert, d. h. das jeweils führende Symptom wurde behandelt, sei es Schmerz, Rhythmusstörung oder Blutdruckabfall. Im Gegensatz dazu rückt jetzt die prognostische Initialtherapie ganz in den Vordergrund. Die prognostische Initialtherapie beeinflußt das Überleben und die kardiale Pumpfunktion in hohem Maße. Von entscheidender Bedeutung ist hierbei eine frühe Rekanalisation mit normalem Fluß im Koronargefäß (TIMI-3 Fluß) [7], sei es durch Thrombolyse oder eine Ballondilatation (Direkt-PTCA). Neuerdings ist wieder ein Tend zur Direkt-PTCA festzustellen, mit dem Problem des größeren Aufwands und der Beschränkung auf größere Kliniken. Die adjuvante prognostische Therapie mit β-Blocker, Acetylsalicylsäure (ASS) und ACE-Hemmer verbessert ebenfalls die Mortalität und das Langzeit-Überleben.

Dagegen haben die routinemäßige Anwendung von Antiarrhythmika, Kalziumantagonisten oder Magnesium keinen oder sogar einen ungünstigen Effekt auf die Prognose [11].

Der erwartete Nutzen ist bei einer Monotherapie klar belegt [9, 11]: Die Senkung der Mortalität beträgt bei einer Lyse 25 % (in der ersten Stunde bis 50 %), bei ASS 23 %, bei einem β-Blocker 12 % und bei einem ACE-Hemmer 10 %. Dagegen ist die additive Wirkung bei Kombination nur für ASS und Lyse klar belegt. Eine additive Wirkung von β-Blocker und ACE-Hemmer erscheint plausibel, ist aber bisher noch nicht belegt.

Unterschiedlich ist dagegen die therapeutische Dringlichkeit: Eine intravenöse Lyse ist in der Regel sinnvoll innerhalb der ersten 12 Stunden nach Infarktbeginn, optimal aber in der ersten Stunde. Ein intravenöser β-Blocker und ASS sollten möglichst früh nach Infarktbeginn gegeben werden, mit anschließender oraler Medikation. Ein ACE-Hemmer sollte nach 1 bis 2 Tagen begonnen werden.

Usance versus Praktikabilität: Eine Lyse wird in Deutschland derzeit bei jedem zweiten frischen transmuralen Herzinfarkt durchgeführt, wobei sie unter Abwägung von Kontraindikation bei 3/4 der Infarkte praktikabel wäre. Beim Vergleich von Kliniken mit niedriger und hoher Lyserate zeigt sich, daß die wichtigste Komplikation, nämlich die cerebrale Blutung, in Kliniken mit häufiger Lyse nicht zunimmt (0,5–1 % in allen Studien). Außerdem profitieren auch Patienten nach Reanimation mit Herzmassage von einer Lyse [17].

Die konsequente initiale Gabe der prognostisch günstigen Begleitmedikation hat sich im klinischen Alltag bisher nicht durchgesetzt (Tab. 2). Derzeitige Usance in Deutschland ist, daß nur 15 % aller Patienten einen β–Blocker innerhalb der ersten Stunde nach Klinikaufnahme erhalten, obwohl in einer kleineren Vergleichsstudie in Ludwigshafen gezeigt wurde, daß der Einsatz bei knapp 70 % unter Berücksichtigung von Kontraindikationen möglich und praktikabel ist. ASS wird häufiger in der frühen Infarktphase gegeben, wenngleich auch hier die therapeutischen Möglichkeiten nicht ganz ausgeschöpft werden. Die Kombination der prognostisch günstigen Medikamente (Lyse plus β–Blocker plus ASS) wird sogar bei weniger als 10 % aller Infarktpatienten eingesetzt [14]. Die Ergebnisse der Mega-Trials haben in der praktischen klinischen Arbeit offenbar kaum zu Buche geschlagen. Dagegen wird das traditionell verwandte Nitroglycerin, für das kein prognostisch günstiger Effekt belegt ist, von allen Medikamenten am häufigsten eingesetzt [14]. Inwieweit die Begleitmedikation unter Alltagsbedingungen optimiert werden kann, wird derzeit multizentrisch in der MITRA-Studie (Maximale Individuelle Therapie bei Akutem Herzinfarkt) überprüft.

Tabelle 2 „Das 60-Minuten-Herzinfarktprojekt“: Usance versus Praktikabilität (Stand 1/94)

Therapie bei akutem Herzinfarkt	Usance	Praktikabilität
β-Blocker	15 %	69 %
Lyse	49 %	77 %
ASS	76 %	97 %
Nitrat iv.	83 %	95 %

Was ist das beste Thrombolytikum? Seit GUSTO [7] ist klar belegt, daß tPA in der akzelerierten Dosis und mit adjuvanter Antikoagulation mit Heparin den anderen Thrombolytika überlegen ist, mit einer Senkung der Mortalität um relativ 10 %, allerdings auch bei etwa 10fach höheren Kosten. Unter diesem Aspekt scheint die selektive Gabe von tPA bei Patienten mit großen erwartetem Nutzen gerechtfertigt. Wir verwenden tPA bei Patienten mit kurzer Prähospitalzeit unter 4 Stunden und bei großen Infarkten (in der Regel Vorderwandinfarkte). Dagegen sollten ältere Patienten über 75 Jahre Streptokinase erhalten, da diese Gruppe mit tPA vermehrt cerebrale Blutungen aufweist.

Prähospitale Lyse

Da der Lyseerfolg mit längerer Schmerz-Lyse-Zeit abnimmt, erscheint eine Notarztlyse sinnvoll. Die vorliegenden Daten unterstützen dieses Konzept aber weniger als erwartet. Sowohl die MITI-Studie [21] als auch die EMIP-Studie [5] zeigen keine signifikante Verbesserung der Mortalität, obwohl in der europäischen EMIP-Studie die Schmerz-Lyse-Zeit bei Notarztlyse um 55 Minuten kürzer war. Auch bei besonders frühem Lysebeginn innerhalb der ersten Stunde zeigte sich kein signifikanter Unterschied.

In dem deutschen Arm der EMIP-Studie war der Zeitgewinn durch prähospitale Lyse außerdem mit 37 Minuten besonders kurz, so daß für deutsche Verhältnisse eine prähospitale Lyse zwar möglich ist, aber nur bei langen Transportzeiten sinnvoll erscheint. Außerdem muß der Notarzt ein Infarkt-EKG ausreichend sicher beurteilen können, und es müssen zusätzliche Geräte, Medikamente und Zeit im Notarztwagen aufgewandt werden. Daß derzeit nur 0,3 % aller Infarktpatienten in Deutschland eine prähospitale Lyse erhalten, bestätigt die Problematik („Das 60-Minuten-Herzinfarktprojekt", Stand 8/94).

Eine wichtige Maßnahme ist jedenfalls eine Verkürzung der Pforte-Lyse-Zeit. Ein Infarktverdacht soll immer mit Funk in der Klinik angekündigt werden, um Zeitverluste bei der Klinikaufnahme gering zu halten. Möglichen Kontraindikationen zur Lyse können bereits im Notarztwagen abgeklärt werden.

Die Häufigkeit eines Kreislaufstillstand bei Herzinfarkt beträgt bei Transport im Notarztwagen 3,5 % (Kammerflimmern 2 %, Asystolie 1,5 %) und belegt, daß Infarktpatienten mit Arztbegleitung und Möglichkeit zur Defibrillation ins Krankenhaus verlegt werden müssen [5].

Zusammenfassung

Die Akuttherapie des Herzinfarkts ist in mehreren Bereichen durch neue Erkenntnisse verbessert worden. Hierzu gehört eine früher einsetzende Behandlung mit rekanalisierender Therapie, prognostisch bestimmter Begleittherapie und Möglichkeiten zur Verbesserung der prähospitalen Reanimation. Unverändert gilt, daß die Rettungskette nur so stark ist wie das schwächste Glied. Notwendig ist deshalb eine Optimierung bei allen beteiligten Faktoren (Tab. 3).

Tabelle 3 Wer soll was tun in der prähospitalen Rettungskette?

• Patient:	nicht warten – kurze Prähospitalzeit
• Anwesende:	Notruf, Laienreanimation
• Rettungssanitäter:	Frühdefibrillation
• Hausarzt:	ASS, Nitroglycerin sublingual, Analgetikum (Morphin) keine routinemäßige Gabe von Antiarrhythmika, Mg, keine im-Injektion
• Notarzt:	Überwachung, zügiger Transport ggf. Reanimation, Stabilisieren ggf. β-Blocker iv, prähospitale Lyse

Literatur

[1] Arntz H. R.: Wege zur Qualitätssicherung in der präklinischen Notfallmedizin – dargestellt an Struktur, Handlungsabläufen und Ergebnissen des Berliner Rettungsdienstes. Habilitationsschrift Univers. Berlin 1993.
[2] Becker, L. B., D. W. Smith, K. V. Rhodes: Incidence of cardiac arrest: a neglected factor in evaluating survival rates. Ann. Emerg. Med. 22 (1993) 86–91.
[3] Bossaert, L.: Prehospital Defibrillation in Europe. Vortrag European Resuscitation Congress Mainz 1994.
[4] Eisenberg, M.: Cardiopulmonary resuscitation. Scientific American 252 (1985) 25.
[5] EMIP Group (European Myocardial Infarction Project): Prehospital thrombolytic therapy in patients with suspected acute myocardial infaction. N. Engl. J. Med. 329 (1993) 383–389.
[6] Gruppo Italiano per lo Studio della Streptochinasi nell' Infarto Miocardico (GISSI): Effectiveness of intravenous thromolytic treatment in acute myocardial infarction. Lancet 2 (1986) 397–401.
[7] The GUSTO investigators. An international randomized trial comparing four thrombolytic strategies for acute myocardial infarction. N. Engl. J. Med. 329 (1993) 673–682.
[8] Harloff, P.: Analyse aller Notarzteinsätze des Mannheimer Rendevoussystems und des Ludwigshafener Klinikums und eine kritische Überprüfung der Effektivität beider Rettungssysteme des Zeitraums zweier Jahre. Dissertationsarbeit, Univers. Heidelberg, 1991.

[9] ISIS-2 Collaborative Group: Randomized trial of ointravenous streptokinase, oral aspirin, both or neither among 17.107 cases of suspected acute myocardial infarczion. Lancet 2 (1988) 349–360.
[10] Juchems, R., W. Frese, H.-J. Roth: Erfahrungen und Erfolge mit der kardiopulmonalen Reanimation durch Laien in der Prähospitalphase. Intensivmed. 28 (1991) 174–177.
[11] Lau, J., E. Antman, J. Jimenez-Silva et al.: Cumulative meta-analysis of therapeutic trials for myocardial infarction. N. Engl. J. Med. 327 (1992) 248–254.
[12] Löwel, H., A. Dobson, U. Keil et al.: Coronary heart disease case fatality in four countries. The acute myocardial infarction register teams of Auckland, Augsburg, Bremen, FINMONICA, Newcastle, and Perth. Circ. 88 (1993) 2524–2531.
[13] Ridker, P. M., J. E. Manson, S. Z. Goldhaber et al.: Comparison of delay times to hospital presentation for physicians and nonphysicians with acute myocardial infarction. Am. J. Cardiol. 70 (1992) 10–13.
[14] Rustige, J., U. Burczyk, R. Schiele et al.: „Das 60-Minuten-Herzinfarktprojekt": Wie häufig werden Betablocker, Acetylsalicylsäure und Nitroglycerin beim akuten Herzinfarkt gegeben? Z. Kardiol. 83 (Suppl. 1) (1994) 106.
[15] Rustige, J., U. Burczyk, A. Werner et al.: Akuter Herzinfarkt. Dtsch. Ärztebl. 87 (1990) 1056–1058.
[16] Rustige, J., J. Senges, W. Schöps et al.: Zu wenige Patienten mit akutem Herzinfarkt erhalten eine Thrombolyse. Dtsch. Ärztebl. 88 (1991) 2986–2988.
[17] Schiele, R., U. Burczyk, J. Rustige et al.: Thrombolysis after resuscitation in myocardial infarction: data from „The 60-Minutes Myocardial Infarction Project". Resuscitation 28 (1994) S28, O34.
[18] Schiele, R., J. Rustige, U. Burczyk et al.: für die ALKK-Studiengruppe: „Das 60-Minuten-Herzinfarktprojekt": Einfluß relativer Kontraindikationen auf die Lyse in Deutschland. Z. Kardiol. 83 (Suppl. 1) (1994) 106.
[19] Schiele, R., J. Rustige, U. Burczyk et al.: Neue Strategien in der Prähospitalphase beim akuten Myokardinfarkt. In: P. Sefrin (Hrsg.): Kardiale und zerebrale Notfallsituationen, 7. Zuckschwerdt, München 1990.
[20] Schmidt, S. B., M. A. Borsch: The prehospital phase of acute myocardial infarction in the era of thrombolysis. Am. J. Caridol. 65 (1990) 1411–1415.
[21] Weaver, W. D., M. Cerqeueira, A. P. Hallstrom et al.: Prehospital vs hospital-initiated thrombolytic therapy. The Myocardial Infarction Triage and Intervention Trial (MITI). JAMA 270 (1993) 1211–1216.

Diskussion

Lüscher: Ich habe diese Daten sehr interessant gefunden zur Gesamtmortalität bei Infarkten. Wenn ich mich recht erinnere, waren das 38 Prozent aller Infarkte. Wie zuverlässig sind die Daten? Wie werden die erhoben? Wir wissen das ja recht genau bei den Patienten, die bei uns eintreffen, aber wie wurde der

Rest bestimmt? Da sind doch viele Patienten ohne sichere Diagnose gestorben. Wie wurden diese Daten erhoben?

Senges: Das sind Daten, die von 150 Kliniken in Deutschland erhoben wurden, davon ein Drittel kardiologische Schwerpunkte, zwei Drittel internistische Kliniken. Gewählt wurden nur transmurale Infarkte, die im EKG eine ST-Hebung von mindestens einem Millimeter in zwei benachbarten Ableitungen hatten. Wir haben, so gut das eben geht, bei diesen riesigen Datenzahlen, von allen Kliniken die teilgenommen haben, jetzt einen ICD-Schlüssel für die Jahre 93 und 94, angefordert. Also, ob die Diagnose in allen Fällen 100 Prozent ist, läßt sich in der Tat schwer sagen. Aber das waren die Voraussetzungen, und die stimmen mit den ICD-Eintragungen auch in den Kliniken, mit denen wir bisher zusammengearbeitet haben, gut überein.

Lüscher: Von allen Patienten, die einen Herzinfarkt erleiden in einer bestimmten Gegend, kommt ja nur ein Teil überhaupt bis ins Spital.

Senges: Sie haben völlig recht, es ist ja nur ein Register. Es ist keine randomisierte Studie, und wir haben nicht die prähospitalen Todesfälle, sondern nur die gemeldeten prähospitalen Lysen. Also die Kliniken haben halt so viele prähospitale Lysen durchgeführt, mehr können wir dazu nicht sagen. Die Inhospitalmortalität ist knapp 20 Prozent insgesamt, und bei den Reanimierten lag sie bei 60 Prozent.

Moderator: Ich glaube, Herr Lüscher, Sie meinen das Augsburger Register, da kommen diese Zahlen her, nicht aus der Studie von Herrn Senges.

Stoll: Ich habe zwei Fragen: Die erste bezieht sich auf die Substanz, mit der diese prähospitale Lyse gemacht wurde. Die zweite Frage: Haben Laien, Rettungssanitäter, Feuerwehrleute die Frühdefibrillation mit einem halbautomatischen Gerät durchgeführt, oder haben die Helfer „aus der Hand“ defibrilliert, haben sie also die volle Entscheidung in der Diagnostik gehabt?

Senges: Die letzte Frage gleich vorweg. Soweit mir bekannt ist – es sind Daten aus Berlin –, ist das ein Halbautomat. Und die erste Frage, welche Substanz – es hat sich derzeit keine Substanz für die prähospitale Lyse etablieren können. Und ich muß ihnen offen sagen, ich habe anläßlich dieses Vortrags mal gefragt, welche wir denn zur Zeit nehmen. Und die Antwort war: Wir führen sie gar nicht mehr durch. Die Prähospitalzeiten sind bei uns – was die NAW-Anfahrtszeiten angeht – in der Region Ludwigshafen einfach zu kurz, um da lange zu therapieren. Bei uns fahren im NAW auch Chirurgen und Anästhesisten mit, es lohnt sich in der Tat bei uns nicht, die Lyse prästationär durchzuführen. Aber ab einer Zeitersparnis von einer halben bis einer Stunde, da würde es sich lohnen. Wie gesagt, eine Substanz hat sich bislang nicht etablieren können. Vielleicht wird es diese Zweimal-Bolus-Therapie mit rtPA.

Forum: Es geht eigentlich nur mit rtPA. Das kann man eindeutig sagen, denn man muß für die Streptokinase zu viele Voruntersuchungen machen. Das ist der erste Punkt. Zweitens: Sie haben recht, die Zugriffszeiten sind bei uns sehr groß – 60 Minuten – wir gewinnen viel. Drittens: Prähospitale Lyse, Diagnosesicherheit, Troponin-Test – Schnelltest: zeigt innerhalb von zwei Stunden relativ verläßlich an, kommt auf dem flachen Lande ganz gut an, erhöhte Diagnosesicherheit. Sie könnten also die Zahlen der prähospitalen Lysen etwa um 10 bis 15 Prozent steigern. Aber das geht nur mit rtPA. Troponin ist ja jetzt auf dem Weltkongreß endgültig freigegeben worden. Wir hatten es vorher schon als Testsubstanz zur Verfügung. Es erhöht die Diagnosesicherheit ganz erheblich.

Senges: Gut, aber die Diagnose, ich darf es vielleicht noch einmal sagen, ist bei der Prähospitallyse nicht so das Hauptproblem. Das Hauptproblem ist im Grunde, daß sie einfach in Konkurrenz zu sehr starken Alternativen steht.

Forum: Gibt es irgendwelche Zahlen oder Annahmen, wie sich Ihre Zahlen ändern würden, wenn sofort a) Aspirin und b) Nitroglycerin und andere NO gegeben werden?

Senges: Ich möchte diese Daten nicht überstrapazieren. Es ist ein Register und keine randomisierte Studie, insofern sind Fragen – was hat das eine Medikament erbracht und was das andere – immer sehr problematisch. Was ich Ihnen aber sagen kann: 1994 werden in Deutschland beim akuten Herzinfarkt von 85 Prozent der Fälle ASS a priori gegeben, und das ist auch gut und richtig so, und das wird wohl von allen Kollegen so vertreten; denn das Nutzen-Risiko-Profil ist ja bei dem ASS ausnehmend gut. Ausnehmend gut heißt, Sie haben im Grunde kaum Komplikationen und Sie haben eine erstklassige Hauptwirkung, das wurde ja im letzten Vortrag gerade deutlich gemacht. Etwa 25 bis 30 werden pro tausend Patienten gerettet, das ist fast so gut wie die Lyse allein. Und das Risiko ist ganz gering. Also hier vertreten schon die Mehrzahl der Kardiologen heute klar die Strategie: schon bei Verdacht initial 500 mg i.v. – oder oral, darüber läßt sich reden, aber in dieser Größenordnung; wir geben es i. v. Und diese Daten, die hier gezeigt wurden, sind praktisch unter 85 Prozent ASS als adjuvante Therapie schon gegeben worden.

Forum: Und NO und anderes?

Senges: 90 Prozent bekamen in der Klinik initial auch Nitrate, aber nicht zur Senkung der Mortalität, sondern eben aus symptomatischen Gründen.

Forum: In Ihrem Programm – Erziehung der Bevölkerung – haben Sie eindrucksvolle Erfolge erzielt. Und dann ging durch die Presse, und das ist wohl auch so gewesen, daß dieser Effekt nicht dauerhaft ist, sondern innerhalb einer relativ kurzen Zeit der alte Zustand vielleicht nicht ganz vollständig wiederhergestellt, aber der wesentliche Effekt wieder abnimmt. Wie stellen Sie sicher, daß dieser Erziehungseffekt erhalten bleibt, in der konkreten klinischen Praxis.

Senges: Diese Meldungen aus der Presse geben wir ja selber rein, um das Interesse daran wieder wachzurufen. Das ist gewissermaßen der beste Zugang, den sie haben, wenn sie merken, mein Gott, es wird ja alles immer viel schlechter, wir müssen etwas tun. Das ist der Trigger schlechthin. Wie machen wir es in der Praxis? Der Erfolg dieser Reduktion um die Hälfte der Prähospitalzeit ging neun Monate nach Beendigung der Aufklärung verloren, praktisch waren drei Viertel dann wieder weg. Und wir machen seitdem ein Continuum auf einem gemäßigten Level, eine kontinuierliche Aufklärung. Das heißt, wir machen etwa pro Jahr im Raume Ludwigshafen drei bis vier größere Patientenseminare. Wir bringen immer wieder Meldungen in die Presse, zum Beispiel Nachrichten, wie lange die Prähospitalzeit geworden ist, oder ob jetzt viele Patienten früher kamen. Das gibt dann immer wieder so einen kleinen Anlaß, so halten wir es relativ kontinuierlich bei zweieinhalb Stunden. Das ist nicht bewegend. Wir würden uns kürzere Zeiten wünschen. Aber ich muß Ihnen offen sagen, es ist natürlich auch nicht unser Hauptziel, ständig die Bevölkerung über so etwas zu informieren. Das kann nur ein Weg sein, der aber begrenzt ist.

Forum: Wie hoch sind die Mortalitätsdaten mit und ohne Lyse. Zweite Frage: Die Daten von Herrn Goldman aus Jerusalem mit der ultrafrühen Thrombolyse ...

Senges: Zur ersten Frage: Wie waren die Mortalitätsdaten mit und ohne Lyse? Ich muß nochmal betonen, wir dürfen die Daten nicht überstrapazieren. Es ist keine randomisierte Studie, aber es ist die größte Erhebung über den Alltag, den es dazu in Deutschland gibt. Der Alltag wird dadurch sehr gut repräsentiert. Und was wir sehen, ist, daß die Hälfte (49,2 %) aller Patienten in Deutschland beim akuten Herzinfarkt die Lysetherapie bekommt. Die Mortalität bei denen, die lysiert sind, ist signifikant niedriger, sie liegt bei 16 %, bei den Patienten ohne Lyse um 20 %. Aber es ist keine randomisierte Studie. Der Boden, auf dem die Lysetherapie in Deutschland gegeben wird, ist in fast allen Fällen ASS (85 %). Zur zweiten Frage: Selbstverständlich soll die Lyse, wie jede rekanalisierende Therapie so früh wie irgendmöglich gegeben werden. Daran kann es keinen Zweifel geben. Die Frage ist nur, ab wann profitieren die Patienten wirklich signifikant. Wenn mindestens 30 Minuten potentieller Zeitgewinn da sind und der Infarkt sehr frisch ist, dann profitieren die Patienten. Wenn ein Infarkt kommt, der älter als sechs Stunden ist, dann bringt dieser Zeitgewinn von vielleicht – in Deutschland im Schnitt – 30 Minuten nichts mehr. Aber grundsätzlich bejahen wie die prähospitale Lyse, wenn die Voraussetzungen, die ich genannt hatte, gegeben sind – nämlich kurze Schmerz-Lyse-

Zeit, ein Zeitgewinn von mindestens 30 Minuten und die technischen Voraussetzungen. Wenn diese drei Voraussetzungen gegeben sind, dann sollte man sie durchführen.

Ich glaube, man kommt einfach nicht drum herum festzuhalten, daß die große europäische Prähospitalstudie nicht signifikant war und schon überhaupt nicht signifikant in Deutschland, weil im Schnitt der Zeitgewinn „nur 37 Minuten" betrug. Trotzdem: ich bitte, hier nicht mißverstanden zu werden. Es ist keine Rede gegen die prähospitale Lyse, ich will nur zeigen, wo sie limitiert ist.

Forum: Gibt es Altersbegrenzungen wenn Sie lysen?

Senges: Nein. Wir sind in einer guten Situation.

Forum: Eine für den Kliniker wichtige Frage ist die bezüglich der Thrombolyse nach Reanimation: Darf man dann überhaupt noch lysen – oder muß man vielleicht sogar? Da Sie nicht randomisiert haben, frage ich mich, darf man die Zahlen wirklich so zeigen, weil ja mit großer Wahrscheinlichkeit die Patienten, die nur kurzzeitig reanimiert worden sind – also eine bessere Prognose haben –, lysiert worden sind, und die Patienten die invasiver und längerfristiger reanimiert worden sind, dann wahrscheinlich nicht lysiert worden sind. So war es jedenfalls bei uns, und ich denke, so wird es bei Ihnen auch gewesen sein. Aber dann wären die Zahlen nicht vergleichbar.

Senges: Sie haben völlig recht, es ist jetzt immer der gleiche Punkt, es ist keine randomisierte Studie, aber es ist das beste, was wir derzeit haben, 600 reanimierte Patienten mit Lyse, das erreichen Sie im Grunde nur in einer großen multizentrischen Erhebung. Und die Daten zeigen eben, so wie sie vorliegen: die Hälfte wurde lysiert von den mechanisch Reanimierten, also eine klare Kontraindikation übersprungen, und die hat in der Mortalität sehr viel besser abgeschnitten. Trotzdem, Ihre Einschränkung ist völlig richtig, und unsere derzeitige Empfehlung dazu wäre, daß man bei einem Patienten, der sehr extensiv reanimiert worden ist, nach wie vor eine gewisse Zurückhaltung üben sollte. Aber bei einem Patienten, der nur kurz reanimiert wird, sollte auf jeden Fall und gleich die Lyse durchgeführt werden.

Therapie des frischen Myokardinfarktes mit Nitroglycerin auf der Intensivstation

W.-D. Bussmann

Die hämodynamischen Auswirkungen einer Nitroglycerininfusion bei Patienten mit frischem Herzinfarkt sind je nach der Ausgangssituation unterschiedlich. Patienten mit einem linksventrikulärem Füllungsdruck über 20 mmHg zeigen eine erhebliche Reduktion des Füllungsdrucks bei gleichzeitiger Steigerung des Herzminutenvolumens. Patienten mit Füllungsdrucken unter 20 mmgHg weisen eine weitaus geringere Füllungsdrucksenkung auf und reagieren in der Regel mit einer Verminderung des Herzminutenvolumens (Abb. 1).

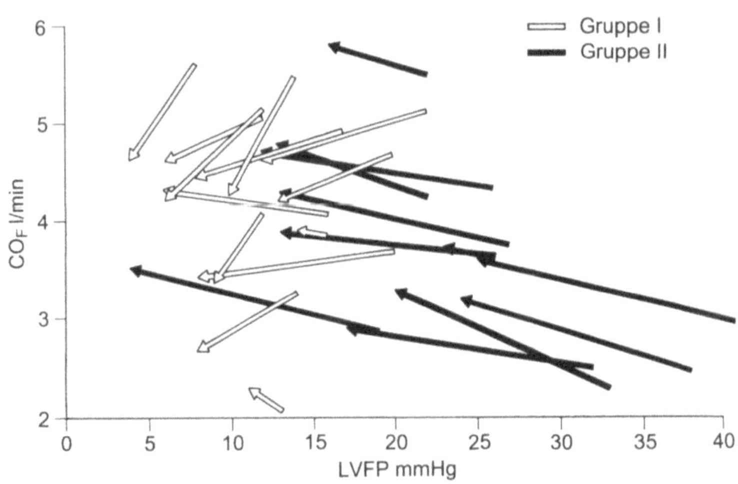

Abb. 1 Nach Gabe von Nitroglycerin in einer Dosierung von 6 mg/h i.v. wird der linksventrikuläre Füllungsdruck (LVFP) erheblich reduziert, besonders dann, wenn die Ausgangswerte hoch sind. Zu einer Steigerung des Herzminutenvolumens (CO) kommt es nur bei den Patienten mit Füllungsdrücken über 20 mmHg. (Nach Bussmann et al. [5]).

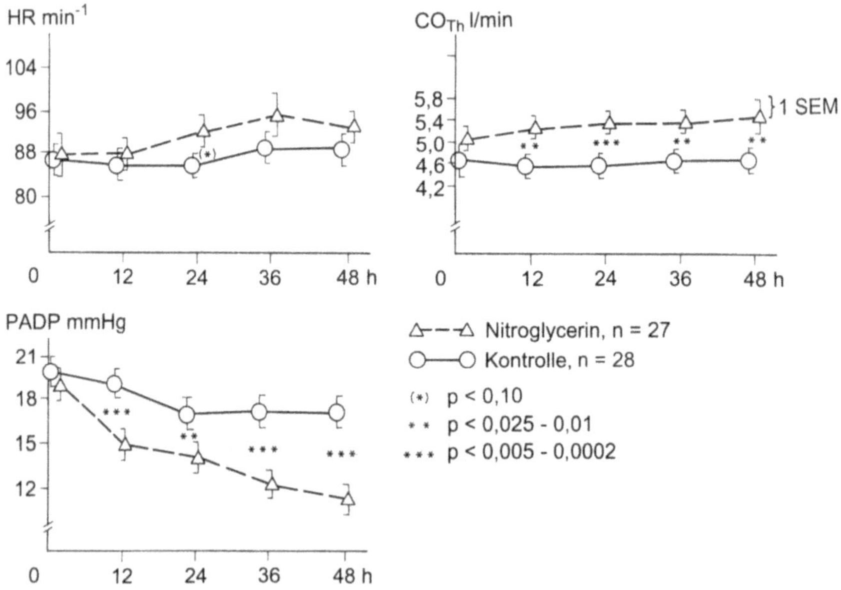

Abb. 2 Wirkung der intravenösen Infusion von Nitroglycerin bei Patienten mit frischem Herzinfarkt im Vergleich zu einer Kontrollgruppe. Die Herzfrequenz (HR) steigt geringfügig an. Das Herzminutenvolumen (CO) ist deutlich gesteigert und die Senkung des diastolischen Pulmonalarteriendrucks (PADP) hochsignifikant. (Nach Bussmann et al. [4]).

Betrachten wir die hämodynamischen Auswirkungen bei Patienten mit Linksinsuffizienz über einen Zeitraum von 48 Stunden, so zeigt sich folgendes: Die Herzfrequenz liegt in der mit Nitroglycerin behandelten Patientengruppe geringfügig über den Werten der Kontrollgruppe. Der Pulmonalarteriendruck ist über den gesamten Zeitraum von 48 Stunden signifikant gesenkt. Außerdem ist eine Steigerung des Herzminutenvolumens unter Nitroglycerin zu beobachten (Abb. 2).

Der mittlere arterielle Druck senkt sich nur geringfügig, ohne daß der koronare Perfusionsdruck beeinträchtigt wäre. Bedeutsam ist, daß die Senkung des peripheren Widerstandes zu einer Erleichterung der Herzarbeit führt (Abb. 3). Bei dem beschriebenen Kollektiv handelt es sich um Patienten mit einem Füllungsdruck von 20 mmHg und darüber.

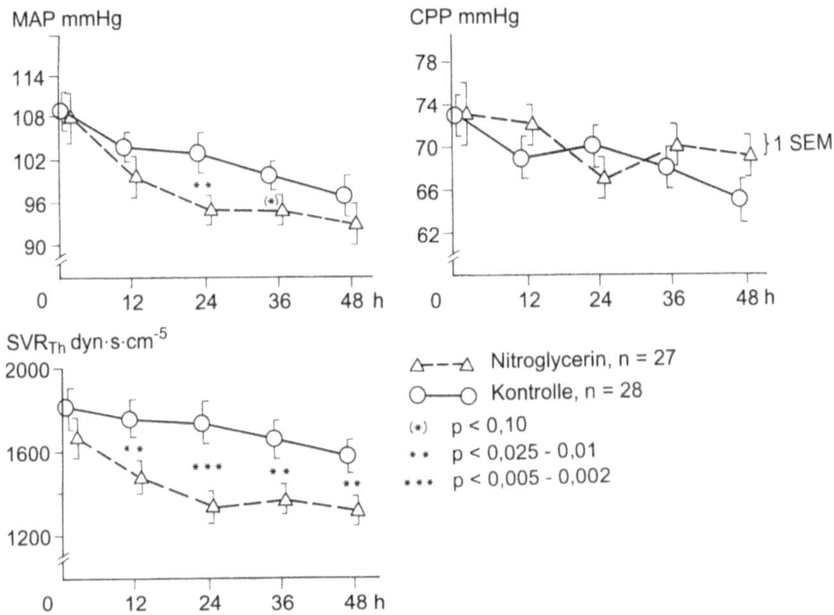

Abb. 3 Wirkung der intravenösen Infusion von Nitroglycerin bei Patienten mit frischem Herzinfarkt im Vergleich zu einer Kontrollgruppe. Gegenüber der unbehandelten Kontrollgruppe nimmt der mittlere arterielle Druck (MAP) ab, der koronare Perfusionsdruck (CPP) ändert sich nicht und der systemische Widerstand (SVR) wird deutlich vermindert. (Nach Bussmann et al. [4]).

Die Gabe von Furosemid bei bestehender Linksherzinsuffizienz führt im Vergleich zu Nitroglycerin nur zu einer stark verzögerten Füllungsdrucksenkung. Ungünstig wirkt sich außerdem aus, daß durch die Volumenverminderung eine Abnahme des Herzminutenvolumens resultiert, während unter Nitroglycerin eine deutliche Steigerung nachweisbar ist.

Nitroglycerin hat aber auch Auswirkungen auf die Myokardischämie, erkennbar an der Verminderung der ST-Hebung im EKG und einer geringeren Ausprägung der QRS-Nekrosezeichen. Die Q-Zackenentwicklung und die Reduktion der R-Zacken ist in der Nitroglyceringruppe deutlich geringer ausgeprägt als in der Kontrollgruppe. Dieser Effekt ist auch nach 4 Wochen nachweisbar. Die CK- und CKMB-Infarktgrößen sind vermindert und die Häufigkeit von ventrikulären Extrasystolen ist reduziert.

Im Jahre 1990 wurde die Therapie mit Nitroglycerin bei Patienten mit frischem Herzinfarkt in die „ACC/AHA-Guidelines of the early management of patients with acute myocardial infarction“ aufgenommen [1].

Nicht selten kommt es bei Patienten mit frischem Herzinfarkt zu einem Lungenödem. Dabei kann der linksventrikuläre Füllungsdruck bis auf 50 mmHg ansteigen. Durch sublinguale Gabe von Nitroglycerin (0,8–1,6 mg) kommt es innerhalb 3–5 Minuten zu einer 50 %igen Reduktion des Füllungsdruckes. Bei der Analyse von Patienten, die ausschließlich mit Nitroglycerinkapseln behandelt wurden, zeigte sich, daß bereits nach 10 Minuten 11 der behandelten 15 Patienten eine deutliche klinische Verbesserung aufwiesen. Nach 30 Minuten war bei allen Patienten ein deutlicher Rückgang der Rasselgeräusche über der Lunge bis hin zur Beschwerdefreiheit zu beobachten. Hämodynamisch zeigte sich, daß der linksventrikuläre Füllungsdruck im Mittel von 30 auf 18 mmHg abnahm, bei gleichzeitiger Steigerung des Herzminutenvolumens und Verminderung des arteriellen Blutdrucks. Die Abnahme des peripheren Widerstandes war deutlich.

Damit ist Nitroglycerin als Therapeutikum der ersten Wahl beim kardialen Lungenödem anzusehen. Im Vordergrund stehen das venöse Pooling, daß gewissermaßen einen „inneren Aderlaß“ hervorruft, und die arterielle Blutdrucksenkung, zumal Patienten mit Lungenödem häufig hyperton sind. Entscheidend – und wahrscheinlich zu wenig berücksichtigt – ist die direkte koronare Wirksamkeit von Nitroglycerin und der Erweiterung von stenosierten Gefäßsegmenten.

Eine weitere Komplikation des Infarktes ist das Papillarmuskelsyndrom mit konsekutiver Mitralinsuffizienz, die häufig zu einem Lungenödem oder im Extremfall zum kardiogenen Schock führen kann. Auch hier ist die rasche Wirkung von Nitroglycerin mehrfach nachgewiesen.

Beim kardiogenen Schock hat sich eine Kombinationstherapie mit Dobutamin und kleinen Dosen Nitroglycerin bewährt. Nach Dobutamin kommt es zu einer Zunahme des Herzminutenvolumens, bei zusätzlicher Gabe von kleinen Dosen Nitroglycerin zu einer weiteren Steigerung des Herzminutenvolumens, häufig einhergehend mit einer Erhöhung des Schlagvolumens und einem leichten Anstieg des Blutdrucks. Wird die Nitroglycerindosis zu hoch angesetzt, kommt es bei übermäßiger Reduktion des linksventrikulären Füllungsdruckes zu einer Abnahme des Herzminutenvolumens und des Blutdrucks. Die Standarddosis von Nitroglycerin sollte deshalb unter 1 mg pro Stunde sein.

Bei der den Infarkt komplizierenden Ventrikelseptumruptur führt Nitroglycerin zu einer Besserung der Herzinsuffizienz einhergehend mit einer deutlichen Abnahme des Links-Rechts-Shuntes.

Bei rechtsventrikulärem Infarkt mit gleichzeitigem Schock wird zunächst vorsichtig Volumen gegeben, um den rechts- und linksventrikulären Füllungsdruck in optimale Bereiche zu steigern. Erst dann kann zusätzlich mit kleinen Nitroglycerindosen gearbeitet werden.

Die hypertensive Krise ist weniger eine typische Komplikation des frischen Herzinfarktes als vielmehr das Resultat einer langjährigen arteriellen Hypertonie. Bei einer Vergleichsuntersuchung mit Nifedipin zeigte sich, daß die arterielle Blutdrucksenkung mit der des Nitroglycerins vergleichbar ist. Durch die raschere sublinguale Resorption des Nitroglycerins im Vergleich zu der Resorption von Nifedipin über die Magenschleimhaut ist der Wirkungseintritt von Nitroglycerin etwas früher. Die Dauer der Wirksamkeit ist vergleichbar. In der Regel zeigt eine hypertensive Krise nach einmaliger Blutdrucksenkung auch kein sofortiges Rezidiv. Unterschiede ergeben sich aber bezüglich der Herzfrequenz. Während unter Nitroglycerin die Frequenz gesenkt wird, kommt es unter Nifedipin zu einer deutlichen Frequenzsteigerung, die sich ungünstig auswirken kann. Außerdem werden unter Nitroglycerin Angina pectoris, Herzinfarkt und andere Komplikationen günstiger beeinflußt als mit einer negativ inotropen Substanz.

In der Vergangenheit wurde die Nitroglycerinwirkung hauptsächlich durch seine peripheren Angriffspunkte, das venöse Pooling und die arterielle Drucksenkung erklärt. Nitroglycerin und Nitrate entfalten aber eine direkte Wirkung an der verengten Stelle im Gefäß, wobei es zu einer Aufweitung in der Stenose auch bei konzentrischen Stenosen kommt. Dadurch tritt eine soforte Flußsteigerung in das ischämische Areal ein. Antiaggregatorische Effekte sind im Stenosebereich nachweisbar, so daß es zu einem Spüleffekt in der komplexen Stenose kommt. Basis für diese Wirksamkeit: NO aus Nitrat ersetzt fehlendes EDRF bzw. das körpereigene NO; bei einer 99 %igen Stenose ist der Fluß in dem Gefäß stark verlangsamt. Minimale Dosen von Nitroglycerin führen zu einer Aufweitung in der Stenose mit Rückgang der Stenose, z. B. auf 90 %. Dadurch kommt es zu einer Flußsteigerung in das ischämische Areal um mehrere 100 Prozent.

Wir konnten nachweisen, daß sehr kleine Nitroglycerinmengen (0,025 mg) intravenös über 5 Minuten zu einer deutlichen antianginösen Wirkung führen. So kam es bei jedem Patienten zu einer Abnahme der Ischämiereaktion im Belastungs-EKG zwischen 5 bis 50 %, im Mittel um 30 %. Durchmesserveränderungen in den Kranzarterien blieben im prä- und poststenotischen Bereich aus, wie eine Doppelblindstudie zeigte. Es kam aber zu einer Zunahme des Stenosedurchmessers, die signifikant war.

Diese Befunde zeigen, daß bereits minimale oder homöopathische Dosen von Nitroglycerin an den engen Stellen in den Kranzarterien eine Wirkung entfalten. Man muß heute davon ausgehen, daß alle Stenosen erweiterbar sind – auch die konzentrischen.

Dieser Grundmechanismus spielt wahrscheinlich die Hauptrolle bei der Beseitigung eines Angina-pectoris-Anfalles, da es durch die Aufweitung in der Stenose sofort zu einer starken Flußverbesserung in das ischämische Gebiet kommt. Nicht unbedeutsam ist dabei, daß die Stenose durch den Mangel an NO während der körperlichen Belastung enger wird, wie Hess eindrucksvoll zeigen konnte. Die Zufuhr von Nitroglycerin ersetzt den Mangel an NO im stenotischen Bereich und führt dadurch zu einer sofortigen Besserung der Symptomatik.

Die Gabe von Nitroglycerin in der Postinfarktphase wurde besonders von Judgutt untersucht. Nach 4 Wochen sowie nach 8 Monaten fand er bei Patienten, die nach Infarkt mit Nitroglycerin bukkal behandelt wurden, eine Zunahme der linksventrikulären Austreibungsfraktion um 21 %, die unter Plazebo betrug nur 5 %. Auch nahm die linksventrikuläre Akinesie deutlich ab. Die Befunde waren ähnlich wie unter dem ACE-Hemmer Captopril. Judgutt fand außerdem, daß seine so behandelten Patienten eine bessere Prognose hatten. Dies gilt besonders für Patienten mit Vorderwandinfarkt.

Eine weitere Untersuchung, die V-Heft-Studie, zeigte bei Patienten mit chronischer Herzinsuffizienz und koronarer Herzkrankheit eine deutliche Prognoseverbesserung unter der Gabe von Isosorbiddinitrat und Hydralazin.

Neuere Megatrials wie GISSI-4 und ISIS-3 wiesen jedoch nur eine geringere Verbesserung der Mortalität unter Nitraten auf. Dabei ist es als ungünstig anzusehen, daß lediglich Mononitrate bzw. Nitroglycerinpflaster angewandt wurden. Die Gesamtmortalität war in beiden Kollektiven sehr gering, in der Größenordnung von 7 %.

Dennoch konnten unter Nitraten 3 von 1000 behandelten Patienten gerettet werden. Auch der Effekt des ACE-Hemmers Captopril war nicht sehr ausgeprägt (5 von 1000).

Bedeutsam ist dabei, daß die Kombination von Nitrat und ACE-Hemmer eine weitere Verbesserung der Prognose nach sich zog.

Literatur

[1] ACC/AHA-Guidelines of the early management of patients with acute myocardial infarction. Circulation 82 (1990) 666.

[2] Bussmann, W.-D.: Acute chronic heart failure. Springer-Verlag, Berlin 1986.

[3] Bussmann, W.-D.: Kleine Nitratdosen bereits wirksam. Eur. J. Clin. Pharmacol. 40 (1991) (suppl. 2) 123—125.

[4] Bussmann, W.-D., D. Passek, W. Seidel et al.: Reduction of CK and CK-MB inderees of infarct size by intravenous nitroglycerin. Circulation 63 (1981) 615—622.

[5] Bussmann, W.-D., H. Schäfer, M. Kaltenbach: Wirkung von Nitroglycerin beim akuten Myokardinfarkt II. Intravenöse Dauerinfusion von Nitroglycerin bei Patienten mit und ohne Linksherzinsuffizienz und ihre Auswirkung auf die Infarktgröße. Dtsch. Med. Wochenschr. 101 (1976) 642—648.

Diskussion

Becker: Man hat den Eindruck, daß allein mit ASS sehr viel Leben zu retten wären, aber es ist ja sicher als adjuvante Therapie gemeint?

Bussmann: Durch die ASS-Therapie werden 30 Leben pro tausend Behandlungen gerettet, also ein sehr ausgeprägter Effekt.

Becker: Aber neben der Routinebehandlung, nicht als alleinige Behandlung?

Bussmann: Mit der Lyse zusammen. Die Effekte von ASS und Lyse addieren sich, ja potenzieren sich. ASS und lytische Therapie retten 60 Patienten vor dem Tod, bezogen auf tausend Behandlungen. Das ist enorm.

Forum: Darf ich fragen, welche Art der fibrinolytischen Therapie haben Sie gemeint in Ihrer Darstellung?

Bussmann: Das ist in der Regel Streptokinase.

Forum: Wie sehen Sie denn den Stellenwert der Beta-Blocker-Therapie in der Akutphase des Myokardinfarktes? Da gibt es auch Hinweise, daß es durchaus eine effektive Therapie ist.

Bussmann: Das ist überhaupt keine Frage. Nur in der Praktikabilität ist der Beta-Blocker manchmal etwas schwieriger einsetzbar. Es gibt Kollegen, die sagen: Ist die Herzfrequenz erhöht, dann gebe ich den Beta-Blocker. Hat ein Patient akut eine Linksherzinsuffizienz, ist man auch nicht ganz sicher, ob der Beta-Blocker in Frage kommt. Wir haben den Beta-Blocker in Frankfurt zu wenig untersucht und berücksichtigt. Aber die Sympathikolyse, die Sie mit dem Beta-Blocker erreichen – und was ja auch mit hineinspielt in die Behandlung der chronischen Herzinsuffizienz mit Beta-Blockern –, da sind die Daten eindeutig. Plötzlicher Herztod und Reinfarkte lassen sich so reduzieren.

Elkayam: Zur Frage der Toleranz bei Patienten mit akutem Myokardinfarkt zeigen Sie interessante Ergebnisse, die eine persistierende Wirkung (von Nitroglycerin) belegen, und ich nehme an, die logische Konsequenz wäre, daß es also nicht zur Toleranzbildung kommt. Wir haben eine sehr ähnliche Studie durchgeführt und sind zu demselben Ergebnis gekommen. Aber dann beschlossen wir, das Nitroglycerin abzusetzen und beobachteten, daß der Blutdruck eben nicht höher wurde. Deshalb mag es eine alternative Erklärung sein, daß man allein durch die Verabreichung von Nitroglycerin das Enzym und wahrscheinlich die diastolische Dysfunktion verbessert und die Funktionskurve nach unten und nach rechts verschiebt, so daß grundsätzlich nicht von mangelnder Toleranz gesprochen werden kann, sondern von einer persistierenden Wirkung.

Bussmann: Das Problem der Toleranz war zumindest in unserer Institution in Frankfurt nicht so groß wie anderswo. So wie ich die Ergebnisse der Freiburger Gruppe, unserer heutigen Preisträger, verstanden habe, fand man dort heraus, daß die Dilatation der Arterie, zum Beispiel der Koronararterie, sogar noch nach 48 Stunden auftritt. Also wird der hämodynamische Wirkungsgrad vielleicht beeinträchtigt, aber ich glaube am wichtigsten ist das, was in den Koronararterien vor sich geht, und dort tritt ja keine Beeinträchtigung auf.

Elkayam: Ich glaube, daß Sie damit völlig Recht haben, aber die von Ihnen vorgestellten Ergebnisse beziehen sich grundsätzlich auf die peripheren Arterien oder den peripheren Kreislauf und nicht auf die Koronararterien oder den Koronarkreislauf. Es muß wirklich einen Grund geben, warum der akute Myokardinfarkt sich so sehr von allen anderen Situationen unterscheidet, und ich glaube, es liegt nicht an der mangelnden Toleranzentwicklung, sondern daran, daß der Ursprungseffekt persistiert.

Bussmann: Das ist natürlich einer der Punkte, aber es kann auch sein, daß der Perfusionsdruck nach 48 Stunden höher ist, weil die Arterie jetzt auf Grund der Nitroglyzerinabgabe offen ist. Daß also der Perfusionsdruck einfach wieder hoch geht.

Senges: Die Überlebensdaten, die Sie in dem letzten zusammenfassenden Dia gezeigt haben, beziehen die sich auf In- und Posthospitalmortalität oder auf die Gesamtmortalität? Es wurde neulich in Berlin auf dem Weltkardiologen-Kongreß eine sehr große Studie gezeigt, bei der herauskam, daß die prähospitalmortalität eben schon 40 Prozent beträgt, und daß der Rest eben dann iatrogen verändert wird. Also worauf beziehen sich Ihre Zahlen?

Bussmann: Das ist eine Zusammenfassung der letzten Megatrials . . .

Senges: Das ist alles In- und Posthospitalmortalität. So daß die Gesamtmortalität sehr viel höher ist. Und auf diese Gesamtmortalität bezogen, könnte das ganz anders aussehen, wenn man früher reagiert usw.

Bussmann: Deswegen sagen wir ja auch heute, daß wir Patienten schon außerhalb der Intensivstation mit entsprechenden Medikamenten behandeln, also Aspirin, fibrinolytische Therapie, Nitrate, schon ganz früh, schon außerhalb des Krankenhauses bei Verdacht auf Infarkt. Und damit retten wir dann auch wahrscheinlich einen großen Teil von diesen Patienten. Darüberhinaus ist klar, daß der frische Herzinfarkt Schicksal ist, mit einer Mortalität von 30 bis 40 Prozent schon vor dem Krankenhaus.

Forum: Herr Bussmann, wenn ich Sie richtig verstanden habe, dann haben Sie gesagt, daß die Toleranz – was die epikardialen großen Koronargefäße angeht – möglicherweise was anderes als die Toleranz beim venösen Pooling und auch bei Senkung des peripheren Widerstands ist. Erste Frage: Wie ist der Effekt intrakoronaren Nitroglycerins bei mit Nitraten vorbehandelten Patienten in hoher Dosierung? Zweite Frage: Hat man experimentell am Menschen gezeigt, daß tatsächlich auch unter einer Dauerinfusion mit Nitroglycerin beispielsweise dieser Effekt der Erweiterung der Koronargefäßstenose über einen *längeren* Zeitraum erhalten bleibt, also keiner Toleranz unterliegt?

Bussmann: Die Freiburger Gruppe hat das eigentlich in den letzten Jahren sehr schön erarbeitet. Es ist ja so – um auf den zweiten Teil Ihrer Frage einzugehen –, daß diese Dilatation von Koronarstenosen nicht dauerhaft anhält. Nach 48 Stunden bzw. nach 72 Stunden, wenn man weiter infundieren würde, dürften die Stenosen wieder enger werden. Wenn ich Nitroglycerin abrupt absetze, wird sie sogar überschießend eng. Das ist nicht ganz ungefährlich. Wir haben oft nach 48 Stunden das Nitroglycerin abgesetzt – früher lief es auch mal drei oder vier Tage –, die Patienten gingen auf die Station, und plötzlich kamen sie wieder zurück mit einem Angina-pectoris-Anfall, vielleicht sogar auch Reinfarkt. Wir haben das als Rebound-Phänomen eingeordnet. Ich höre jetzt auch, daß bei dem Toleranzphänomen ein Problem darin liegen könnte, daß bei dauernder Nitroglyceringabe mit der Zeit Endothelin und Vasopressin weiter ansteigen. Ich meine, daß Nitroglycerin zwei Tage infundiert werden kann (manche Vorsichtigen plädieren nur für einen Tag) und man dann auf ein orales Medikament umstellt. Zur Vermeidung des Rebound-Phänomens ist auf jeden Fall mit einer intermittierenden und damit toleranzvermeidenden Nitrattherapie fortzufahren.

Ortenried: Herr Bussmann, Sie haben bei Ihrer Perfusionsbesserung bei der akuten Gabe von Nitroglycerin selber darauf abgestellt, daß die Stenose erweitert wird. Ich habe als einer der schönsten Lernerfahrungen – gerade aus Ihrer Arbeitsgruppe – mitgenommen, daß die Senkung des diastolischen Ventrikeldruckes bei gleichbleibender Stenose per se eine deutliche Perfusionsbesserung macht. Sehen Sie das mittlerweile anders, oder ist es noch so?

Bussmann: Ich sehe das schon noch so, aber diesen Effekt haben wir damals überschätzt. Wir haben damals immer nur auf das venöse Pooling geachtet, wenn wir den diastolischen Streß auf die Wand reduzieren, dann bringt das den enormen Effekt. Ich glaube, daß das auch nicht unwichtig ist. Wichtiger ist, daß wir mit jeder Nitroglycerintablette die NO-verarmte, enge, defekte Stelle erweitern. Diese ist ja schon von Natur aus enger, weil kein NO vorhanden ist. Das Nitrat bringt NO an diese Stelle, das ist eigentlich der wichtige positive Effekt. Deswegen verschwindet der Angina-pectoris-Anfall nach ein, zwei Minuten, weil eben direkt die Durchblutung verbessert wird. Das ist meine feste Überzeugung. Warum wirkt das Nitroglycerin auch in homöopathischen Dosen? Weil das NO die wirksame Substanz ist, und das ist eine biologische Substanz. Und ich glaube, daß diese Toleranz letztlich damit zusammenhängt. Wenn das Nitrat hoch dosiert wird, dann kann die biologische Reaktion nicht mehr funktionieren. Die therapeutische Implikation für die Zukunft könnte sein, daß wir weiterhin die intermittierende Nitrattherapie durchführen, aber daß wir auch noch mit viel kleineren Dosen auskommen.

Lüscher: Ich wollte noch etwas sagen zu dieser Sympathikusaktivierung. Wir haben eine randomisierte Studie gemacht, wo wir direkt den Sympathikus gemessen haben mit Mikroneurographie, also mit Punkten des Sympathikus beim Menschen – und da zeigt sich schon, daß man unter Nitroglycerin eine beträchtliche Aktivierung hat. Interessant ist – es war eine randomisierte Studie gegen Placebo und Captopril –, daß man bei Captropril eine leichte, aber grenzwertig signifikante Suppression der Sympathiko-Aktivität hat. Beim Infarkt müßte man sich fragen, inwieweit dieses ein Absetzphänomen ist – wir haben das noch nicht untersucht, weil das einfach zu aufwendige Studien sind.

Hibernierender Herzmuskel: Diagnostik, Pharmakologie, Therapie, Prognose

A. Shotan

Die bei Patienten mit Koronararterienerkrankungen und Funktionsstörungen der linken Herzkammer festgestellte Sterblichkeitsrate variiert, ist jedoch stets hoch. Aldemann berichtet in der CASS-Untersuchung über die Sterberate pro Jahr medikamentös behandelter Patienten. Bei 77 Patienten mit einem linksventrikulären Auswurf von 31–35 % betrug die Sterberate 9 %, bei 113 Patienten mit einem linksventrikulären Auswurf von 26–30 % betrug sie 12 % und bei 172 Patienten mit einem linksventrikulären Auswurf von weniger als 25 % betrug die Sterberate 24 %.

Durch folgende Mechanismen lösen Koronararterienerkrankungen eine Funktionsstörung der linken Herzkammer aus:

1. Anhaltender Arterienverschluß führt zur Nekrose des Myokards – entweder transmural oder nicht-transmural – und in der Folge auf Grund des gebildeten *Narbengewebes* zu deutlichen Funktionsstörungen.
2. Akute reversible Ischämie – *Lähmung* – ausgelöst durch einen vorübergehenden Verschluß, gefolgt von erneuter Durchblutung, oder durch einen akuten Anstieg des Sauerstoffbedarfs (z. B. hypertensive Krise, akuter physischer oder emotionaler Streß), führt zu reversibler postischämischer Funktionsstörung, die jedoch nur wenige Stunden, Tage oder Wochen andauert [9].
3. Andauernde mangelhafte Durchblutung – *Hibernation* – kommt einer Blutleere des Herzmuskels gleich, dessen Myokardzellen ihre Lebensfähigkeit behalten, in ihren Kontraktionen jedoch chronisch verlangsamt sind. Möglicherweise handelt es sich bei diesem Phänomen um einen Schutzmechanismus, bei dem die Kontraktionsfunktion des ischämischen Gewebes verlangsamt wird, um angesichts der verminderten Sauerstoffzufuhr den Sauerstoffbedarf zu senken [9, 14].

Pathophysiologisch besteht ein enger Zusammenhang zwischen Durchblutung, Stoffwechsel und der Kontraktionsfähigkeit des Herzmuskels. Unter normalen

Umständen kann die Herzmuskelzelle durch Oxidation eine Vielzahl von Substraten verarbeiten, um ihren hohen Energiebedarf zu befriedigen, vorzugsweise Fettsäuren. Bei absinkendem Koronardurchfluß bzw. bei verändertem Verhältnis zwischen Substratversorgung und Energiebedarf sinkt die mitochondriale Betaoxidation der Fettsäuren bei gleichzeitig zunehmender Ausnutzung von Glukose über anaerobe Glykolyse. Aufgrund der Down-Regulation der Kontraktionsfähigkeit kommt es gar nicht erst zu einer Abgabe von Milchsäure. Das durch Glukosespaltung entstehende Adenosintriphosphat ist unbedingt erforderlich zur Vermeidung ischämischer Kontraktionen, zur Minimierung von Enzymverlusten und zum Schutz der ATP-sensitiven K^+-Bahnen. Die Überlebensfähigkeit der Zellen hängt von der Aufrechterhaltung einer gewissen Stoffwechselaktivität sowie der Produktion von energiereichem Phosphat ab. Bei der Hibernation handelt es sich möglicherweise um eine Ausgleichsreaktion auf verminderten Blutdurchfluß, der durch die Verringerung der Kontraktionsfunktion ein Abschalten des Hauptenergieaufwands auslöst. Dieser Prozeß ruft eine Stoffwechselangleichung hervor, in der sich ein verminderter ATP-Verbrauch einer verminderten ATP-Produktion angleicht, so daß die zytosolischen energiereichen Phosphatkonzentrationen einigermaßen aufrechterhalten werden [12, 16]. Bei der Verminderung des Energieaufwands handelt es sich also um ein aktives Ausgleichsphänomen und nicht um das passive Ergebnis eines Energiedefizits.

Die Unterscheidung der lebensfähigen, jedoch chronisch verlangsamten (hibernierenden) Herzmuskulatur von infarziertem Herzmuskelgewebe ist deshalb so wichtig, weil hibernierendes Gewebe nach einer Revaskularisierung seine Funktionsfähigkeit ganz oder teilweise wiedererlangen kann, was dagegen bei infarziertem Gewebe nicht möglich ist [9, 14].

Diese Tatsache ist von äußerster Wichtigkeit, da selbst eine teilweise Funktionswiederherstellung für das Überleben des Patienten wie auch für die Beseitigung seiner Symptome häufig eine wichtige Rolle spielt. Diese Patienten können medikamentös behandelt werden oder sich einer Myokardrevaskularisierung (Angioplastie oder Bypass) oder einer Herztransplantation unterziehen. Es ist eine anerkannte Tatsache, daß sich bei einigen Patienten mit mangelhafter Funktion der linken Herzkammer und Herzdekompensation der Zustand nach Koronarienrevaskularisierung bessert. Unter den Patienten der CASS-Studie mit einer Funktionsfähigkeit der linken Herzkammer von weniger als 25 % lag die Mortalitätsrate nach einem Jahr bei 24 % in der chirurgisch behandelten Gruppe, gegenüber 15 % in der medikamentös behandelten Gruppe, und nach sechs Jahren lag die Mortalitätsrate bei 62 % in der chirurgisch behandelten Gruppe gegenüber 48 % in der medikamentös behandelten Gruppe [1].

Andererseits jedoch gehen Versuche, infarzierte Teile zu revaskularisieren, besonders auf chirurgischem Wege, mit hoher Morbidität und Sterblichkeit einher, ohne jedoch bedeutende positive Veränderungen herbeizuführen; in der Bypass-Chirurgie bei Patienten mit mangelhafter Funktionsfähigkeit der linken Herzkammer beträgt die Sterblichkeitsrate 5–37 % [10]. Bei dieser Patientengruppe sollte daher die Myokardrevaskularisierung auf diejenigen Patienten beschränkt werden, bei denen eine Verbesserung der Funktionsfähigkeit der linken Herzkammer, eine Besserung der klinischen Symptomatik und steigende Überlebenschancen zu erwarten sind.

Zur Zeit ist für Patienten mit ernsthafter ischämischer dilatierter Kardiomyopahtie ohne lebensfähigen Herzmuskel eine Herztransplantation empfehlenswerter als ein Bypass. Die Jahresüberlebensrate nach Herztransplantationen beträgt momentan 80–90 %; allerdings führt die mit dieser Behandlung einhergehende Morbidität und ganz besonders der Mangel an Spenderherzen wie auch die damit verbundenen Kosten dazu, daß dies für ca. 90 % der potentiell für eine Herztransplantation in Frage kommenden Patienten nicht möglich ist [18].

Der hibernierende Herzmuskel wird diagnostiziert durch:

Echokardiographie [17]: In Ruhestellung sind Ausdünnung und Vernarbung der Wände ganz sichere Anzeichen eines nicht lebensfähigen Herzmuskels und ernster Funktionsstörung. Die Wanddicke kann direkt mit dem Ausmaß der Lebensfähigkeit des Herzmuskels zusammenhängen. Normale Wanddicke kann als Zeichen einer reversiblen Funktionsstörung angesehen werden, besitzt jedoch nur geringe Aussagekraft über die tatsächliche zukünftige Entwicklung. Motorische Fehlfunktionen, besonders unter Einbeziehung der basalen Inferiorwand und der Herzspitze, können ebenfalls auf ernste Defekte hinweisen. *Belastungsechokardiographie,* entweder mit Hilfe von Dobutaminen oder durch körperliche Bewegung kann der Aufspürung myokardialer Reserven dienen (Verbesserung der Kontraktionsfunktion). Mit Hilfe der *Kontrastechokardiographie* unter Benutzung des „Mikrosphären-Verfahrens" kann die Menge koronaren Durchflusses gemessen werden. Durch *Gewebecharakterisierung* mittels Auswertung von myokardialen akustischen Eigenschaften kann ebenfalls genau zwischen lebensfähigem und infarziertem Herzmuskel unterschieden werden. Die meisten dieser Daten sind jedoch experimenteller Natur, während die bisher vorliegenden klinischen Erfahrungen noch immer vorläufigen und begrenzten Charakters sind. *Die intraoperative Echokardiographie* wird zur Zeit zur Überprüfung der frühen Wiederherstellung der Kontraktionskraft akinetischer Partien nach einer Revaskularisierung angewendet.

Single-Photon-Emissions-Computertomographie – SPECT [6, 8]: Um die Lebensfähigkeit des Herzmuskels aufzuspüren und belegen zu können, benötigt das „^{201}TI oder ^{99m}Tc-sestamibi imaging" intakte Zellmembranen sowie etwas Blutdurchfluß (entweder anterograd oder kollateral), damit der Tracer weitertransportiert wird. Die Lebensfähigkeit ist bewiesen, wenn eine teilweise oder ganze Reversibilität ursprünglicher Durchblutungsstörungen vorliegt. Die Lebensfähigkeit des Herzmuskels wurde mit der traditionellen Methode der Thalliumdarstellung unter Belastungszustand (stress and redistribution thallium imaging) unterbewertet und hat zur Entwicklung neuer Verfahren geführt, so beispielsweise die zeitverzögerte Darstellung (24, 48 Std.), die Reinjektionsmethode sowie die Methode der Thalliumdarstellung unter Ruhezustand. Mit Hilfe der quantitativen Thalliumaktivitätsanalyse können ebenfalls lebensfähige Felder aufgespürt werden.

Positronen-Emissions-Tomographie – PET [3, 15, 16]: Blutkreislauf-Stoffwechsel-Abbildungsmuster bieten wahrscheinlich den größten nichtinvasiven positiven wie negativen Voraussagegehalt in Bezug auf das Ergebnis einer Revaskularisierung. Bei dieser Technik müssen zwei verschiedene Tracer benutzt werden:

1. Messung des myokardialen Blutkreislaufs – ^{82}Rb, ^{15}O-H_2O oder ^{13}N-Ammoniak.
2. Stoffwechselmessung – ^{18}FDG, ^{11}C-Palmitinsäuresalz oder ^{11}C-Acetat.

Unstimmige Muster bedeuten örtliche Durchblutungsstörungen mit gesteigerter Glukoseextraktion und zeigen damit den Grad der Lebensfähigkeit an. Bei verringerter Durchblutung mit gleichzeitig proportional verminderter Glukoseextraktion (die noch innerhalb der Toleranzen liegen kann) liegt wahrscheinlich eine Mischung aus normalem und vernarbtem Gewebe vor. Übereinstimmende Abweichungen bei beiden Tracer weisen höchstwahrscheinlich auf Irreversibilität hin.

Stimulierung des hibernierenden Herzmuskels durch Verabreichung inotroper Mittel (Epinephrin, Dobutamin, Dopamin, postextrasystolische Potenzierung) oder durch Steigerung der Blutzufuhr und Senkung des Sauerstoffbedarfs (Nitrat, Konterpulsschlag mittels intraaortischem Ballon) und damit einhergehende Verbesserung der örtlichen oder globalen Herzwandabnormalitäten lassen einen lebensfähigen Herzmuskel erkennen [2, 4, 11].

Durch inotrope Stimulation werden Kontraktionsreserven im ischämischen Herzmuskel mobilisiert, wobei diese Mobilisierung allerdings auf Kosten der Stoffwechselerholung stattfindet. Es erfolgt eine Verringerung von Creatinphosphat bei gleichzeitiger Steigerung der Produktion von Milchsäure. Die Verabreichung von Dobutaminen, die einen kurzzeitigen Belastungstest darstellt, gefährdet zwar wie auch körperliche Belastung den Patienten, liefert jedoch wichtige Informationen. Ein positiver Dobutamin-Belastungstest weist eine Sensitivität von 80 % und eine Spezifität von 85 % auf.

Goldstandard für die Erkennung lebensfähiger Herzmuskulatur ist jedoch die ursprünglich von Rahimtoola vertretene erfolgreiche Revaskularisierung [13]. Das Hauptziel der Diagnostik bei koronarer Herzkrankheit mit Linksherzinsuffizienz ist die prognostische Beurteilung.

Liegt eine präoperative Erkennung derjenigen Patienten, die von der Durchführung einer Revaskularisierung, entweder durch Verbesserung der Symptome oder durch Erhöhung der Überlebenschance (oder durch beides), profitieren würden, im Bereich des Möglichen? Bisher gibt es nur wenige veröffentlichte Untersuchungen, die die Überlebensrate von Patienten nach erfolgter Revaskularisierung auswerten. Bei Patienten mit erkannbarer Lebensfähigkeit des Herzmuskels sank die Sterblichkeitsrate nach erfolgter Revaskularisierung im Vergleich zu den medikamentös behandelten erheblich, während bei Patienten ohne erkennbare Lebensfähigkeit kein erwähnenswerter Unterschied auftrat. Eitzmann et al. [7] untersuchten 83 Patienten mit Hilfe der PET. Die Sterblichkeitsrate innerhalb eines Jahres betrug bei Patienten mit Durchblutungs-/Stoffwechselabweichungen 33 % in der medikamentös behandelten Gruppe gegenüber 4 % in der chirurgisch behandelten Gruppe. Bei Patienten ohne Abweichungen betrug die Sterblichkeitsrate in der medikamentös behandelten und der chirurgisch behandelten Gruppe entsprechend 8 % bzw. 0 %. Ähnliche Untersuchungsergebnisse finden sich in der Veröffentlichung von DiCarlt et al. [5], der 93 Patienten untersuchte. Bei Patienten mit Abweichungen betrug die Sterblichkeitsrate 41 % in der medikamentös behandelten Gruppe und 12 % in der Gruppe der chirurgisch behandelten, bei Patienten ohne Abweichungen dagegen entsprechend 9 % bzw. 6 %. Zusätzlich stellte sich heraus, daß innerhalb der Gruppe der medikamentös behandelten Patienten die Sterblichkeitsrate bei den Abweichungen aufweisenden Patienten höher lag als bei den Patienten ohne Abweichungen.

Zusammenfassend kann also folgendes gesagt werden: Bei hibernierender Herzmuskulatur handelt es sich um eine Insuffizienz der linken Herzkammer aufgrund verminderter Kontraktionsfunktion als Folge der verringerten Herzmuskeldurchblutung, die jedoch bei Wiederherstellung der Durchblutung reversibel ist.

Die Unterscheidung lebensfähiger von nicht-lebensfähiger Herzmuskulatur geschieht zur Zeit auf nichtinvasive Weise: als Goldstandard gilt jedoch noch immer die Revaskularisierung.

Nach dem vorliegenden, allerdings retrospektiven Langzeitstudien besteht ein Zusammenhang zwischen der Hibernation und der Morbidität- bzw. Sterblichkeitsrate. Solche höchst gefährdeten Patienten mit einem signifikanten Anteil an lebensfähigem, verlangsamten Herzmuskel können erheblich von einer Revaskularisierung profitieren.

Literatur

[1] Alderman, E. L., L. D. Fisher, P. Litwin et al.: Results of coronary artery surgery in patients with poor left ventricular function (CASS). Circulation 4 (1983) 785–795.

[2] Armstrong, W. F.: Stress echocardiography for detection of coronary artery disease. Circulation 84 (1991) (Suppl. I) I 43–I 49.

[3] Bergmann, S. R.: Use and limitations of metabolic tracers labeled with positron-emitting radionuclides in the identification of viable myocardium. J. Nucl. Med. 35 (1993) (Suppl.) 15 S–22 S.

[4] Cigarroa, C. G., C. R. deFelippi, E. Brickner et al.: Dobutamine stress echocardiography identifies hibernating myocardium and predicts recovery of left ventricular function after coronary revascularization. Circulation 88 (1993) 430–436.

[5] DiCarli, M., M. Davidson, R. Little et al.: Value of metabolic imaging with positron-emission tomography for evaluating prognosis in patients with coronary artery disease and left ventricular dysfunction. Am. J. Cardiol. (1994) in press.

[6] Dilsizan, V. T. P. Rocco, N. M. T. Freedman et al.: Enhanced detection of ischemic but viable myocardium by the reinjection of thalium after stress-redistribution imaging. N. Engl. J. Med. 323 (1990) 141–146.

[7] Eitzmann, D., Z. Al-Aouar, H. L. Kanter et al.: Clinical outcome of patients with advanced coronary artery disease after viability studies with ositron emission tomography. J. Am. Coll. Cardiol. 20 (1992) 559–565.

[8] Hendel, R. C.: Single-photon perfusion imaging for the assessment of myocardial viability. J. Nucl. Med. 35 (1994) (Suppl.) 23 S–31 S.

[9] Kloner, R. A., K. Przyklenk, S. H. Rahimtoola et al.: Myocardial stunnung and hibernation: mechanisms and clinical implications. in: E. Braunwald (ed.): Heart Disease, 3. Aufl., W. B. Saunders, New York 1990, 241–258

[10] Maddahi, J., H. Schelbert, R. Brunken et al.: Role of thalium-201 at Pet imaging in evaluation of myocardial viability and management of patients with coronary artery disease and left ventricular dyfunction J. Nucl. Med. 35 (1994) 707–715.

[11] Martin, T. W., J. F. Seaworth, J. P. Johns et al.: Comparison of adenosine, dipyridamole, and dobutamine in stress echocardiography. Ann. Inten. Med. 116 (1992) 190–196.

[12] Opie, L. H.: Myocardial ischemia – metabolic pathways and implications of increased glycolysis. Cardiovasc. Drugs Ther. 4 (1990) 777–790.

[13] Rahimtoola, S. H.: A perspective on the three large multicenter randomized clinical trials of coronary bypass surgery for chronic stable angina. Circulation 72 (1982) (Suppl. V) V 123–V 135.

[14] Rahimtoola, S. H.: The hibernating myocardium. Am. Heart J. 117 (1989) 211–221.

[15] Schelbert, H. R.: Positron emission tomography for the assessment of myocardial viability. Circulation 84 (1991) (Suppl. I) I 122–I 131.

[16] Schelbert, H. R.: Metabolic imaging to assess myocardial viability. J. Nucl. Med. 35 (1994) (Suppl.) 8 S–14 S.

[17] Smarth, S. C.: The clinical utility of echocardiography in assessment of myocardial viability. J. Nucl. Med. 35 (1994) (Suppl.) 49 S–58 S.

[18] Solis, E., M. P. Kaye: Registry of the international society for heart transplantation: fifth official report. J. Heart Transplan. 7 (1988) 249–253.

Diskussion

Forum: Es gibt eine sehr alte Methode, mit der man lebensfähiges von nicht lebensfähigem Myokard unterscheiden kann, und zwar im Katheterlabor. Dabei vergleicht man die regionale Wandbeweglichkeit bei einer normalen und bei einer postextrasystolischen Herzaktion. Diese alte Methode sollte nicht vergessen werden.

Shotan: Das habe ich bereits erwähnt. Wir haben dieses Phänomen vor ungefähr fünfzehn Jahren bemerkt und bezeichnen es immer noch mit dem Namen des Patienten, bei dem es auftritt. Es handelt sich um die postextrasystolische Funktionspotenzierung.

Elkayam: Nicht einmal der Goldstandard der postoperativen Diagnostik ist perfekt.

Forum: Viele Studien dieser Art werden wahrscheinlich innerhalb von sechs Wochen nach der Operation durchgeführt, wenn der sympathische Antrieb sehr hoch ist, so daß es zu einem positiven Ergebnis kommt.

Forum: Also müssen wir mindestens drei Monate warten oder vielleicht die Studie zweimal durchführen.

Forum: Sie sagten, daß die Dobutamin-Echo-Belastungs-Kardiographie eine recht gute Methode darstellt, um hibernierendes Myokard zu erkennen. Sie zeichnet sich durch eine recht gute Sensibilität und Spezifität aus. Natürlich ist die Dobutamindosis bei diesem Vorhaben sehr kritisch. Könnten Sie diesen Aspekt kommentieren?

Shotan: Wie ich bereits sagte, mag dies ein gefährliches Studienverfahren sein. Denn obwohl wir mit einer niedrigen Dosis von etwa 5 Mikrogramm pro Kilogramm pro Minute anfangen, erhöhen wir die Dosis gewöhnlich bis zu 20 Mikrogramm pro Kilogramm pro Minute, wenn wir keine Reaktion beobachten können. Es kann sogar sein, daß wir sie bis auf 40 Mikrogramm pro Kilogramm pro Minute steigern. Und wie ich Ihnen auf einem unserer Dias gezeigt habe, kann das gesundheitsschädlich sein, wenn wir diese Dosierung kontinuierlich steigern. Für diagnostische Zwecke aber gehen wir dieses Risiko ein und gehen auf sehr viel höhere Dosen, als wir sie im klinischen Bereich anwenden würden.

Remodeling

J. Abrams

Eine der interessanteren Entwicklungen in unserem Verständnis des akuten Myokardinfarktes (AMI) und seiner Komplikationen ist die Erkenntnis, daß es als Folge der Initialschädigung oft zu progressiven Veränderungen der Größe und der Form der linken Herzkammer kommt. Dieser Veränderungsprozeß wurde als linksventrikuläres „Remodeling" bezeichnet; grundsätzlich bezieht sich Remodeling auf eine Dilatation der linken Herzkammer, die oft mit einer Abnahme der Dicke der Herzmuskelwand und der allmählichen Entwicklung einer runderen Herzkammer einhergeht. Wichtig geworden ist das Remodeling insofern, als man herausgefunden hat, daß die Morphologie sowie auch die Funktion des linken Ventrikels keine statischen Größen sind. In einer Reihe von Bedingungen, die alle in einer Zerstörung und Dysfunktion des linken Ventrikels resultieren, sind Morphologie und Funktion nämlich veränderlich. Deshalb, und weil die asymptomatische Dysfunktion des linken Ventrikels oft zur manifesten Stauungsherzinsuffizienz führt, kann Remodeling als ein weitreichenderer Prozeß angesehen werden, als man vorher gedacht hatte [9]. Obwohl Tierversuche klar darauf hingewiesen haben, daß es sich bei einer Zunahme der Größe der linken Herzkammer, die typischerweise von abnehmender systolischer Leistung begleitet wird, um einen klinisch ungünstigen Prozeß handelt [31, 35, 45], wurde erst kürzlich klar, daß ähnliche Veränderungen in Größe und Funktion des linken Ventrikels auch beim Menschen Ursache für ein verkürztes Überleben und erhöhte Morbidität darstellen. Mehrere große Studien, welche sich über einen gewissen Zeitraum hinweg mit dem Werdegang von Patienten mit progressiver Insuffizienz des linken Ventrikels beschäftigen, belegen, daß der Prozeß des Remodeling selbst schädlich ist und ein verkürztes Überleben und/oder ein erhöhtes Auftreten klinischer Komplikationen zur Folge hat [42, 58, 59]. Außerdem haben diese und andere Studien dokumentiert, daß gewisse therapeutische Interventionen den Prozeß des Remodeling aufhalten oder limitieren können [2, 33, 48, 51, 60], was mit klinisch günstigem Ausgang verbunden ist [2, 33, 42, 48, 51, 58–60].

Remodeling der linken Herzkammer nach einem Myokardinfarkt: ein historischer Überblick

In den späten 70er Jahren fanden Forscher an der John-Hopkins-Universität heraus, daß nach einem größeren akuten Myokardinfarkt (AMI) eine Erweiterung der linken Herzkammer auftreten kann, wenn myokardiale Nekrosen ausbleiben [12, 25]. Dieses Phänomen wurde ursprünglich mit linksventrikulärer Infarktexpansion bezeichnet, im Gegensatz zur Infarktextension, die einen Schaden hervorruft [25]. Die Kennzeichen des Prozesses des Remodeling wurden in diesen frühen Studien dokumentiert und sind in darauffolgenden Untersuchungen wiederholt bestätigt worden (Tab. 1). Das offensichtlichste (und am einfachsten zu messende) Vorkommnis ist die allgemeine Vergrößerung oder Erweiterung der linken Herzkammer, die mit einer Zunahme des diastolischen und systolischen Volumens einhergeht. Üblicherweise wird auch die Herzmuskelwand der Infarktzone dünner. Über einen gewissen Zeitraum hinweg nimmt, sobald es zu exzentrischer Hypertrophie des linken Ventrikels kommt, die Masse des linken Ventrikels zu; man nimmt an, daß neue, längere Myophybrillen in Serien angelegt werden [17]. Von besonders großem Interesse und von Bedeutung war die Beobachtung, daß der Prozeß des linksventrikulären

Tabelle 1 Charakteristika des linksventrikulären Remodeling

- Progressive Dilatation der linken Herzkammer
- Progressive Abnahme der linksventrikulären systolischen Funktion
- Zunehmende Ballonierung der linken Herzkammer in Systole und Diastole
  - Verlust der apikalen Krümmung in Systole und Diastole
- Nach dem Infarkt:
  - Ausdünnung, Expansion der Infarktzone (früh)
  - Dilatation der linken Herzkammer im nichtinfarzierten Myokard (spät)
- Unterschiedlicher Grad exzentrischer Hpyertrophie und Zunahme der linksventrikulären Masse außerhalb der Nichtinfarktzone
- Infarkte, die am ehesten „remodeln":
  - Anteriore Lokalisierung
  - Involvierung der Spitze der linken Kammer
  - Großes Infarktterritorium
  - Verschlossene Infarktarterie (keine Thrombolyse oder PTCA (perkutane, transluminale Koronarangioplastie), nicht erfolgte Lyse, Wiederverschluß)
  - Post-MI-Ischämie
  - Unbewiesen: multiple Infarkte; bereits bestehende Dysfunktion des linken Ventrikels, linksventrikuläre Hypertrophie oder linksventrikuläre Dilatation

Remodeling sowohl innerhalb als auch außerhalb der ursprünglichen Infarktzone stattfindet [17, 41, 54]. Grundsätzlich kann man sagen, daß die Erweiterung der linken Herzkammer zu einem frühen Zeitpunkt durch eine Zunahme der Infarktfläche selbst hervorgerufen wird; zu einem späten Zeitpunkt auftretende Veränderungen beziehen auch normales Myokard der linken Herzkammer mit ein, welches sich abgelegen vom initialen Infarktgebiet befindet.

Verschiedene Studien, die in der Mitte der 80er Jahre durchgeführt wurden, deuten darauf hin, daß die globale, durch eine Messung der linksventrikulären Auswurffraktion bestimmbare Funktion der linken Herzkammer in denjenigen Herzen, in denen linksventrikuläres Remodeling stattfindet, mit der Zeit abnimmt [43, 56]; vorliegende Daten demonstrieren, daß die Vergrößerung der linken Herzkammer mit einem entgegengesetzten Einfluß auf die systolische Funktion einhergeht [22] (d. h., Auswurffraktion ist negativ korreliert mit der Erweiterung der linken Herzkammer). Eine Reihe von wirklich bedeutenden Studien an einem Rattenmodell belegten, daß Captopril, ein Inhibitor des Angiotensin-Converting-Enzymes (ACE-Hemmer), die Vergrößerung der linken Herzkammer nach einem Myokardinfarkt sowie die Verschlechterung der linksventrikulären Funktion vermindern konnte, was mit einer Zunahme der Überlebenschancen verbunden war [41, 44, 45]. Nun wurde vermutet, daß Medikamente, deren blutdrucksenkende Fähigkeiten schon nachgewiesen worden waren, die Beanspruchung der Herzmuskelwand herabsetzen und damit die linke Herzkammer nach einem Myokardinfarkt positiv würden beeinflussen können.

Sehr bald wurde in zwei kleinen Patientenstudien der klinische Nutzen von Captopril, der in dem Ratteninfarktmodell deutlich geworden war, auch auf Menschen übertragen [43, 56]. In diesen Studien bekamen asymptomatische Infarkt-Patienten ein Jahr lang Captopril oder ein Placebo. In einer der Studien wurde Furosemid als zweite pharmakologische Intervention gebraucht [43]. Beide Studien bewiesen, daß der ACE-Hemmer das Remodeling der linken Herzkammer verhinderte und die kontraktile Funktion der linken Herzkammer zu erhalten schien. Allerdings war der klinische Nutzen unsicher. Deshalb wurden in vielen darauffolgenden Studien ACE-Hemmer bei akuten Myokardinfarkt eingesetzt, und die Mehrheit dieser Studien haben bestätigt, daß diese Medikamente bei Kohorten von Post-Infarkt-Patienten die Größe und die Funktion der linken Herzkammer erhalten (Tab. 2) [27, 14, 24, 37, 38, 42, 51, 60].

Zusätzlich zu Captopril (und auch anderen ACE-Hemmern) wurde auch für die organischen Nitrate nachgewiesen, daß diese das Remodeling der linken Herzkammer aufhalten können [30, 32, 35]. Aber verglichen mit den ACE-Hemmern sind Daten, die einen größeren klinischen Nutzen der Nitrate beweisen, außerordentlich limitiert. 1988 wurde eine einflußreiche Studie publiziert, in der

Tabelle 2 Studien über den Einsatz von ACE-Hemmern beim und nach dem akuten Myokardinfarkt (auszugsweise)

Name der Studie oder des ersten Autors	Referenznummer	Jahr der Veröffentlichung/ Präsentation:
SAVE	[36, 42, 60]	1992
CONSENSUS-II	[6, 61]	1992
AIRE	[2]	1993
SPIRIT	[51]	1994
Sharpe et al.	[56]	1988
Sharpe et al.	[57]	1991
Pfeffer et al.	[43]	1988
Oldroyd et al.	[38]	1991
Nabel et al.	[37]	1991
GISSI-3	[19, 20, 21]	1994
ISIS-4	[26]	1994, 1995
Chinese Trial	[39]	1994, 1995
CAPTIN	[24, 46]	1993, 1994
SMILE	[7, 20]	1994, 1995
Rosano et al.	[52]	1994
TRACE	noch nicht abgeschlossen	
HEART	noch nicht abgeschlossen	

intravenöses Nitroglyzerin (NTG) bei Patienten mit akutem Myokardinfarkt angewendet worden war [32]. In dieser Studie wurde eine Untergruppe der Versuchspatienten mit zweidimensionaler serieller Echokardiographie über einen Zeitraum von 10 Tagen hinweg beobachtet; im Vergleich zu den Kontrollpatienten schien das Remodeling der linken Herzkammer bei den Patienten, die mit Nitrat behandelt worden waren, vermindert zu sein. Obwohl die Follow-up-Daten für die mit Nitroglyzerin behandelten Patienten eine verbesserte Überlebensrate dokumentieren, sind zusätzliche echokardiographische Daten nicht vorhanden. Der am intensivsten tätige Forscher hat belegt, daß bei Patienten mit akutem Myokardinfarkt, die man anfänglich alle mit intravenösem Nitroglyzerin (NTG) über einen Zeitraum von 48 Stunden hinweg behandelt hatte und denen dann weitere 6 Wochen lang buccal Nitroglyzerin gegeben wurde, zusätzliche klinische Erfolge bezüglich des Remodeling der linken Herzkammer auftraten [30]. Wie auch bei den frühen Remodeling-Studien, bei denen ACE-Hemmer eingesetzt worden waren, konnte aufgrund der kleinen Größe der Studienpatientengruppe kein klinischer Nutzen unterschieden und nachgewiesen werden. Aber wie man mit zweidimensionaler, serieller Echokardiographie feststellen konnte, wurde das Remodeling der linken Herzkammer verhindert [30].

Neuere Untersuchungen zum Remodeling der linken Herzkammer

ACE-Hemmer

Kürzlich wurde über eine Reihe von größeren klinischen Studien berichtet. Die meisten dieser Studien bestätigten, daß klinische Erfolge zu verzeichnen sind, wenn in der Periode nach einem Myokardinfarkt ACE-Hemmer eingesetzt werden [2, 6, 7, 19, 24, 26, 36–39, 42, 51, 60, 61]. Diese Studien unterschieden sich in Größe, Wahl des ACE-Hemmers, Zeitpunkt des Therapiebeginns und Dauer der Therapie (Tab. 2). Es ist anzumerken, daß einige Studien nur Patienten mit verminderter linksventrikulärer Funktion oder Herzinsuffizienz auswählten, während andere Studien eine Strategie gebrauchten, bei der „alle möglichen" Studienteilnehmer behandelt wurden [19, 26, 39, 61]. Consensus-II, die zuerst publizierte, größere Studie über ACE-Hemmer, wurde vor Ablaufen der geplanten Studiendauer beendet, weil geschlußfolgert wurde, daß die angewandte Behandlung (intravenös Enalaprilat, gefolgt von oralem Enalapril) die Mortalität der Studienpatienten verglichen mit der Mortalität der Kontrollgruppe nicht hatte reduzieren können [61]. Die Studie endete im Durchschnitt 6 Monate nach dem erlittenen Myokardinfarkt, was zu früh gewesen sein mag, um Erfolge zu erkennen. Und tatsächlich hat eine neuere Analyse in der Consensus-II-Studiengruppe eine Abnahme des Remodeling der linken Herzkammer nachgewiesen [6]. Exzessives Senken des Blutdrucks durch den ACE-Hemmer Enalapril in den ersten Stunden nach einem Myokardinfarkt mag – so wurde eingewendet – abschwächend auf ein positives Resultat gewirkt haben.

Innerhalb von einem Jahr nach den Consensus-II-Ergebnissen wurde über die lange erwartete SAVE-Studie berichtet. Diese Studie wies bei Patienten, die mit Captopril behandelt worden waren, gegenüber der Placebogruppe eine eindeutige Reduktion der Mortalität und die Abnahme einer Reihe von klinischen Komplikationen nach, wodurch das Risiko der Patienten im Rahmen von 20–25 % reduziert wurde (Abb. 1) [36, 42, 60]. Diese Studie war extrem einflußreich und liefert die bedeutendsten Ergebnisse, die ACE-Hemmer als einen Grundstein der Postinfarkt-Therapie bei Patienten mit beeinträchtigter linksventrikulärer Funktion darstellt. Es ist wichtig hervorzuheben, daß in den Stu-

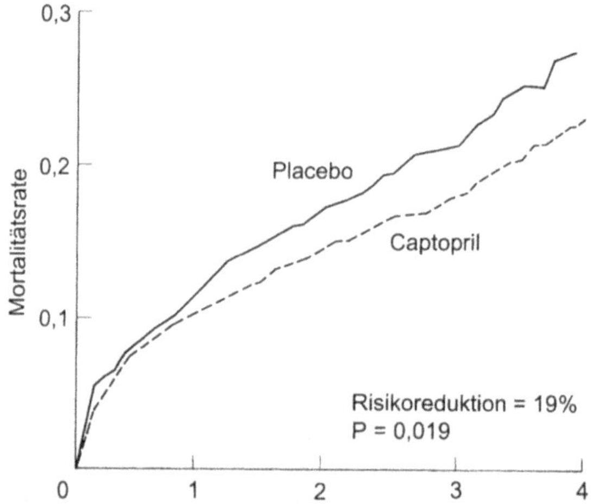

Placebo	1116	987	915	609	262
Captopril	1115	1000	938	614	288

Abb. 1 Mortalitätsziffern (Mortalität kann auf verschiedene Ursachen zurückzuführen sein) in der SAVE-Studie. In dieser randomisierten Studie mit 2.231 Postinfarkt-Patienten mit einer Auswurffraktion < 40 % wurden die Patienten entweder mit Captopril 50 mg TID oder mit Placebo behandelt [43].

dien SAVE, Consensus-II, GISSI-3 und ISIS-4, ACE-Hemmer Personen verabreicht wurden, die keine Linksherzinsuffizienz aufwiesen, d. h., es handelte sich um asymptomatische Studienteilnehmer. 1994 genehmigte die „Food and Drug Agency“ der Vereinigten Staaten (Behörde für Ernährung und Medikamentengebrauch) den Gebrauch von Captopril bei asymptomatischen Postinfarkt-Patienten, die eine herabgesetzte linksventrikuläre Auswurffraktion aufweisen. Viele ACE-Hemmer-Studien, darunter SAVE, AIRE, ISIS-4, GISSI-3, eine größere chinesische Studie und Practical haben Überlebensgewinne bei Post-MI-Versuchspersonen aufgezeigt [2, 7, 19, 26, 39, 42]. Die erzielte Verbesserung der Mortalitätsziffern in solchen Studien erwies sich als deutlich größer, wenn für die Teilnahme an der Studie nur Patienten herangezogen wurden, die eine beeinträchtigte Funktion des linken Ventrikels oder Herzinsuffizienz aufwiesen. Die Mechanismen der Mortalitätssenkung sind ungewiß und Daten, die bestätigen, daß mit einer erhöhten Überlebensrate eine Reduktion des Remodeling einhergeht, sind limitiert [21]. Trotzdem wird generell angenommen, daß die primär gewinnbringenden Mechanismen repräsentiert werden durch Vorbeugung der Expansion der linken Herzkammer und Aufrechterhaltung der linksventrikulären Auswurffraktion (siehe unten).

Nitrate

Kürzlich wurde über größere klinische Studien berichtet, die die Rolle der Anwendung von Nitraten bei Patienten mit akutem Myokardinfarkt und bei Postinfarkt-Patienten erforschten. Diese beinhalten die beiden europäischen Megastudien ISIS-4 [26] und GISSI-3 [19] und die sehr viel kleinere ESPRIM Studie [13], die Molsidomin, einen den organischen Nitraten ähnlichen NO-Spender einsetzte. Diese Studien haben nicht beweisen können, daß Nitrate die Mortalität – im Vergleich zu Placebo – senkten. Ein marginaler Trend (nicht signifikant) in Richtung auf einen Überlebensgewinn wurde sowohl in ISIS-4 als auch in GISSI-3 gesehen, die nach 6–7 Wochen eine Mortalitätsdifferenz von 0,3 % aufwiesen [19, 26]. In der ESPRIM-Studie gab es keinen Mortalitätsunterschied zwischen Molsidomin und Placebo [13]. Spezifische Werte über das Remodeling sind aus diesen Studien nicht vorhanden, obwohl der Endpunkt der GISSI-3-Studie nach 6 Monaten Tod und/oder schwere Linksherzinsuffizienz waren [19, 26]. Interessant ist, daß die Kombination von Nitrat und ACE-Hemmer die Patientenzahl, die diesen kombinierten Endpunkt nach 6 Monaten erreichte, gegenüber der Kontrollgruppe reduzierte [21]. Dieses deutet auf einen stetigen Gewinn in bezug auf das Remodeling hin, der von der Verabreichung zweierlei vasodilatatorischer Medikamente ausgeht.

Die vorhandenen Studienergebnisse geben keine endgültige Auskunft darüber, ob Nitrate die Fähigkeit haben, die Linksherzdilatation zu begrenzen. Außerdem kann man, bis über mehr detaillierte Echoinformationen aus ISIS-4 und GISSI-3 berichtet wird, über dieses Problem keine spezifischen Beurteilungen abgeben. Es mag nützlich sein, sich erneut ins Gedächtnis zu rufen, daß die Mortalitätskurven der SAVE-Studie bis zum Erreichen eines Zeitpunktes von 12 Monaten noch nicht damit begannen, sich auseinanderzuentwickeln (Abb. 1) [42] und daß Consensus-II nach 6 Monaten keine Mortalitätsabnahme für Enalapril zeigte [61]. Aber nichtsdestotrotz demonstrierte Consensus-II im Anschluß daran eine Reduktion des Remodeling der linken Herzkammer. Somit konnten die größeren europäischen Studien schon zeigen, daß Nitrate eine günstige Wirkung auf das Remodeling haben.

„Open-Artery-Hypothesis“ (Hypothese der offenen Arterien)

Das Offenbleiben bzw. Wiedereröffnen der Arterien wird vielfach als wichtiger Faktor angesehen, der die Kurz- und die Langzeitprognose nach einem akuten Myokardinfarkt positiv verändert [4, 18, 48]. Obwohl der Großteil der Untersuchungsbelege, die für den Nutzen einer offenen Arterie sprechen, auf akuten Reperfusionsstrategien (Thrombolyse, primäre Angioplastie) beruhen, glauben einige Forscher, daß ein wieder eröffnetes Infarktgefäß zur Zeit der Krankenhausentlassung ein therapeutisches Ziel sein sollte, unabhängig vom Zeitpunkt der zur Reperfusion führenden Intervention. Es scheint auf jeden Fall so, daß frühe Reperfusion mittels PTCA oder Thrombolyse, d. h. innerhalb der ersten 6 Stunden nach einem akuten Myokardinfarkt, die darauf folgende Linksherzdilatation limitiert [4, 18, 27, 29, 48, 63].

Außerdem haben Studien gezeigt, daß Personen, die das Krankenhaus mit einer stenosierten Infarktarterie verlassen, in der Nachuntersuchung größere linksventrikuläre Volumina aufweisen als diejenigen Personen, deren Infarktarterien zum Zeitpunkt der Krankenhausentlassung offen sind [27, 29, 34, 43, 63]. Einige neue, prospektive Studien stimmen mit dieser Ansicht überein [27, 34, 43, 63]. Auch der Grad der Öffnung der Arterie ist wichtig [34]. Ob eine offene Arterie und ein kleineres Linksherzvolumen zu einem späten Zeitpunkt nach dem Myokardinfarkt mit verbesserten Langzeitüberlebenschancen und herabgesetzter Morbidität einhergehen, ist nicht gesichert, aber viele halten dies für zutreffend. Tab. 3 listet einige der Hypothesen auf, warum eine offene Arterie das Remodeling der linken Herzkammer limitieren könnte. Abb. 2 zeigt kürzlich publizierte angiographische Ergebnisse, die die Ansicht unterstützen, daß die Revaskularisierung des Infarktgefäßes ein bedeutender Faktor bei der Limitation der Linksherzdilatation ist.

Charakteristika des linksventrikulären Remodeling

Obwohl die unabbingbare Voraussetzung des Remodeling in der allmählichen Linksherzdilatation besteht, sind die Stimuli, die diesen Prozeß initiieren und aufrechterhalten, sowie die grundlegenden zellulären Reaktionen, die für das Remodeling verantwortlich sind, nicht gut charakterisiert. Die Expansion der Infarktzone, so haben eine Reihe von Studien bestätigt, kann mit überraschender Schnelligkeit auftreten; sie kann binnen weniger Stunden nach dem Infarkt beginnen und innerhalb von Tagen klar definierbar sein. Der zeitliche Verlauf

Tabelle 3 Eventuelle Mechanismen, die mit einer wieder durchgängig gemachten Infarktarterie einhergehen und die Prävention oder das Aufhalten des Postinfarkt-Remodeling begünstigen

- Abnahme der Infarktgröße (frühe Reperfusion), die eine geringere linksventrikuläre Dilatation und ein geringeres Remodeling nach sich zieht.
- Prävention der Expansion der frühen Infarktzone durch eine Zunahme der Blutversorgung in der Infarktzone; Zunahme der Gewebespannung oder der Spannkraft in der Myokardinfarktzone.
- Abnahme der Verdünnung der Herzmuskelwand in der Infarktzone.
- Geringere Entwicklung einer exzentrischen linksventrikulären Hypertrophie (LVH).
- Rettung des epikardialen Myokardgewebes, um die Infarktzone zu stützen; der intakte Myokardrand des Muskels übernimmt eine Skelettfunktion.
- Zunahme des Potentials für eine spätere Wiederherstellung der linksventrikulären Funktion (z. B. betäubtes, hibernierendes Myokard).
- Gesteigerter Kollateralkreislauf zu verschlossenen oder stenosierten Koronararterien, die aber nicht gleich den Infarktgefäßen sind.
- Abnahme der gerade auftretenden oder potentiellen myokardialen Ischämie.

Anmerkung: Die Effekte der *Thrombolyse* sind *früh* und scheinen die Phänomene der Infarktzone zu beeinflussen. *Angioplastie* oder *spontane Reperfusion* können frühe Erfolge induzieren oder späte Remodeling-Phänomene beeinflussen (Nichtinfarktzone), je nachdem, wann die Reperfusion stattfindet.

der linksventrikulären Hypertrophie ist weniger klar. Kaum bekannt sind außerdem die Faktoren, die zu einer Linksherzdilatation zu einem späteren Zeitpunkt nach dem Myokardinfarkt führen. Einige der denkbaren pathogenetischen Faktoren sind das Entgleiten der myokardialen Zellen, linksventrikuläre Hpyertrophie mit paralleler oder in Serie angeordneter Induktion von Wachstumsfaktoren, Reaktionen des Bindegewebes und Aktivierung von Gewebs- und/oder systemischen, neurohormonalen Faktoren [16, 17, 41, 54]. Offensichtlich wichtig ist die heraufgesetzte systolische und diastolische Belastung der Herzmuskelwand. Das Resultat des Remodeling-Prozesses ist eine exzentrische linksventrikuläre Hypertrophie in einer erst zu einem späten Zeitpunkt erfolgenden Hyperplasie: Unklar ist dabei nur, ob der Grad einer solchen Hypertrophie in Ventrikeln, die sich im Prozeß des Remodeling befinden, exzessiv oder inadäquat ist. Was die Lokalisierung angeht, so bezieht der in einer Erweiterung der linken Herzkammer resultierende Infarkttyp, die anteroapikale Partie der linken Herzkammer mit ein. Mittels Echokardiographie sind Merkmale identifiziert worden, die vorauszusagen scheinen, welche Herzen sich er-

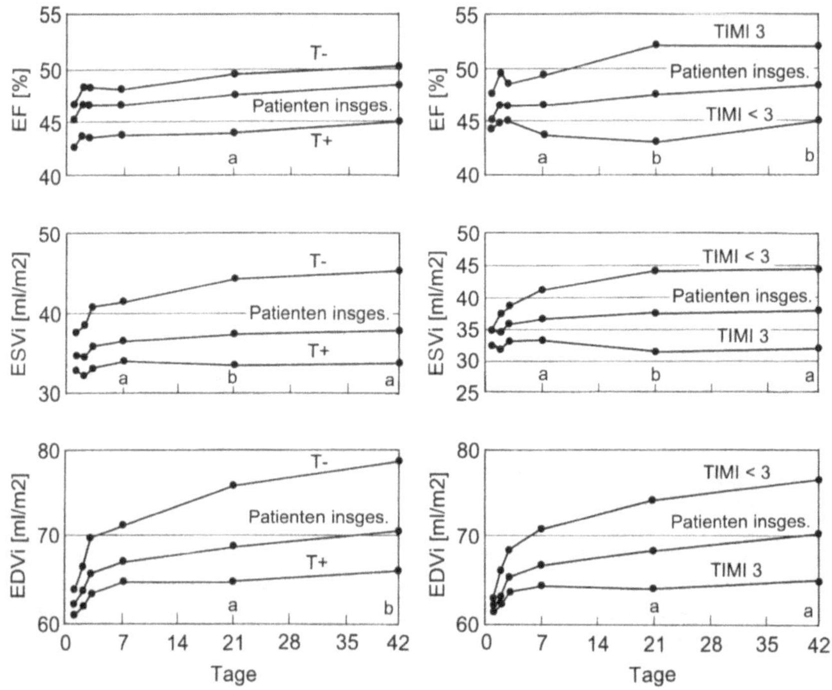

Abb. 2 Diese Kurven zeigen die Beziehungen zwischen thrombolytischer Therapie (links) und Durchlässigkeit der Infarktarterie (rechts), aufgetragen über dem Zeitverlauf linksventrikulärer Volumenveränderungen und über dem Zeitverlauf der Auswurffraktion nach Myokardinfarkt. Abkürzungen: EDVi = enddiastolischer Volumenindex; ESVi = endosystolischer Volumenindex; EF = Auswurffraktion; T + = thrombolytische Therapie wurde gegeben; T – = thrombolytische Therapie wurde nicht gegeben; $p < 0{,}05$ = a; $p < 0{,}01$ = b; TIMI 3 = normaler oder durchaus guter Blutdurchfluß durch die Infarktarterie; TIMI < 3 = weniger guter Blutdurchfluß [48].

weitern werden [1, 47, 60]; im Gegenzug kann bei Abwesenheit solcher Befunde auch ein gutartiger Verlauf vorausgesagt werden, der sich nicht durch eine Linksherzdilatation auszeichnet. Übliche Indikatoren, die den Prozeß des Remodeling belegen, sind verstärkte Kugelform der Ventrikelkontur in Systole und Diastole mit einem Verlust der apikalen Krümmung des Ventrikels.

Sehr wichtig ist der Grad des linksventrikulären Schadens. In den ersten Infarkten ist die Auswurffraktion proportional zur myokardialen Infarktgröße; über einen gewissen Zeitraum hinweg resultiert die Linksherzdilatation in heraufgesetzter Belastung der Herzmuskelwand und herabgesetzter Auswurffraktion. Kleine Infarkte oder solche ohne Einbeziehung der Q-Zacke des EKG scheinen kein Remodeling zur Folge zu haben. Infarkte der inferioren Herzwand dilatieren dem linken Ventrikel in einem sehr viel kleineren Ausmaße als Infarkte der anterioren Herzmuskelwand.

Linksventrikuläres Remodeling: ein übliches Phänomen?

Wie von Cohen und anderen Forschern vorgeschlagen wurde, scheint das Remodeling eine übliche Reaktion auf Schäden der linken Herzkammer zu sein und sogar in Abwesenheit einer plötzlichen, myokardialen Schädigung, wie sie bei einem akuten Myokardinfarkt gegeben ist, aufzutreten [9, 54]. Dieses Konstrukt bezieht mit ein, daß sich die chronische Linksherzinsuffizienz bei Personen mit einer Linksherzdilatation und/oder einer herabgesetzten systolischen Funktion allmählich verschlechtern wird. Auf diese Weise dilatiert der linke Ventrikel immer mehr, und die Auswurffraktion des linken Ventrikels sinkt immer weiter ab. Sogar in den positiv ausgefallenen pharmakologischen Studien über Stauungsherzinsuffizienz oder linksventrikuläres Remodeling kommt es, über einen gewissen Zeitraum hinweg, bei einigen behandelten Versuchspersonen zu einem Abfall der linksventrikulären Auswurffraktion und zum Tode, obwohl dies bei den medikamentös behandelten Patienten weniger schnell geschieht als bei den Placebogruppen [6, 8, 10, 11, 33, 36, 42, 58–60]. Für ACE-Hemmer oder die Kombination von Isosorbitdinitrat und Hydralazin wurde belegt, daß sie die Abnahme der linksventrikulären Funktion vermindern [6, 8, 33, 60]. Die GISSI-3-Studie hat nach 6 Monaten bei Studienteilnehmern, die über einen Zeitraum von 6 Wochen nach einem Myokardinfarkt mit ACE-Hemmern und Nitraten behandelt worden waren, ähnliche Erfolge nachgewiesen [21]. Andauernde, allmähliche Verschlechterungen der linksventrikulären Leistungen sind üblich bei Patienten mit sowohl symptomatischer als auch asymptomatischer Linksherzinsuffizienz, die man mit seriellen Messungen der linksventrikulären Funktion nachuntersucht [8]. Durch die Überzeugung, daß akuter oder chronischer linksventrikulärer Schaden eine Abfolge von Ereignissen in Gang setzt oder aufrechterhält, die eine weitere Vergrößerung der linken Herzkammer und Verminderung der systolischen Funktion zur Folge hat, wird die heutige Herzinsuffizienztherapie rationaler. Die Prävention zusätzlicher oder forschreitender Linksherzinsuffizienz und die Prävention der Linksherzdilatation sollte ein primäres therapeutisches Ziel darstellen, egal ob der ursprüngliche myokardiale Schaden durch einen akuten Infarkt entsteht oder als Konsequenz von multiplen Infarzierungen, viraler Myokarditis, schwerer Herzklappenerkrankung oder ideopathischer, dilatativer Kardiomyopartie entsteht.

Faktoren, die zum Remodeling der linken Herzkammer beitragen

Eine Reihe von Umständen stehen, so wird angenommen, in kausalem Zusammenhang zum Remodeling der linken Herzkammer. Neurohormonale Faktoren, deren Aktivierung bei akuter linksventrikulärer Dysfunktion und chronischer Stauungsherzinsuffizienz [15, 49], während akutem Myokardinfarkt [53] und bei asymptomatischen Versuchspersonen mit Linksherzinsuffizienz [16] nachgewiesen wurde, machen wahrscheinlich einen Hauptteil der Faktoren aus. Die Belastung der Herzmuskelwand wird durch die Linksherzdilatation vergrößert; auf diese Weise erzeugt Dilatation in der Folge noch mehr Dilatation. Hier mag inadäquate oder vielleich exzessive linksventrikuläre Hypertrophie eine Rolle spielen [5, 16, 17, 35, 55]. Zelluläre Signale für diese Prozesse werden zur Zeit intensiv untersucht [16, 64]. Angiotensin II, Endothelin, Katecholamine, das atriale natriuretische Peptid und andere Faktoren werden am intensivsten erforscht.

Führt die Prävention des Remodeling zu einer verbesserten Überlebenschance?

Obwohl es klar ist, daß die Linksherzdilatation durch medikamentöse Therapien, besonders durch ACE-Hemmer, wünschenswert beeinflußt werden kann, ist noch nicht herausgefunden worden, ob die Prävention oder die Abschwächung der Linksherzdilatation direkt zu einer Verbesserung hinsichtlich Morbidität und Mortalität führt. Indirekte Ergebnisse und intuitive Gedankengänge lassen dies aber vermuten. Eine neuere Analyse der SAVE-Studie scheint zu bestätigen, daß ein Überleben ohne klinische Komplikationen einhergeht mit der Einschränkung oder Prävention des linksventrikulären Remodeling [60] (Abb. 3): Hier wurden 512 Patienten einer Substudienkohorte zu Studieneingang und nach 12 Monaten mit detaillierter, zweidimensionaler Echokardiographie untersucht. Eine Korrelation zwischen klinischen Komplikationen (Tod oder Stauungsherzinsuffizienz) mit der An- oder Abwesenheit einer progressiven Linksherzdilatation unterstützt die Remodeling-Hypothese. Mit Captopril oder Placebos behandelte Studienteilnehmer, bei denen über die 3 Jahre andauernde Zeit der Studie hinweg eine klinische Komplikation auftrat, wiesen eine 3mal so hohe Zunahme der linksventrikulären Herzkammergröße auf, verglichen mit jenen Patienten, die ohne klinische Komplikationen geblieben waren. Die Komplikationsrate insgesamt betrug über ein Jahr hinweg 25 % (32 % in der Placebogruppe, 21 % in der Captoprilgruppe, also eine Risikoreduktion von 35 % [60]. Bei einer Bewertung der aktiven Captopriltherapie gegenüber Placebo wurde klar, daß Captopril in der Lage war, bei den meisten behandelten Patienten die Linksherzdilatation zu begrenzen und daß dieses übertragen werden konnte in ein weniger häufiges Auftreten von klinischen Komplikationen

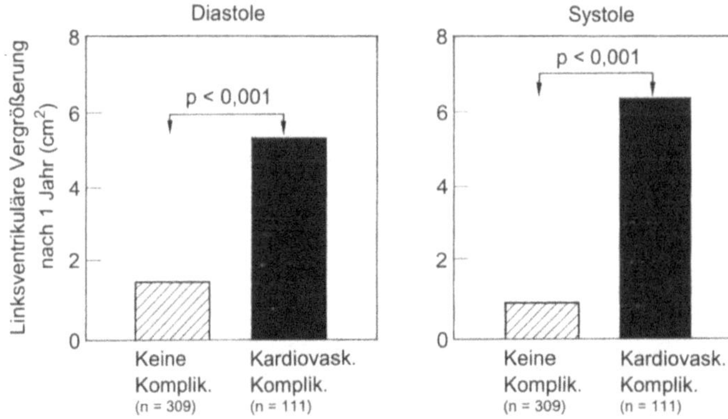

Abb. 3a Der Zusammenhang zwischen Remodeling, klinischen Komplikationen und Therapie mit Captopril in der SAVE-Studie. Diese Säulendiagramme geben die Veränderungen der linksventrikulären Fläche zwischen Untersuchungsbeginn und nach einem Jahr an, und zwar bei Patienten mit kardiovaskulären Komplikationen im Vergleich zu Patienten, die nach dem Myokardinfarkt einen unkomplizierten Verlauf nahmen. Die linksventrikulären Flächen wurden von zweidimensionalen echokardiographischen, kurzen Achsenansichten errechnet. Diese Ergebnisse entstammen einer Echosubstudienkohorte von ungefähr 25 % der gesamten SAVE-Studie [60].

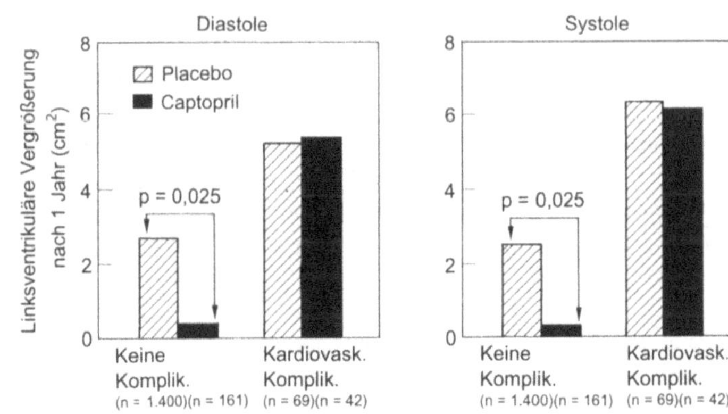

Abb. 3b Die Beziehung zwischen Remodeling, klinischen Komplikationen und Captopril-Therapie in der SAVE-Studie. Diese Säulendiagramme demonstrieren die Veränderung der echokardiographischen Fläche zwischen Studieneingang und nach einem Jahr bei Patienten mit bzw. ohne kardiovaskuläre Komplikationen (untergliedert in die Captopril- bzw. Placebogruppe) [60].

als bei den mit Placebos behandelten Patienten. Auf der anderen Seite war bei jenen Patienten, bei denen Captopril nicht in der Lage war, die Linksherzdilatation aufzuhalten, das Auftreten klinischer Komplikationen wesentlich häufiger [60].

In der Analyse einer kleinen Untergruppe der SOLVD-Studie war der linke Ventrikel in der Placebogruppe dilatiert, wohingegen Enalapril die Vergrößerung des linksventrikulären Cavums verhinderte [33]. Bei den mit ACE-Hemmern behandelten Patienten gab es einen Hinweis auf die Erhaltung ihrer linksventrikulären Kontraktionsfähigkeit. In einer anderen Analyse nahm die Steifheit der Kammer mit Placebos behandelten Patienten ab, wohingegen sie mit Enalapril bei ihrem ursprünglichen Steifheitsgrad beibehalten wurde. Das linksventrikuläre Remodeling wurde mit der Aktivierung neurohumoraler Faktoren [49] in Beziehung gesetzt, wobei man vorschlug, daß die Therapie mit ACE-Hemmern zumindest einen teilweisen Nutzen durch Unterdrückung von Angotensin und Aldosteron induzieren kann. Eine Reihe von Wirkungsmechanismen, die einen günstigen, also hemmenden Einfluß auf das Fortschreiten der Erweiterung der linken Herzkammer ausüben, sind für die ACE-Hemmer vorgeschlagen worden (Tab. 4).

Richtlinien für die Prävention des linksventrikulären Remodeling: Patientenauswahl, Timing, Dosierung

Zum gegenwärtigen Zeitpunkt sollten medikamentöse Therapien, die speziell der Kontrolle der Linksherzdilatation bei Patienten nach einem Myokardinfarkt dienen, auf den Gebrauch von ACE-Hemmern beschränkt sein. Mit Nitraten hat man in den europäischen Megastudien in bezug auf die Verbesserung der Kurzzeitmortalität enttäuschende Erfahrungen gemacht; das linksventrikuläre Remodeling per se wurde in diesen Studien, die über 70 000 Studienteilnehmer einbezogen, allerdings noch nicht analysiert [19, 21, 26]. Eine Größenabnahme des linken Ventrikels unter Nitratbehandlung mag letzten Endes nachweisbar sein, vielleicht bei hohen Risikokohorten (anteriorer Myokardinfarkt, niedrige Auswurffraktion); auf jeden Fall deuten Analysen der GISSI-3- und ISIS-4-Studien nach 6 Monaten bei keiner Untergruppe, die mit Nitraten allein behandelt worden war, eine Verbesserung bezüglich der Mortalität an. Zwar war auch für die Patienten der GISSI-3-Studie, die mit ACE-Hemmern alleine behandelt worden waren, der bescheidene Überlebensvorteil, den diese nach 6 Wochen aufwiesen, nach 6 Monaten verschwunden. Aber sowohl bei Behandlung mit ACE-Hemmern alleine als auch bei einer Kombinationstherapie aus ACE-Hem-

Tabelle 4 Möglicher Nutzen durch Verhindern oder Reduzierung des Postinfarkt-Remodeling

Linksventrikuläre Größe, Struktur, hämodynamische Effekte

↓ Linksventrikuläre Hypertrophie (vorwiegend exzentrische linksventrikuläre Hypertrophie)
↓ Linksventrikuläre Masse
↓ Linksventrikuläre Compliance und ↑ Steifheit der Kammer
↓ Linksventrikuläre stystolische und diastolische Volumina
↓ Linksventrikuläre Rundheit
↓ Nachlast
  ↓ Blutdruck
  ↓ Linsventrikuläre Herzmuskelwandbelastung
↓ Vorlast

Neurohumorale, zelluläre Prozesse

↓ Aktivierung des systemischen Renin-Angiotensin-Systems	↓ Angiotensin II
↓ Aktivierung des Gewebe-Renin-Angiotensin-Systems) (myokardial, vaskulär, renal)	↓ Aldosteron
	↓ Atriales natriuretisches Peptid

↑ Bradykinin-Aktivität
Verbesserte endotheliale Funktion
↓ Interaktionen des sympathischen Nervensystems
↓ Interstitielles und perivaskuläres Kollagen (Fibrose)
↓ Verschiedene Wachstumsfaktoren

mern und Nitraten wurde der kombinierte „Endpunkt“ aus Mortalität und Linksherzinsuffizienz reduziert [21].

Das Erreichen einer Thrombolyse ist für alle in Frage kommenden Patienten mit akutem Myokardinfarkt klar indiziert und verbessert die Kurz- und Langzeitmortalität und Morbidität. Neue Ergebnisse unterstützen die „Hypothese der offenen Arterie“; denn eine später einsetzende Dilatation des linksventrikulären Cavums ist bei Personen, die das Krankenhaus mit einer durchlässigen Infarktarterie verlassen, nicht vorhanden oder weniger ausgeprägt [4, 18, 23, 27, 29, 34, 48]. Hier hat ein Blutdurchfluß der Stärke „TIMI grade 3“ erheblich bessere Resultate zur Folge als geringere Stufen der Durchlässigkeit [34]. Primäre Infarktangioplastie scheint einen ähnlichen, heilsamen Effekt auf die Linksherzdilatation zu haben, aber die Ergebnisse diesbezüglich sind begrenzt, und große, sorgsam kontrollierte Studien sind nicht vorhanden, um diese Frage zu beantworten. Ob verschlossene Infarktgefäße durch Koronarangioplastie oder andere chirurgische Eingriffe auch zu einem späteren Zeitpunkt – während des folgenden stationären Krankenhausaufenthaltes – geöffnet werden sollten, ist eine umstrittene Frage. Ergebnisse, die diesbezüglich sowie nur begrenzt zur Verfügung stehen, bekräftigen einen Überlebensvorteil durch solch eine Strategie nicht, aber eine größere prospektive Studie wurde bisher noch nicht durchgeführt. Generell werden frühe Interventionen empfohlen, die für eine maximale Öffnung der Infarktarterie sorgen sollten; eine Reihe von Vorteilen resultieren durch eine solche Vorgehensweise [18], einschließlich der Dilatationsverminderung des linken Ventrikels [4, 18, 23, 27, 29, 34, 48, 63].

ACE-Hemmer stehen sicherlich an erster Stelle einer Strategie, mit der man das Remodeling der linken Herzkammer angehen kann. Obwohl die größten klinischen Gewinne der ACE-Hemmer bei Patienten mit herabgesetzter linksventrikulärer Auswurffraktion, typischerweise Patienten mit einem anterioren, apikalen Infarkt, erreicht werden, bestätigen die größeren europäischen Studien für alle Patienten mit akutem Myokardinfarkt, unabhängig davon, wo der Infarkt lokalisiert war, und unabhängig davon, welche linksventrikuläre Funktion diese Patienten erreichten, einen kleinen, aber eindeutigen Überlebensgewinn nach 6 Wochen [19, 26]. Allerdings scheint sich die Überlebensrate nach 6 Monaten mit ACE-Hemmern alleine nicht von der Kontrollgruppe zu unterscheiden [21].

Diese sehr großen Studien sowie viele andere Studien demonstrieren, daß es ungefährlich ist, ACE-Hemmer innerhalb der ersten 24 Stunden einzusetzen; zwingend ist dabei der vorsichtige Einsatz der Medikamente, um eine Hypertonie zu vermeiden. Weniger klar ist das angemessene Timing der medikamentösen Therapie.

Patientenauswahl: wer sollte therapiert werden?

Die Therapie des Remodeling beginnt mit einer offenkundigen Entscheidung des behandelnden Arztes, ein Medikament zu verschreiben, welches spezifisch darauf ausgerichtet ist, die progressive Linksherzdilatation nach einem akuten Myokardinfarkt zu vermindern oder zu verhindern (Tab. 5). Patienten mit manifester Stauungsherzinsuffizienz oder einer Stauungslunge repräsentieren hierbei eine Gruppe mit besonders hohem Risiko klinischer Komplikationen. Die Entscheidung, eine medikamentöse Therapie gegen das Remodeling einzusetzen, wird in der Regel bei asymptomatischen Personen nach einem Myokardinfarkt getroffen. Auf die Frage der Wiedereröffnung der Infarktarterie, die entweder durch thrombolytische Therapie oder direkte Angioplastie erreicht werden kann, wird hier nicht im Detail eingegangen. Bei allen Patienten mit

Tabelle 5 Therapie des linksventrikulären Remodeling: eine Richtlinie für die Patientenauswahl

Revaskularisierung	*Zielgruppen*
Früh (innerhalb von 6 Stunden) – Thrombolyse, Angioplastie	• Alle in Frage kommenden Personen mit Myokardinfarkt • Nutzen des Remodeling: anteriorer Myokardinfarkt, größerer Myokardinfarkt, multiple Infarzierungen, starke linksventrikuläre Insuffizienz
Spät (Tage bis Wochen) – Angioplastie	• Keine definitiven Ergebnisse • Erfolge sind beim anterioren Myokardinfarkt möglich, besonders wenn der linke Ventrikel schon dilatiert ist und/oder die Auswurffraktion < 40 %.
ACE-Hemmer	
Früh (innerhalb von 24 bis 48 Stunden)	• Größerer anteriorer Myokardinfarkt, koronare Herzinsuffizienz, größere linksventrikuläre Dysfunktion, keine oder fehlgeschlagene Thrombolyse, geschlossene Infarktarterie
Spät (Tage bis Wochen)	• Anteriorer Myokardinfarkt; linksventrikuläre Auswurffraktion < 40 %; vorherige Infarzierung; Infarktarterie nicht wieder durchlässig gemacht.
Eingeschränkte oder unsichere Effizienz	• Inferiorer Myokardinfarkt, Myokardinfarkt ohne Einbeziehung der Q-Zacke im EKG, kleiner Myokardinfarkt • Erfolgreiche Reperfusion, besonders mit linksventrikulärer Auswurffraktion > 40 % • Keine signifikante linksventrikuläre Insuffizienz (linksventrikuläre Auswurffraktion > 45 %)
Nitrate	
In den europäischen Megastudien konnte keine Reduzierung der Mortalität festgestellt werden.	• Großer anteriorer Myokardinfarkt, zur Zeit andauernde oder wieder auftretende Ischämie, Anzeichen für linksventrikäres Versagen unter

Ergebnisse über das Remodeling liegen nicht vor.

ACE-Hemmertherapie, größere linksventrikuläre Insuffizienz

- GISSI-3 zeigt einen deutlichen Vorteil nach 6 Monaten in Kombination mit ACE-Hemmern an.
- GISSI-3 deutet auf Vorteile der alleinigen Nitrattherapie nach 6 Monaten bei älteren Patienten hin.

Myokardinfarkt sollte aber, sofern sie dafür in Frage kommen, die thrombolytische Therapie so früh wie möglich durchgeführt werden. Die zunehmend positiven Resultate primärer Angioplastie lassen darauf schließen, daß dies eine akzeptable Alternative für lytische Medikamente ist; möglicherweise wird die direkte Angioplastie die Revaskularisationstherapie der Wahl werden, sobald mehr bestätigende Ergebnisse diesbezüglich zusammenkommen. Nichtsdestotrotz kann momentan eine Routine-Angioplastie als Strategie bei akuten Myokardinfarktpatienten, die nach 6–12 Stunden zur Behandlung eintreffen, allein in der Hoffnung, mittels Angioplastie das Remodeling verhindern zu können, nicht unterstützt werden, obwohl einige Ergebnisse darauf hindeuten, daß dieses Vorgehen günstig wäre.

Die medikamentöse Therapie zur Verhinderung des Remodeling beinhaltet die Wahl eines ACE-Hemmers, eines Nitrates oder beide. Bisher hat sich die Diskussion auf die deutlichen Ergebnisse gestützt, die die ACE-Hemmer-Therapie befürworten; die Ergebnisse, die durch den Einsatz von Nitraten erzielt werden, sind hingegen zur Zeit etwas enttäuschend. Nun muß man, wenn man mit solcher Therapie beginnt, die Ziele berücksichtigen. Es sieht ganz danach aus, daß die Verhinderung der Linksherzdilatation oder die Reduktion des Dilatationsgrades in sich selbst schon ein angemessenes Ziel darstellt. Ergebnisse der Studien SAVE und SOLVD deuten darauf hin, daß bei Personen mit einer kleineren Ventrikelgröße in der Regel, aber nicht notwendigerweise, als Resultat der aktiven pharmokologischen Therapie weniger klinische Komplikationen, einschließlich den Tod, zu verzeichnen sind, als bei jenen Personen, bei denen sich eine Dilatation der linken Herzkammer entwickelt hat [33, 60]. Andere Befunde demonstrieren, daß ein dilatierter Ventrikel mit einer höheren Wahrscheinlichkeit über kurz oder lang ein Verschlechtern seiner systolischen oder kontraktilen Funktion zur Folge hat [8, 22]. Es ist vernünftig, nach einem Myokardinfarkt zu versuchen, den linken Ventrikel so klein wie möglich zu halten. Außerdem ist auch bei Patienten mit chronischer Stauungsherzinsuffizienz oder asymptomatischer Linksherzinsuffizienz, die nicht durch einen vorherigen Infarkt hervorgerufen wurden, ein solches Ziel relevant.

Die kürzlich abgeschlossene Practical-Studie weist darauf hin, daß es auch bei Personen mit relativ gut erhaltener linksventrikulärer Funktion mit der Zeit zu einer Linksherzdilatation kommt und daß dieses mit ACE-Hemmer-Therapie verhindert oder günstig beeinflußt werden kann [7], allgemein sind die Daten diesbezüglich aber limitiert. In der Practical-Studie wiesen über 60 % der Kohorte der Patienten mit akutem Myokardinfarkt eine an der Herzbasis gemessene Auswurffraktion von mehr als 45 % auf. Das Remodeling in dieser Untergruppe, die die Mehrheit der in die Studie aufgenommenen Patienten repräsentierte, wurde durch ACE-Hemmer günstig beeinflußt. Weil die Studie nicht darauf ausgerichtet war, verschiedene Stufen klinischer Komplikationen aufzudecken, bleibt es ungewiß, ob die pharmokologische Therapie, die die Aufgabe hat, den Remodeling-Prozeß zu limitieren, für Patienten mit erlittenem Myokardinfarkt, aber relativ geringem myokardialen Schaden von Bedeutung ist. Andere Ergebnisse legen nahe, daß kleine Infarkte nicht zum Remodeling führen. Insofern also sollte die Remodeling-Therapie hauptsächlich auf Patienten ausgerichtet sein, die eine wesentliche linksventrikuläre Nekrose gehabt haben und eine deutlich verminderte Auswurffraktion (< 40 %) aufweisen. Denn obwohl die kleinen, aber deutlichen Kurzzeitüberlebensvorteile mit ACE-Hemmern in den europäischen Megastudien und der chinesischen Studie nahelegen, daß diese Medikamente bei einigen Patienten ohne schwere Beeinträchtigung der linksventrikulären Funktion günstig sein mag, so ist dieser Gedanke spekulativ. Es ist anzunehmen, daß die Mehrheit der in diesen großen Studien aufgenommenen Personen keine größere Beeinträchtigung der linksventrikulären Funktion hatten. Nun mag es aber sein, daß der kleine, zu einem frühen Zeitpunkt auftretende Überlebensvorteil, der in diesen Studien durch ACE-Hemmer erreicht wurde, bei Patienten zu verzeichnen war, die sich in einem hohen Risiko befanden, zum Beispiel bei denjenigen, die eine ursprüngliche Auswurffraktion von weniger als 35 bis 40 % aufwiesen; gegenwärtige Ergebnisse, um diese Frage zu lösen, sind nicht vorhanden.

Die Studien SAVE und SOLVD verdeutlichen, daß die Reduktion der linksventrikulären Dilatation bei eingeschränkter Funktion einer der wichtigen Mechanismen zur Verbesserung der Überlebensrate ist [58–60]. Wahrscheinlich muß ein beträchtlicher Grad der Linksherzinsuffizienz vorhanden sein, damit der Prozeß des Remodeling wirklich ernste oder klinisch ungünstige Konsequenzen hat. So mag es zwar sein, daß auch Personen mit nahezu normaler Auswurffraktion nach akutem Myokardinfarkt „remodeln“ [7], aber die klinischen Implikationen sind unklar und mögen minimal sein. Außerdem sind Ergebnisse, die klären könnten, ob kleine Infarkte mit aufrechterhaltener linksventrikulärer Funktion eine wesentliche Linksherzdilatation zur Folge haben, nicht vorhanden.

Die Indikationen für die ACE-Hemmer-Therapie bei Infarktpatienten, sind in Tab. 5 aufgelistet. Definitive Kandidaten für eine solche Therapie sind Personen, die in einem hohen Risiko für die Linksherzdilatation stehen. Dem entgegengesetzt mögen Patienten, die nur einen kleinen transmuralen Infarkt, einen Infarkt ohne Ausprägung der Q-Zacke im EKG oder nur eine schwache Beeinträchtigung der linksventrikulären systolischen Funktion aufweisen, keinen Nutzen von der ACE-Hemmer-Therapie davontragen. Der mit der ACE-Hemmer-Therapie erzielte Überlebensvorteil nach 6 Wochen liegt den europäischen Megastudien zu Folge bei einer Größenordnung von 0,5 %, was bedeutet, daß bei jeweils 1000 behandelten Patienten 5 Leben gerettet werden könnten. Dies ist ein eher bescheidener Gewinn; die Kombinationstherapie scheint erfolgreicher zu sein [21]. In GISSI-3 war der durch ACE-Hemmer erzielte Mortalitätsgewinn nach 6 Monaten nicht mehr vorhanden [21]. Die frühen und späten Ergebnisse aus ISIS-4 müssen erst noch veröffentlicht werden [50].

Timing der Therapie

Die Richtlinien für einen optimalen Beginn der ACE-Hemmer-Therapie müssen noch verfeinert werden. In unterschiedlichen Studien wurden die verschiedensten Strategien angewandt, einige dahingehend, daß die ACE-Hemmer-Therapie am ersten Tag des Infarktes begonnen und andere, wie in der wichtigen SAVE-Studie, in der Weise, daß viele Tage später mit der ACE-Hemmer-Therapie begonnen wurde. Obwohl in den Studien ISIS-4 und GISSI-3 bei mit ACE-Hemmern therapierten Patienten nach 6–7 Wochen ein kleiner Mortalitätsvorteil bemerkt wurde, ist es unklar, ob diese Resultate wirklich erfordern, die ACE-Hemmer-Therapie am ersten Tag des akuten Myokardinfarktes zu beginnen, so wie es protokollgemäß in diesen Studien gemacht wurde. In der SAVE-Studie war der durchschnittliche Zeitpunkt, zu dem mit Captopril begonnen wurde, der 11. Postinfarkt-Tag mit einer Variabilität vom 3. bis zum 17. Postinfarkt-Tag [42]. Demgemäß scheint es nicht von Dringlichkeit zu sein, bei Patienten mit akutem Infarkt, die klinisch stabil sind, unverzüglich mit einem ACE-Hemmer zu beginnen. Bei Personen mit manifester Herzinsuffizienz, selbst wenn diese nur vorübergehend ist, oder bei Patienten, die eine größere Infarzierung (besonders eine anteriore) und/oder eine bedeutende linksventrikuläre Insuffizienz haben, ist der frühe Beginn der ACE-Hemmer-Therapie indiziert. Dieses sollte auf vorsichtige Art und Weise geschehen, um eine Hypertension zu vermeiden. Bei Patienten, die während des Infarktes Zeichen einer Stauungslunge aufwiesen, hat die AIRE-Studie einen beträchtlichen Überlebensvorteil dokumentiert [2].

Dosierung

In verschiedenen Remodeling-Studien wurden unterschiedliche Dosierungen von ACE-Hemmern verwendet. Außerdem ist das Dosierungsäquivalent von einem Stoff zum anderen nicht klar. In den meisten Studien wurde eine hohe Dosis von ACE-Hemmern verabfolgt. Zum Beispiel lag die Zieldosierung für Captopril in der SAVE-Studie bei 3 x täglich 50 mg und die Zieldosierung für Enalapril in der SOLVD-Studie bei 20 mg Enalapril 2 x täglich. Diese Dosierung wurde aber nicht bei jedem Patienten erreicht. Einige Studien, die niedrige mit hohen ACE-Hemmer-Dosierungen verglichen, ließen auf einen größeren Wirkungsgrad bei höheren Dosierungen schließen [40, 62]. Ein kürzlich durchgeführter Tierversuch bekräftigt, daß für eine optimale Unterdrückung der Aktivierung von Gewebs- und systemischen neurohormonalen Faktoren hohe (und nicht niedrige) ACE-Hemmer-Dosen angewandt werden sollten, weil dadurch größere Überlebensgewinne erzielt wurden [64].

Einige Studien, die verschiedene Dosierungen bei Stauungsherzinsuffizienz vergleichen, laufen gegenwärtig. Momentan ist es angezeigt zu versuchen, die in den großen klinischen Studien gebrauchte Dosierung zu erreichen. Die Aussage „mehr ist besser" scheint, sofern keine Gegenreaktionen auftreten, gültig zu sein, aber vielleicht zeigen zukünftige Studien an, daß der Prozeß des Remodeling mit niedrigeren Dosierungen der ACE-Hemmer als zur Zeit empfohlen aufgehalten werden kann.

Dauer der Therapie

Das Remodeling und die progressive Linksherzinsuffizienz schreiten bei Patienten mit eingeschränkter linksventrikulärer Funktion über Monate bis Jahre hinweg immer weiter voran. Ob oder wann die Therapie abzusetzen ist, ist eine ungeklärte Frage. Es ist möglich, daß die enttäuschenden Resultate der Studien Consensus-II, GISSI-3 und ISIS-4 teilweise auf die kurze Dauer der pharmakologischen Therapie zurückzuführen sind. Jene Studien aber, die wichtige klinische Erfolge zu demonstrieren scheinen, setzten über die gesamte Studiendauer hinweg eine kontinuierliche, medikamentöse Therapie ein. Deshalb wird empfohlen, daß bei speziell für eine pharmakologische Remodeling-Therapie ausgewählten Postinfarkt-Patienten die Gabe von Medikamenten für mindestens ein Jahr und vielleicht auf unbeschränkten Zeitraum hinweg weitergeführt werden sollte. Dieses gilt besonders für die Kohorten mit hohem Risiko (Tab. 5). Eine neuere Studie über Hochrisikoträger mit anteriorem Infarkt, die keine thrombolytische Therapie erhielten, zeigte nach 6 Wochen einen deutlichen Rückgang der Mortalität und/oder der Herzinsuffizienz bei den mit ACE-Hemmern behandelten Patienten im Vergleich zu Placebo [3].

Derzeitiges Wissen zur Bedeutung der Nitrate

Diesem Artikel zufolge kann die routinemäßige Anwendung eines Nitrates bei Patienten mit Myokardinfarkt nicht empfohlen werden, wenn die Morbidität und Mortalität reduziert oder der Prozeß des Remodeling aufgehalten werden soll. Es bleibt unklar, ob die Therapie mit Nitraten eine Linksherzdilatation aufhalten wird. Diesbezüglich von größtem Interesse werden Berichte über die echokardiographischen Untergruppen der ISIS-4- und GISSI-3-Studien sein. Vorläufige Ergebnisse von Judgutt et al. weisen darauf hin, daß die Nitrattherapie den Prozeß des Remodeling schon aufhält, zumindest bis zum Zeitpunkt von 6 Wochen nach dem Infarkt, und zwar bei Personen, die alle zu Beginn eine 48 Stunden dauernde Infusion von intravenösem NTG bekamen [30]. Nitrate haben das Remodeling bei Hunden mit linksventrikulärem Schaden aufgehalten; Zunahmen des linksventrikulären Volumens und der linksventrikulären Masse wurden durch die Gabe von Isosorbitmononitrat eliminiert [35]. Da es in den europäischen Megastudien nicht gelungen ist, mit Nitraten einen signifikanten Überlebensvorteil zu erzielen, stellt sich die Frage, ob die routinemäßige Anwendung von Nitraten in der Behandlungsstrategie des akuten Myokardinfarktes überhaupt eine Rolle spielt. Vorläufige Ergebnisse aus GISSI-3 weisen auf einen Nutzen der Nitrate bei älteren Patienten hin [20]. Die *Kombinationstherapie* mit Lisinopril war aber nach 6 Monaten klar im Vorteil [21].

Klinische Indikationen für Nitrate bei akutem Infarkt schließen kontinuierliche oder wiederholt auftretende ischämische Brustschmerzen, Stauungslunge oder manifeste Stauungsherzinsuffizienz, Hypertension und möglicherweise den akuten Rückstrom des Blutes bei Mitralinsuffizienz mit ein. Die behandelnden Ärzte sollten nicht zögern, bei Patienten mit größeren Myokardinfarkten, besonders anterioren, eine Nitrattherapie in die Wege zu leiten. Sicherlich gibt es, wenn die medikamentöse Behandlung vorsichtig durchgeführt und Hypotension vermieden wird, bei der Nitrattherapie sehr wenig Risiken.

Literatur

[1] Abernathy, M., N. Sharpe, H. Smith et al.: Echocardiographic prediction of left ventricular volume after myocardial infarction. J. Am. Coll. Cardiol. 17 (1991) 1527–32.

[2] The Acute Infarction Ramipril Efficacy Study Investigators: Effect of ramipril on mortality and morbidity of survivors of acute myocardial infarction with clinical evidence of heart failure. Lancet 342 (1993) 821–828.

[3] Ambrosioni, E., C. Borghi, B. Bagnani: For the Survival of Myocardial Infarction Long-term Evaluation (SMILE) study investigators. The effect of the angiotensin-converting-enzyme inhibitor zofenopril on mortality and morbidity after anterior myocardial infarction. N. Eng. J. Med. 332 (1995) 80–85.
[4] de Boer, J. M., H. Suryapranata, J. C. A. Hoorntje et al.: Limitation of infarct size and preservation of left ventricular function after primary coronary angioplasty compared with intravenous streptokinase in acute myocardial infarction. Circulation 90 (1994) 753–761.
[5] Bolognese, L., P. Dellavesa, L. Rossi et al.: Prognostic Value of left ventricular mass in uncomplicated acute myocardial infarction and one-vessel coronary artery disease. Am. J. Cardiol. 73 (1994) 1–5.
[6] Bonarjee, V. S., S. Carstensen, K. Cardahl: Attenuation of left ventricular dilatation after acute myocardial infarction by early initiation of captopril therapy. Am. J. Cardiol. 72 (1993) 1004–1009.
[7] Borghi, C., E. Ambrosioni, B. Magnani on behalf of the SMILE investigators: Effects on early ACE-inhibition on long-term survival in patients with acute anterior myocardial infarction. Circulation 90 (1994) 1–18 (abstr).
[8] Cintron, G., G. Johnson, G. S. Francis et al.: for the V-HeFT VA Cooperative Studies Group. Prognostic significance of serial changes in left ventricular ejection fraction in patients with congestive heart failure. Circulation 87 (1993) VI-17–VI-23.
[9] Cohn, J. N.: Has the problem of heart failure been solved? Am. J. Cardiol. 73 (1994) 40 C–43 C.
[10] Cohn, J. N., D. G. Archibald, S. Ziesche et al.: Effect of vasodilator therapy on mortality in chronic congestive heart failure. Results of a Veterans Administrative Cooperative Study. N. Engl. J. Med. 374 (1986) 1547–1552.
[11] Cohn, J. N., G. Johnson, S. Ziesche et al.: A comparison of enalapril with hydralazine-isosorbide dinitrate in the treatment of chronic congestive heart failure. N. Engl. J. Med. 325 (1991) 303–310.
[12] Eaton, L. W., J. L. Weiss, B. H. Bulkley et al.: Regional cardiac dilatation after acute myocardial infarction: recognition by two-dimensional echocardiography. N. Engl. J. Med. 300 (1979) 57–62.
[13] The ESPRIM trial: short-term treatment of acute myocardial infarction with molsidomin. Lancet 344 (1994) 91–97.
[14] Foy, S. G., I. G. Crozier, J. G. Turner: Comparison of enalapril versus captopril on left ventricular function and survival three after acute myocardial infarction (the PRACTICAL study). Am. J. Cardiol. 73 (1994) 1180–1186.
[15] Francis, G. S., J. N. Cohn, G. Johnson et al.: Plasma norepinephrine, plasma renin activity, and congestive heart failure. Relations to survival and the effects of therapy in V-HeFT II. Circulation 87 (1993) VI-40–VI-46.
[16] Francis, G. S., K. M. McDonald, J. N. Cohn: Neurohormonal activation in preclinical heart failure. Remodeling and the potential for intervention. Circulation 87 (Suppl. IV) (1993) 90–96.
[17] Gerdes, M. A., S. E. Kellermann, J. Moore et al.: Structural remodeling of cardiac myocytes in patients with ischemic cardiomyopathy. Circulation 86 (1992) 426–430.

[18] Gersh, B. J.: Benefits of the open artery: beyond myocardial salvage. J. Myocard. Isch. 2 (1990) 15–37.
[19] GISSI-3: effects of lisinopril and transdermal glyceryl trinitrate singly and together on 6-week mortality and ventricular function after acute myocardial infarction. Lancet 343 (1994) 1115–1122.
[20] GISSI-3 Investigators: Six-month effects of early treatment with lisinopril and nitroglycerin withdrawn 6-weeks after myocardial infarction. The GISSI-3 results in elderly patients. Circulation 90 (1994) 1–109 (abstr).
[21] The GISSI-3 Trial Investigators. The effects of the association of nitroglycerin and lisinopril on 6-month mortality and left ventricular function after myocardial infarction. Circulation 90 (1994) 1–325 (abstr).
[22] Hammermeister, K. E., T. A. DeRouen, H. T. Dodge: Variables predictive of survival in patients with coronary artery disease: selection by univariate and multivariate analyses from the clinical, electrocardiographic, exercise, arteriographic, and quantitative angiographic evaluations. Circulation 59 (1975) 421–430.
[23] Hochman, J. S., H. Choo: Limitation of myocardial infarct expansion by reperfusion independent of myocardial salvage. Circulation 75 (1987) 299–306.
[24] Hochman, J. S., M. B. Srichai, M. Picard et al.: Very early ACE inhibition reduces progressive left ventricular dilation when tPA fails to establish early reperfusion during acute anterior myocardial infarction. Circulation 90 (1994) 1–19 (abstr).
[25] Hutchins, G. M., B. H. Bulkley: Infarct expansion versus extension: two different complications of acute myocardial infarction. Am. J. Cardiol. 41 (1978) 1127–1132.
[26] ISIS-4: A randomized factorial trial assessing early oral captopril, oral mononitrate, and intravenous magnesium sulphate in 58,050 patients with suspected acute myocardial infarction. Lancet 345 (1995) 669–685.
[27] Ito, H., H. Yu, T. Tomooka et al.: Incidence and time course of left ventricular dilation in the early convalescent stage of reperfused anterior wall acute myocardial infarction. Am. J. Cardiol. 73 (1994) 539–543.
[28] Jeremy, R. W., K. C. Allman, G. Bautovitch et al.: Patterns of left ventricular dilation during the six months after myocardial infarction. J. Am. Coll. Cardiol. 13 (1989) 304–310.
[29] Jeremy, R. W., R. A. Hackworthy, G. Bautovitch et al.: Infarct artery perfusion and changes in left ventricular volume in the month after acute myocardial infarction. J. Am. Coll. Cardiol. 9 (1987) 989–995.
[30] Jugdutt, B. I., J. C. Neiman, B. L. Michorowski et al.: Persistent improvement in left ventricular geometry and function by prolonged nitroglycerin therapy after anterior transmural myocardial infarction. J. Am. Coll. Cardiol. 15 (1990) 15–214 A.
[31] Jugdutt, B. I., B. L. Schwartz-Michorowski, M. I. Khan: Effect of long-term captopril therapy on left ventricular remodeling and function during healing of canine myocardial infarction. J. Am. Coll. Cardiol. 77 (1992) 713–725.
[32] Jugdutt, B. I., J. W. Warnica: Intravenous nitroglycerin therapy to limit myocardial infarct size, expansion, and complications. Effect of timing, dosage, and infarct location. Circulation 78 (1988) 906–919.
[33] Konstam, M. A., M. W. Kronenberg, M. F. Rousseau et al.: for the SOLVD Investigators. Effects of angiotensin converting enzyme inhibitor enalapril on the long-term

progression of left ventricular dilatation in patients with asymptomatic systolic dysfunction. Circulation 88 (1993) 2277–2283.
[34] Leung, W. H., C. P. Lau: Effects of severity of the residual stenosis of the infarct-related coronary artery on left ventricular dilation and function after acute myocardial infarction. J. Am. Coll. Cardiol. 20 (1992) 307–313.
[35] McDonald, K., G. S. Francis, J. Matthews et al.: Long-term oral nitrate therapy prevents chronic ventricular remodeling in the dog. J. Am. Coll. Cardiol. 21 (1993) 514–522.
[36] Moye, L. A., M. A. Pfeffer, C. C. Wun et al.: Uniformity of captopril benefit in the SAVE study: subgroup analysis. Eur. Heart J. 15 (Suppl. B) (1994) 2–8.
[37] Nabel, E. G., E. J. Topol, A. Galeana et al.: A randomized placebo-controlled trial of combined early intravenous captopril and recomcombinant tissue-type plasminogen activation therapy in acute myocardial infarction. J. Am. Coll. Cardiol. 17 (1991) 467–473.
[38] Oldroyd, K. G., M. P. Pye, S. G. Ray et al.: Effects of early captopril administration in infarct expansion, left ventricular remodeling and exercise capacity after acute myocardial infarction. Am. J. Cardiol. 68 (1991) 713–718.
[39] Oral captopril versus placebo among 13,634 patients with suspected acute myocardial infarction: Interim report from the Chinese cardiac study (CCS-1). Lancet 345 (1995) 686–690.
[40] Pacher, R., S. Globit, J. Bergler-Klein et al.: Clinical and neurohormonal response of patients with severe congestive heart failure treated with two different captopril dosages. J. Am. Cardiol. 19 (Suppl. A) (1992) 317 A.
[41] Pfeffer, M. A., E. Braunwald: Ventricular remodeling after myocardial infarction: experimental observations and clinical implications. Circulation 81 (1990) 1161–1172.
[42] Pfeffer, M. A., E. Braunwald, L. A. Moye et al.: Effect of captopril on mortality and morbidity in patients with left ventricular dysfunction after myocardial infarction. N. Engl. J. Med. 327 (1992) 669–677.
[43] Pfeffer, M. A., G. A. Lamas, D. E. Vaughan et al.: Effect of captopril on progressive ventricular dilatation after anterior myocardial infarction. N. Engl. J. Med. 319 (1988) 80–86.
[44] Pfeffer, J. M., M. A. Pfeffer, E. Braunwald: Influence of chronic captopril therapy on the infarcted left ventricle of the rat. Circ. Res. 57 (1985) 84–95.
[45] Pfeffer, J. M., M. A. Pfeffer, P. J. Fletcher et al.: Progressive ventricular remodeling in rats with myocardial infarction. Am. J. Physiol. 260 (1991) H 1400–H 1414.
[46] Picard, M., J. Hochman, R. Hahn et al.: Timing and magnitude of ventricular dilatation following thrombolytic therapy in acute myocardial infarction. Circulation 88 (1993) I–158.
[47] Picard, M. H., A. E. Weyman: Echocardiographic assessment of post myocardial infarction left ventricular size and function. J. Heart Failure 7 (1991) 180–194.
[48] Popovic, A. D., A. N. Nescovic, R. Babic et al.: Independent impact of thrombolytic therapy and vessel patency on left ventricular dilation after myocardial infarction. Serial echocardiographic follow-up. Circulation 90 (1994) 800–807.
[49] Pouleur, H.: Role of neurohormones in ventricular adaptation and failure. Am. J. Cardiol. 73 (1994) 36 C–39 C.

[50] Pouleur, H., M. Rousseau, C. van Eyll et al. for the SOLVD Investigators: Effects of long-term enalapril therapy on left ventricular diastolic properties in patients with depressed ejection fraction. Circulation 88 (1993) 481–491.
[51] Renkin, J., D. Hager, L. Stoleru et al.: Infarct size and location determine the benefit from ACE inhibition following reperfused myocardial infarction – The SPIRIT study. Circulation 90 (1994) 1–386 (abstr).
[52] Rosano, G. M., F. Romeo, E. Martuscalli et al.: Early administration of enalapril improves short and long term left ventricular function in patients not reperfused after thrombolysis. J. Am. Coll. Cardiol. 23 (1994) 268 A.
[53] Rouleau, J. L., L. A. Moye, J. de Champlain et al.: Activation of neurohormonal systems following acute myocardial infarction. Am. J. Cardiol. 68 (1991) 80 D–86 D.
[54] Sabbah, H., S. Goldstein: Ventricular remodeling: consequences and therapy. Eur. Heart J. 14 (Suppl. C) (1993) 24–29.
[55] Sehgal, M., K. Hirose, J. E. Reed et al.: Serial changes in regional left ventricular wall thickness after anterior infarction. Circulation 90 (1994) I–377 (abstr).
[56] Sharpe, N., J. Murphy, H. Smith et al.: Treatment of patients with symptomless left ventricular dysfunction after myocardial infarction. Lancet I (1988) 255–259.
[57] Sharpe, N., H. Smith, J. Murphy et al.: Early prevention of left ventricular dysfunction after myocardial infarction with angiotensin-converting-enzyme inhibition. Lancet 337 (1991) 872–876.
[58] The SOLVD Investigators. Effect of enalapril on mortalily and the development of heart failure in asymptomatic patients with reduced left ventricular ejection fractions. N. Engl. J. Med. 327 (1992) 685–691.
[59] The SOLVD Investigators. Effects of enalapril on surival in patients with reduced left ventricular ejection fractions and congestive heart failure. N. Engl. J. Med. 325 (1991) 293–302.
[60] St. John Sutton, M., M. A. Pfeffer, T. Plappert et al.: Quantitative two-dimensional echocardiographic measurements are major predictors of adverse cardiovascular events after acute myocardial infarction; the protective effects of captopril. Circulation 89 (1994) 68–75.
[61] Swedberg, K., P. Held, J. Kjekshus et al.: Effects of the early administration of enalapril on mortality in patients with acute myocardial infarction. Results of the Cooperative New Scandinavian Enalapril Survival Study II (CONSENSUS II). N. Engl. J. Med. 327 (1992) 678–684).
[62] Vagelos, R., M. Najedly, K. Wilson et al.: Comparison of low versus high dose enalapril therapy for patients with severe congestive heart failure (CHF). J. Am. Coll. Cardiol. 17 (Suppl. A) (1991) 275 A.
[63] Warren, S. E., H. D. Royal, J. E. Markis et al.: Time course of left ventricular dilation after myocardial infarction: influence of infarct-related artery and success of coronary thrombolysis. J. Am. Coll. Cardiol. 11 (1988) 12–19.
[64] Wollert, K. C., R. Studer, B. von Bülow et al.: Survival after myocardial infarction in the rat. Role of angiotensin-converting enzyme inhibition. Circulation 90 (1994) 2457–2467.

Diskussion

Forum: Der Nutzen der Postinfarkt-Therapie hat offenbar viel mit der Reduktion der Herzlast zu tun. Hat dies einen Einfluß auf die Remobilisierung der Patienten nach einem Infarkt? Sollten die Patienten zum Beispiel etwas länger im Bett bleiben, oder ist es immer noch möglich, sie am dritten Tag nach dem Infarkt nach Hause zu schicken? Wie wäre es, wenn wir ihnen sagen, sie sollen zu Hause im Stuhl sitzen bleiben?

Abrams: Erst gestern sprach ich mit Cindy Grines, die über eine Studie berichtete, die sie gerade durchführt. Im Prinzip werden die Patienten dieser Studie innerhalb von drei Tagen wieder auf die Beine gebracht. Und zwar führt sie eine randomisierte Versuchsreihe durch, die darin besteht, klinisch stabile Patienten drei Tage nach Primärinfarkt-Angioplastie zu entlassen. Wenn negative Reaktionen auftreten, sind diese so gering, daß der Nutzen unserer Therapie trotzdem überwiegt. Außerdem bin ich nicht sicher, ob irgend jemand je nachgewiesen hat, daß eine frühe Mobilisierung der Patienten eine große Belastung für den Ventrikel darstellt. Ich weiß einfach nicht, ob das heutzutage noch aufrechtzuerhalten ist. Zumindest scheint es keine Gefahr darzustellen.

Forum: Dr. Abrams, wissen Sie, inwieweit auch das späte Öffnen eines infarzierten Koronararteriengefäßes den Prozeß beeinflussen könnte?

Abrams: Es gibt viele Spekulationen darüber, ob man lediglich die Stabilität der Blutversorgung steigern sollte, ob man die Stabilität des Myokards steigern oder vielleicht die Expansionskräfte verhindern sollte. Wie wir heute schon gehört haben, gibt es offensichtlich potentielle ischämische Areale, die vielleicht von Stunning und Hibernierung betroffen sind, die durch das Öffnen der Arterie verbessert werden könnten. Aber was Ihre Frage betrifft, weiß ich nicht, ob es gut ist, die Arterie zu einem späten Zeitpunkt zu öffnen. Ich bin mir sicher, daß es noch andere Ergebnisse gibt, die belegen, daß die Herzventrikel eher kleiner bleiben, auch wenn die Arterie erst zu einem späten Zeitpunkt geöffnet wird. Ich weiß nicht, was genau in dieser Studie mit *spät* bezeichnet wird. Aber trotzdem gibt es viele Spekulationen über Mechanismen, die erklären, warum eine offene Arterie dazu dienen soll, diese Expansion des Cavum zu verhindern. Diese Spekulationen gehen davon aus, den versorgenden Blutzufluß zu verbessern, einfach nur die allgemeine Rigidität zu steigern, die Compliance des Ventrikels herabzusetzen, die Ischämie zu erleichtern usw.; aber ich glaube nicht, daß irgend jemand wirklich darüber Bescheid weiß.

Herzinfarkt – und wie geht es weiter?

Rehabilitation des Patienten nach Myokardinfarkt

G. Klein, J. Gehring

Einleitung

In der Akutphase des Myokardinfarktes sind die vorrangigen therapeutischen Ziele die Begrenzung der Infarktausdehnung durch möglichst früh einsetzende systemische Lyse und/oder interventionelle Maßnahmen, die Beherrschung maligner Arrhythmien, die Verhinderung thrombembolischer Komplikationen sowie des „remodeling" des linken Ventrikels durch den Einsatz von vor- und nachlastsenkenden Pharmaka. In dem Maße, wie die akutmedizinischen Probleme gelöst worden sind, wird für den Patienten, der in der Regel plötzlich mit einer schwerwiegenden und für ihn bedrohlichen Erkrankung konfrontiert wurde, deutlich, daß er keineswegs von seiner Krankheit geheilt ist, sondern daß er lernen muß, mit seiner chronischen Krankheit zu leben [9]. Es gilt, die Einschränkung der körperlichen Leistungsfähigkeit und den Verlust der sozialen Kompetenz zu überwinden und die gesundheitliche, familiäre und berufliche Zukunft neu zu planen. Rehabilitation sollte daher so früh wie möglich, also bereits am Ende der ersten Woche mit der Frühmobilisation nach WHO, psychischer Unterstützung und Besprechung des weiteren Rehabilitationsplans (Phase I der Rehabilitation, s. Abb. 1) beginnen [8, 19].

Am Ende der zweiten Woche kann sich der Patient in der Regel auf seinem Zimmer selbst versorgen und einem fahrradergometrischen Belastungstest, zunächst limitiert auf 75 Watt, unterzogen werden. Falls keine subjektiven oder objektiven Ischämie- oder Herzinsuffizienzzeichen auftreten, sollte mit einem stationären oder teilstationären Rehabilitationsprogramm (Phase II der Rehabilitation) begonnen werden [19]. Welche Patienten jeweils am meisten von einem stationären, teilstationären oder ambulanten Rehabilitationsprogramm (AHB) profitieren, ist derzeit Gegenstand von Pilotprojekten und Evaluationsstudien.

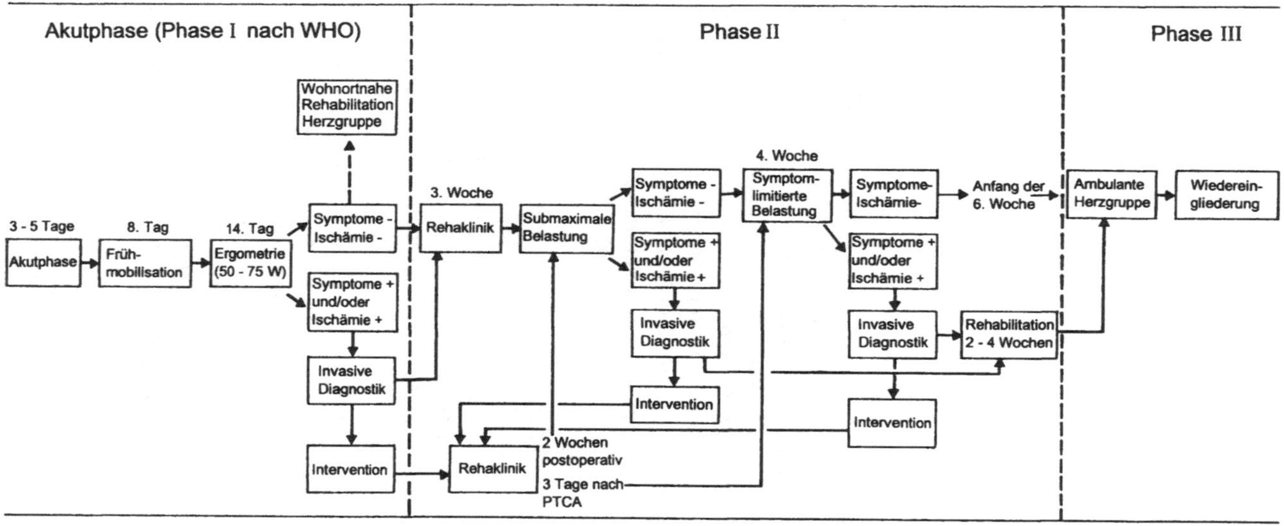

Abb. 1 Rehabilitationsplan und diagnostische Weichenstellung bei Patienten nach Myokardinfarkt, interventionellen oder kardiochirurgischen Eingriffen in den Rehabilitationsphasen I–III [8].

Ambulante, teilstationäre oder stationäre Rehabilitation?

Die Effizienz der in Deutschland bisher zum überwiegenden Teil stationär durchgeführten kardiologischen Rehabilitation ist angesichts der rapide steigenden Kosten im Gesundheitswesen in den letzten Jahren zunehmend infrage gestellt worden [20, 21, 36]. Die meßbaren positiven Ergebnisse der kardiologischen Rehabilitation wurden bisher überwiegend für die ambulante Rehabilitation in der angelsächsischen Literatur dokumentiert. In einer Analyse von 22 randomisierten Studien mit insgesamt 4554 Patienten, die sich einem 2–6-monatigen Rehabilitationsprogramm unterzogen hatten, sah O'Connor 3 Jahre nach akutem Myokardinfarkt eine Reduktion der Gesamt-Mortalität um 20 %, des plötzlichen Herztodes um 37 % nach einem Jahr und des tödlichen Rezidiv-Infarkts um 25 %. Die Häufigkeit des nichttödlichen Rezidivinfarkts wurde nicht verändert [28]. Zu ähnlichen Ergebnissen kamen auch Oldridge et al. [29].

Größere prospektive, randomisierte Studien zum Effektivitäts- und Effizienznachweis der *stationären* Rehabilitation sind in Deutschland bisher nicht durchgeführt worden. Eine derartige Studie müßte mindestens 4000 Patienten einschließen, um zu überprüfen, ob eine 20 %ige Reduktion der Gesamtmortalität erreicht werden kann. Da die Effektivität der kardiologischen Rehabilitation an sich belegt ist, dürfen in Zukunft *Vergleichsstudien* zur Effizienz stationärer gegenüber teilstationärer bzw. ambulanter Rehabilitation wesentlich sinnvoller zu sein.

Eine kürzlich veröffentlichte Vergleichsstudie zwischen stationärer und ambulanter kardiologischer Rehabilitation zeigte, daß die Rehabilitationsziele in der stationären Rehabilitation überzeugender als in der ambulanten erreicht wurden. Allerdings handelte es sich hier um Kurzzeiteffekte, die bereits nach einem 1/2 Jahr nicht mehr nachweisbar waren. Die ambulante Rehabilitation wurde zwar von den Autoren dieser Studie als kostengünstigere Variante favorisiert, zeigte jedoch keine meßbaren Vorteile in bezug auf das Erreichen konkreter Rehabilitationsziele [3].

Unabhängig davon gibt es plausible Gründe, die für eine teilstationäre oder auch ambulante Rehabilitation sprechen: Die Verlegung in die Rehabilitationsabteilung wäre nahtlos und flexibler zu handhaben, da keine Betten vorgehalten werden müßten, die Kommunikation zwischen Ärzten und Pflegepersonal der jeweiligen Abteilungen wäre direkter, die Koordination der Diagnostik könnte besser und möglicherweise kostengünstiger bewerkstelligt werden. Die Wohnortnähe könnte zudem die Einbeziehung des Partners bzw. der Familie und des Hausarztes in den Rehabilitationsprozeß erleichtern. Möglichkeiten der beruflichen Wiedereingliederung ließen sich flexibler nutzen im Sinne einer stufenweisen Arbeitswiederaufnahme. Hiervon könnten auch Patienten profitieren, die eine stationäre Rehabilitation nicht wahrnehmen können oder wollen.

Andererseits kann gerade die Herauslösung des Patienten mit ausgeprägtem Risikoverhalten und/oder emotionaler Instabilität aus seinem pathogenen psychosozialen Umfeld eine erfolgreiche Bearbeitung des Fehlverhaltens erst ermöglichen. Zudem muß bedacht werden, daß es selbst dann, wenn die räumlichen, apparativen und personellen Voraussetzungen für eine ambulante Rehabilitation gegeben sind, noch fraglich ist, ob eine kontinuierliche Auslastung dieser Kapazitäten selbst in Ballungszentren gewährleistet ist [38]. Möglicherweise könnte aber eine standardisierte und differenzierte Betreuung unterschiedlicher Leistungs-, Problem- und Diagnosegruppen im personellen Verbund mit einer größeren Rehabilitationsklinik durchgeführt werden. Eine flächendeckende ambulante Rehabilitation dürfte trotzdem in absehbarer Zeit kaum realisierbar sein, da diese Einrichtungen besonders auf dem flachen Land bei großen Einzugsgebieten und langen Anfahrtswegen kaum sinnvoll ausgelastet werden könnten. Die stationären Heilverfahren werden deshalb auch weiterhin ein wichtiger Bestandteil der kardiologischen Rehabilitation bleiben [11]. Andererseits wird die zukünftige Entwicklung aller Voraussicht nach zeigen, daß es keinen „Königsweg" der Rehabilitation gibt, sondern daß abgestufte Verfahren von stationär über teilstationär bis ambulant, angepaßt an die individuellen Bedürfnisse der jeweiligen Patienten angeboten werden sollten.

Prinzipien der umfassenden kardiologischen Rehabilitation nach Myokardinfarkt

Das Ziel der umfassenden kardiologischen Rehabilitation ist es, dem Patienten zu helfen, ein lebenswertes Leben mit seiner chronischen Herzkrankheit zu führen [9]. Nach der Zielvorstellung der WHO schließt die Rehabilitation von Herzkranken „alle erforderlichen Maßnahmen ein, die die zugrunde liegenden Ursachen günstig beeinflussen und die für die Patienten die bestmöglichen physischen und sozialen Voraussetzungen schaffen, um aus eigener Kraft wieder ein möglichst normales Leben in der Gesellschaft zu führen" [42].

Aus dieser Zielvorstellung lassen sich die wesentlichen Komponenten einer umfassenden Rehabilitation zwanglos ableiten (Tab. 1).

Tabelle 1 Prinzipien und Ziele der umfassenden kardiologischen Rehabilitation: am Beispiel der Anschlußheilbehandlung nach Myokardinfarkt

1. Kardiologische, sozialmedizinische und psychosoziale Bestandsaufnahme
   - zur risikoarmen effizienten Bewegungstherapie
   - zur Entscheidung über therapeutische Maßnahmen
   - zur Beratung des Patienten
   - zur prognostischen Einschätzung
   - zur sozialmedizinischen Beurteilung
2. Wiederherstellung oder Verbesserung der körperlichen Leistungsfähigkeit durch
   - richtig dosierte Bewegungstherapie
   - Optimierung der medikamentösen Langzeittherapie
   - ggf. Einleitung interventioneller/kardiochirurgischer Maßnahmen
3. Leben lernen mit einer chronischen Herzkrankheit durch
   - Information und Motivation zur Erkennung und Beseitigung von Risikofaktoren
   - Verhaltensmodifikation zur Lebensstiländerung
4. Berufliche Wiedereingliederung
5. Verbesserung von Prognose und Lebensqualität durch teilstationäre/ambulante Langzeitrehabilitation

Rolle der Bewegungstherapie

Es ist naheliegend, daß der während des Krankenhausaufenthaltes in seiner körperlichen Aktivität stark eingeschränkte Patient das Angebot eines Bewegungstherapieprogramms bereitwillig, ja freudig aufnimmt. So stellt die richtig indizierte, dosierte und kontrollierte Bewegungstherapie eine wesentliche Komponente der Rehabilitation des Infarktpatienten dar. Neben dem meßbaren Zugewinn an körperlicher Leistungsfähigkeit und beschwerde- und ischämiefreier Belastbarkeit [37] erleichtert die Bewegungstherapie die Überwindung der reaktiven Depression und ängstlichen Selbstbeobachtung und die Annahme eines gesundheitsbewußteren Lebensstils mit Ernährungsumstellung, Aufgabe des Rauchens, Streßmanagement und einer positiven Einstellung zur beruflichen und sozialen Reintegration [30].

Neben diesen Vorteilen kann die Bewegungstherapie zu einer meßbaren Senkung der linksventrikulären Nachlast, des O_2-Verbrauchs, günstigen Veränderungen des Fettstoffwechsels und der Laktatschwelle führen [14]. Darüber hinaus haben zahlreiche Untersuchungen gezeigt, daß durch regelmäßiges Ausdauertraining auch die Prognose der koronaren Herzkrankheit verbessert werden kann [28].

Richtig dosierte Bewegungstherapie ist auch bei Patienten mit eingeschänkter linksventrikulärer Funktion nicht grundsätzlich kontraindiziert [17]. Bei sorgfältig ausgewählten engmaschig kontrollierten Patienten kann eine Besserung der beschwerde- und ischämiefreien Belastbarkeit erreicht werden [39, 40]. Bei Überdosierung und mangelnder Überwachung wird allerdings das „remodeling" des linken Ventrikels begünstigt. Nach den Ergebnissen von Jugdutt und anderen bedarf der Patient mit eingeschränkter linksventrikulärer Funktion einer eingehenden klinischen und echokardiographischen Eingangs- und regelmäßiger Kontrolluntersuchungen [15].

Aus dem Gesagten ist bereits abzuleiten, daß kardiologische Rehabilitation nicht gleichzusetzen ist mit Training und Sport, sondern daß es vielmehr um die Hinführung zu einem gesundheitsbewußten Leben geht, wobei die Bewegungstherapie eine wesentliche Komponente darstellt.

Modifikation der Risikofaktoren

Die prognostische Bedeutung erhöhter Seriumlipide bei Patienten mit manifester KHK ist nunmehr unbestritten. So zeigten Daten aus dem Lipid Research Clinics Program Prevalence Trial (LRCPPT) multivariat, daß Männer mit einer manifesten KHK und einem Gesamtcholesterin von > 240 mg/dl ein ca. 3,5fach höheres Risiko haben, an einer KHK zu versterben [31]. Aus der Framingham-Studie wird die prognostische Bedeutung des erhöhten Serumcholesterins im Postinfarktstadium ebenfalls bestätigt [44]. Ebenfalls unbestritten ist die Senkung der kardiovaskulären Mortalität und Morbidität von Patienten nach Myokardinfarkt durch Reduktion des Gesamtcholesterins [33]. Aus dem 15- bzw. über 10jährigen Follow-up des Coronary Drug Project und der MRFIT-Studie ergeben sich mittlerweile auch Hinweise auf eine signifikante Senkung der Gesamtmortalität in den Interventionsgruppen [25]. Diese Daten wurden kürzlich durch die 4-S-Studie eindrucksvoll gestützt, in der die Gesamtmortalität bei Patienten mit koronarer Herzkrankheit durch die Therapie mit einem CSE-Hemmer um 30 % und die Letalität sogar um 42 % gesenkt werden konnte, die Häufigkeit kardiovaskulärer Ereignisse verringerte sich um 35 %. Von Bedeutung war ferner, daß diese Ergebnisse auch bei älteren Patienten und bei Frauen nachweisbar waren [35].

Die zahlreichen, bisher veröffentlichten Regressionsstudien machten bereits deutlich, daß eine intensive diätetische und medikamentöse lipidsenkende Therapie neben einer Verlangsamung der Progression der Atherosklerose bei bestimmten Patientengruppen sogar eine Regression erreichen kann [4, 5, 6]. In der Lifestyle Heart Study konnte darüber hinaus gezeigt werden, daß durch umfassende Änderung des Lebensstils allein bereits nach einem Jahr eine signifikante Reduktion von Angina-pectoris-Häufigkeit (–91 %) und -Dauer (–42 %) und koronarangiographisch eine Regression der koronaren Herzkrankheit zu erreichen ist [30]. Schuler et al. konnten zeigen, daß unter einer fettarmen Ernährung und regelmäßigem, überwachtem körperlichem Training nach einem Jahr die belastungsinduzierte Ischämie signifikant abnahm und die Patienten der Interventionsgruppe koronarangiographisch eine signifikant geringere Progression und stärkere Regression gegenüber der Kontrollgruppe aufwiesen [37]. Die über 4 Jahre durchgeführte multifaktorielle Interventions-Studie (SCRIP) zeigte bei 300 Patienten (259 Männer und 41 Frauen) mit koronarangiographisch gesicherter KHK in der Interventionsgruppe eine um 47 % geringere Stenosierungsrate gegenüber der Kontrollgruppe sowie eine signifikant geringere Morbidität [12].

Gerade die letztgenannten Studien zeigen, daß Rehabilitationsprogramme, die umfassende Lebensstiländerungen anstreben, nach dem Grundsatz „learning by doing“ therapeutisch wirksam sein können. Die stationäre Rehabilitation erleichtert unseres Erachtens dem Patienten den Einstieg in eine gesündere Lebensweise unter Anleitung durch ein therapeutisches Team (Tab. 2). Eine dauerhafte Umsetzung der in der stationären Rehabilitation erarbeiteten Ziele kann aber nur durch *langfristig* angelegte ambulante/teilstationäre Rehabilitationsprogramme gelingen.

Tabelle 2 Gesundheitsbildung in Gesprächs- und Schulungsgruppen

- Raucherentwöhnung
- Dauerhafte Gewichtsreduktion
- Praktische Ernährungsberatung
- Diabetikerschulung
- Schulung für Hochdruckpatienten
- Spezielle Schulung für Bypass- und Klappenoperierte
- Schulung für Marcumar-behandelte Patienten
- Entspannungstraining/Bio-feedback
- Stressbewältigungstraining

Rolle der Psychologie und Psychotherapie

Spätestens seit den Untersuchungen von Weinblatt und Rubermann ist deutlich geworden, daß auch der psychosoziale Status, d. h. das Ausmaß sozialer Isolation und psychischer Belastungen im Alltag eines Patienten nach Myokardinfarkt einen von den übrigen Risikofaktoren unabhängigen Einfluß auf die Prognose haben kann [34] (Abb. 2). Ferner gibt es Hinweise darauf, daß die Inzidenz des plötzlichen Herztodes bei Patienten nach Myokardinfarkt mit Angst, Panik-Attacken oder phobischen Ängsten erhöht ist [16]. Des weiteren hat die Krankheitsverarbeitung Einfluß auf den Erfolg der Rehabilitation [22].

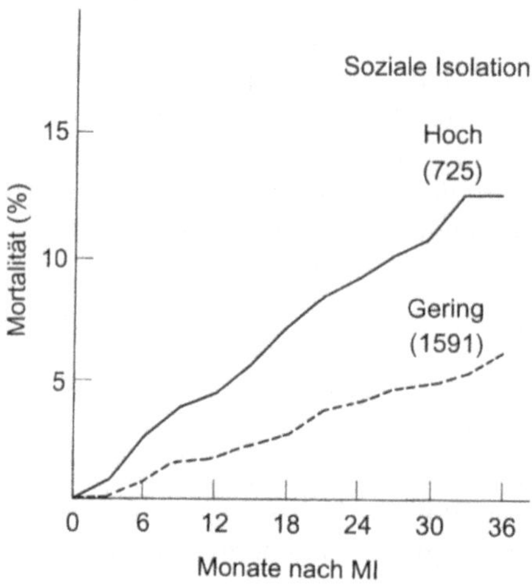

Abb. 2 Kumulative Mortalität von männlichen Patienten bis zu 36 Monate nach Myokardinfarkt in Abhängigkeit vom Ausmaß der sozialen Isolation ($p < 0{,}001$). Daten aus der BHAT-Studie [34].

Die Rolle der Psychotherapie ist somit vor allem in der Verbesserung der Kranheitsverarbeitung, der Verminderung der sozialen Isolation und der Verbesserung der Motivation des Patienten zu einer umfassenden Lebensstiländerung zu sehen. Im diagnostischen Bereich sollten arbeitsmedizinische und psychologische Methoden die psychischen und sozialen Ressourcen erfassen helfen, um die berufliche und soziale Reintegration zu verbessern.

Berufliche Wiedereingliederung und sozialmedizinische Betreuung

Nach wie vor ist die berufliche Wiedereingliederung von Infarktpatienten das wichtigste Ziel der von den Rentenversicherungsträgern durchgeführten Anschlußheilbehandlungen [10]. Seit Beginn der 60er Jahre gibt es Untersuchungen über die berufliche Wiedereingliederung von Patienten nach Myokardinfarkt. Es zeigte sich, daß die Arbeitswiederaufnahme im wesentlichen von der Situation am Arbeitsmarkt, von der Zufriedenheit mit dem Arbeitsplatz, vom Alter, Geschlecht und der sozialen Schicht abhängig ist. Hinzu kommen noch Faktoren wie das Ausmaß der Ischämie und linksventrikulären Funktionseinschränkung [1, 2, 13, 23, 43].

Vor allem in den 60er Jahren – zu Zeiten einer niedrigen Arbeitslosigkeit – gelang die berufliche Wiedereingliederung nicht zuletzt durch die Einführung der Anschlußheilbehandlung bis zu 84 %, da die Möglichkeiten einer intensiven sozialmedizinischen Betreuung im Rahmen einer stationären Anschlußheilbehandlung ausgeschöpft werden konnten [1]. Mit dem Anstieg der Arbeitslosenzahlen Mitte der 70er Jahre gestaltete sich die berufliche Reintegration zunehmend schwieriger. Aus der Hamburger Infarktnachsorgestudie (INS), die zwischen Juli 1979 und Dezember 1980 durchgeführt wurde, ist bekannt, daß die berufliche Reintegration von 56–60jährigen Arbeitern kaum noch möglich ist [43]. In einer 8jährigen sozialepidemiologischen Studie von Badura 1981/1982 wird über eine 57 %ige berufliche Wiedereingliederung von Patienten nach Myokardinfarkt berichtet [2]. Aus dem MONICA-Projekt Augsburg zeigen Zahlen aus dem Jahr 1991, daß ein Jahr nach erstem Myokardinfarkt 44 % der 25–64 Jahre alten Männer wieder gearbeitet haben [23] (Abb. 3). Besonders deutlich wird in dieser Studie ferner die sehr niedrige berufliche Wiedereingliederung der Frauen.

Wenngleich immer wieder auf die hohen Wiedereingliederungsraten nach Myokardinfarkt in den USA hingewiesen wird, die bis zu 95 % reichen, sollte auch auf die Zahlen aus dem CASS-Register hingewiesen werden, die belegen, daß nach Randomisierung lediglich 58 % der medikamentös behandelten Patienten mit koronarer Herzerkrankung beruflich wieder eingegliedert worden waren [7]. Zu ähnlichen Ergebnissen kamen Obermann et al. [27]. In der norwegischen Timolol-Studie wird über eine Arbeitswiederaufnahme von 52 % berichtet [26].

Als Gründe für die unbefriedigende berufliche Wiedereingliederung von Herzinfarktpatienten in Deutschland ist vor allem der starke Einfluß der Situation am Arbeitsmarkt verantwortlich, der insbesondere in ländlichen Regionen und

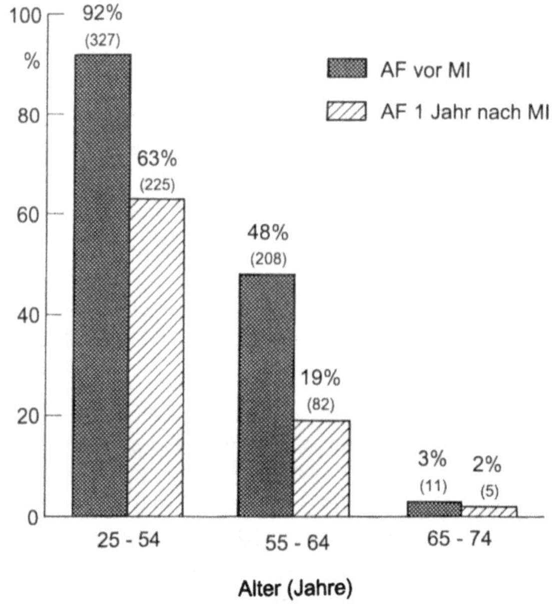

Abb. 3 Berufstätigkeit vor und 1 Jahr nach Myokardinfarkt von 25–74jährigen Männern. Die Daten aus der MONICA (Augsburg) Follow-up-Studie 1985–90 zeigen, daß über 55jährige Männer nach Myokardinfarkt beruflich nur selten wiedereingegliedert werden können. Zu beachten ist, daß in dieser Altersgruppe vor dem Infarkt nur noch 48 % in Arbeit waren. [23],

bei älteren ungelernten Erwerbstätigen die Wiedereingliederung erheblich erschwert, zumal viele Betriebe der Wiedereingliederung von Schwerbehinderten sehr zurückhaltend gegenüberstehen. Ferner ist der Teilzeitarbeitsmarkt weitgehend verschlossen, und die Möglichkeiten einer stufenweisen Wiedereingliederung werden nicht ausreichend genutzt. Darüber hinaus wird die Passivierung der Patienten durch die zu lange Verweildauer in den Akutkrankenhäusern begünstigt und eine nahtlose Anschlußheilbehandlung immer noch nicht konsequent durchgeführt. Die berufliche Wiedereingliederung läßt sich zwar durch die in den Rehabilitationskliniken eingeleiteten klinischen, sozialmedizinischen und psychosomatischen Ansätze verbessern, eine gleichzeitige ungünstige Beeinflussung durch die oben genannten nichtmedizinischen Faktoren kann jedoch nicht der stationären Rehabilitation angelastet werden.

Schnittstellenproblematik

Die Kontinuität der Rehabilitation nach Herzinfarkt ist in Deutschland durch unterschiedliche Kostenträgerschaft erschwert. Zudem muß man davon ausgehen, daß die durchschnittliche Krankenhausverweildauer in Deutschland bei Patienten nach Myokardinfarkt zwischen 25 und 27 Tagen liegt [3, 8, 18]. Dieser lange stationäre Aufenthalt führt zum intensiven Wunsch des Patienten nach Entlassung in seine häusliche Umgebung und, mit zunehmendem Abstand vom Akutereignis, zur sinkenden Motivation, an einem Rehabilitationsprogramm teilzunehmen.

Die Gründe für die zu lange Krankenhausverweildauer von Patienten vor allem mittlerer und kleiner Abteilungen liegen z. T. in einer zu großen Zurückhaltung bei der Frühmobilisation, aber auch an zu langen Wartezeiten auf die Anschlußheilbehandlung (AHB) infolge unflexibler Bettenbelegungspolitik der Rehabilitationskliniken, z. T. auch verursacht durch verspätete Beantragung einer Anschlußheilbehandlung.

Erfolgsparameter der kardiologischen Rehabilitation

Eine effektive und effiziente umfassende kardiologische Rehabilitation der Infarktpatienten muß sich an den von der WHO, der DGPR und der Reha-Kommission des VDR definierten Rehabilitationszielen orientieren [32, 41, 42]. Die Rehabilitation sollte „im Stand sein, Gesundheits- und Funktionsstörungen zu mindern sowie Funktionseinschränkungen im täglichen Leben und Beeinträchtigungen in Arbeit, Beruf und Gesellschaft nach Möglichkeit zu beseitigen“ [42].

Die Beurteilung des „Outcome“ der kardiologischen Rehabilitation ist insofern besonders schwierig, als die Ursachen der koronaren Herzkrankheit multifaktoriell sind, und eine erfolgreiche Therapie der koronaren Herzkrankheit diesem Umstand durch einen multifaktoriellen Ansatz gerecht werden muß. Im Gegensatz zur Akutmedizin, deren Erfolge direkt und relativ kurzfristig meßbar sind, können die Auswirkungen eines 4–6wöchigen stationären Klinikaufenthaltes in einer Rehabilitationsklinik insbesondere langfristig infolge vielfältiger poststationärer Einflüsse nur schwer gemessen werden. Trotzdem müssen vor allem langfristige Erfolgsparameter definiert und konsequent erfaßt werden. Diese Erfolgskriterien sollten im Rahmen von Qualitätssicherungsmaßnahmen auf der Basis eines konsensorientierten rehabilitationsmedizinischen

Wissens regelmäßig überprüft und dokumentiert werden. Nur so können effiziente Strategien sowohl für die stationäre als auch für die ambulante und teilstationäre kardiologische Rehabilitation entwickelt werden.

Aus der Sicht des Patienten steht die Verbesserung der Lebensqualität und der möglichst langfristig anhaltenden beschwerdefreien körperlichen Belastbarkeit im Vordergrund. Ausgehend von einer sorgfältigen Funktionsdiagnostik kann diese durch sinnvollen Einsatz medikamentöser und nicht-medikamentöser Maßnahmen sowie der rechtzeitigen Entscheidung über interventionelle bzw. operative Maßnahmen erreicht werden. Aus der Sicht der Rentenversicherungsträger ist die Weichenstellung zur beruflichen und sozialen Reintegration vorrangig. Diese läßt sich durch umfassende Beratung, konkrete verbindliche Vereinbarungen mit dem Arbeitgeber und Nutzung von Wiedereingliederungshilfen, Umschulungs- und Umsetzungsmöglichkeiten sowie der stufenweisen Wiedereingliederung und der Zusammenarbeit mit Hausarzt und Betriebsarzt erreichen.

Aus der Sicht des Arztes und des therapeutischen Teams steht die Motivation des Patienten zur erfolgreichen Lebensstiländerung im Vordergrund, durch die über eine Verminderung der Krankheitsprogression evtl. sogar über eine Regression eine Verbesserung der Prognose erreicht werden dann. Aufgrund der Ergebnisse der Berliner KHK-Studie (Abb. 4) ist eine an die stationäre Rehabilitation anschließende umfassende Betreuung in ambulanten Herzgruppen am ehesten geeignet, dieses Ziel zu erreichen [24].

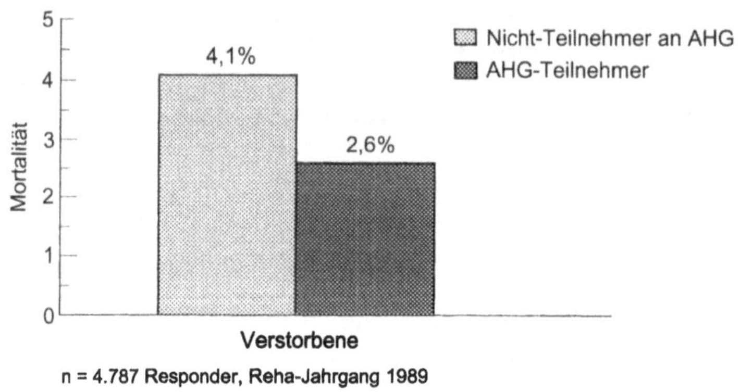

Abb. 4 3-Jahressterblichkeit von Patienten der Berliner KHK-Studie mit und ohne Teilnahme an einer ambulanten Herzgruppe (AHG). Es besteht ein signifikanter Zusammenhang zwischen der Teilnahme an einer AHG und der Sterblichkeit im Sinne einer günstigeren Prognose bei kontinuierlicher Nachsorge [24].

Literatur

[1] Angster, H., R. Glonner: Medizinische und berufliche Rehabilitation Herzinfarktkranker durch umfassende Nachbetreuung Hrsg. LVA Oberbayern 1978.

[2] Badura, B., G. Kaufhold, H. Lehmann et al.: Leben mit dem Herzinfarkt – eine sozialepidemiologische Studie. Springer, Berlin-Heidelberg 1987.

[3] Badura, B., G. Grande, H. Janßen et al.: Kardiologische Rehabilitation – Ein Vergleich der Struktur-, Prozeß- und Ergebnisqualität stationärer und ambulanter Rehabilitation, Modellprojekt kardiologische Rehabilitation. Bielefeld 1994.

[4] Blankenhorn, D. H., S. A. Nessim, R. I. Johnson: Beneficial effects of combined colestipol-niacin therapy in coronary atherosclerosis and coronary venous grafts JAMA 257 (1987) 3233–3240.

[5] Brown, G., J. J. Alberts, L. D. Fisher: Regression of coronary artery disease as a result of intensive lipid-lowering therapy in men with high levels of apolipoprotein B. N. Engl. J. Med. 323 (1990) 1289–1298.

[6] Canner, P. L., K. G. Berge, N. Wenger et al.: Fifteen year mortality in coronary drug project patients: long term benefit with niacin. J. Am. Coll. Cardiol. 8 (1986) 1245–1255.

[7] Coronary artery surgery study (CASS). A randomized trial of coronary artery bypass surgery. Quality of life in patients randomly assigned to treatment groups. Circulation 68 (1983) 951.

[8] Gehring, J.: Problemfelder der kardiologischen Rehabilitation. Welche Lösungsansätze gibt es? In: 25 Jahre Klinik Höhenried für Herz- und Kreislaufkrankheiten, 73–94. LVA Oberbayern 1992.

[9] Halhuber, M. J.: Zehn Thesen zur kardiologischen Rehabilitation. Münch. Med. Wschr. 131 (1989) 75–81.

[10] Halhuber, M. J.: Für und wider Anschlußheilmaßnahmen. Deutsche Rentenversicherung 1 (1969).

[11] Halhuber, M. J., K. Held, R. Rost: Ambulante kardiale Rehabilitation in der Phase II? Herz-Kreislauf, Sport, Gesundheit 3 (1992) 21–23.

[12] Haskell, W. L., E. L. Aldermann, J. M. Fair et al.: Effects of intensive multiple risk factor reduction on coronary atherosclerosis and clinical cardiac events in men and women with coronary artery disease. The Stanford Coronary Risk Intervention Project (SCRIP), Circulation 89 (1994) 975–990.

[13] Hlatky, M. A., T. Haney, J. C. Barefoot et al.: Medical, psychological and social correlates of work disability among men with coronary artery disease. Am. J. Cardiol. 58 (1986) 911–915.

[14] Hollmann, W., H. Liesen, R. Rost et al.: Präventive Kardiologie: Bewegungsmangel und körperliches Training aus epidemiologischer und experimentieller Sicht. Z. Kardiol. 74 (1985) 46–54.

[15] Jugdutt, B. I., B. L. Michorrowski, C. T. Kappagoda: Exercise training after anterior Q wave infarction: Importance of regional left ventricular function and topography. J. Am. Coll. Cardiol. 12 (1988) 362–372.

[16] Kawachi, I., D. Sparrow., P. S. Vokonas et al.: Symptoms of anxiety and risk of coronary heart disease. Circulation 90 (1994) 2225–2229.

[17] Kellermann, J. J., J. Shemesh, E. Ben-Ari: Contraindications to physical training in patients with impaired ventricular function. Eur. Heart J. 9 (1988) (Suppl. F) 71–76.

[18] Köhler, E.: Untersuchungen über die Durchführung der stationären und rehabilitativen Behandlung Herzkranker in den Jahren 1982–1993. Herz/Kreisl. 27 (1995) 57–65.

[19] Köhler, E.: Zeitraster Herzbehandlung – Empfehlungen zur verbesserten Integration zwischen akutmedizinischer, rehabilitativer und ambulanter Behandlung Herzkranker. Positionspapier der DGPR vom 5. 11. 94.

[20] Kübler, W., J. Niebauer, J. Kreuzer: Stationäre und ambulante Rehabilitation. Bewertung der Kosten-Nutzen-Relation bei Patienten nach Herzinfarkt. Münch. med. Wschr. 136 (1994) 418–423.

[21] Kübler, W., J. Niebauer, J. Kreuzer: Kosten-Nutzen-Relation: Bewertung der stationären und ambulanten Rehabilitation. Z. Kardiol. 83 (Suppl. 6) (1994) 151–156.

[22] Langosch, W., G. Brodner, H. Borcherding: Psychological and vocational long-term outcomes of cardiac rehabilitation with postinfarction patients under the age of 40. Psychother. Psychosom. 40 (1983) 129–136.

[23] Löwel, H., M. Lewis, U. Härtel: Herzinfarkt-Patienten ein Jahr nach dem Ereignis. Ergebnisse des bevölkerungsbezogenen Augsburger Herzinfarktregisters. Münch. med. Wschr. 136 (1994) 29–33.

[24] Müller-Fahrnow, W.: Die Berliner KHK-Studie – eine empirische Untersuchung zur Phase I–III bei koronarer Herzkrankheit. In: W. Müller-Fahrnow (Hrsg.): Medizinische Rehabilitation 129–158. Juventa Verlag, Weinheim und München 1994.

[25] The Multiple Risk Factor Intervention Trial Research Group: Mortality rates after 10.5 years for participants in the Multiple Risk Factor Intervention Trial . JAMA 263 (1990) 1795–1801,

[26] The Norwegian Multicenter Study Group: Timolol-induced reduction in mortality and reinfarction in patients surviving acute myocardial infarction. N. Engl. J. Med. 304 (1981) 801–807.

[27] Oberman, A., J. B. Wayne, N. T. Kouchoukos et al.: Employment status after coronary bypass surgery. Circulation 65 (Suppl. II) (1982) 115.

[28] O'Connor, G. T., J. E. Buring, S. Yusuf et al.: An overview of randomized trials of rehabilitation with exercise after myocardial infarction. Circulation 80 (1989) 234–244.

[29] Oldridge, N. B., G. H. Guyatt, M. Fischer et al.: Cardiac rehabilitation after myocardial infarction: combining data from randomized clinical trials. JAMA 260 (1988) 945–980.

[30] Ornish, D., S. E. Brown, L. W. Scherwitz et al.: Can lifestile changes reverse coronary heart disease? Lancet 2 (1990) 129–133.

[31] Pekkanen, J., S. Linn, G. Heiss et al.: Ten year mortality from cardiovascular disease in relation to cholesterol level among men with and without preexisting cardiovascular disease. N. Engl. J. Med. 322 (1990) 1700–1701.

[32] Bericht der Reha-Kommission des VDR: Empfehlungen zur Weiterentwicklung der medizinischen Rehabilitation in der gesetzlichen Rentenversicherung. Frankfurt am Main 1992.

[33] Rossouw, J. E., B. Lewis, B. M. Rifkind: The value of lowering cholesterol after myocardial infarction. N. Engl. J. Med. 323 (1990) 1112–1119.

[34] Rubermann, W., E. Weinblatt, I. Goldberg et al.: Psychosocial influences on mortality after myocardial infarction. N. Engl. J. Med. 311 (1984) 552–559.
[35] Scandinavian Simvastatin Survival Study Group: Randomised trial of cholesterol lowering in 4444 patients with coronary heart disease: the Scandinavian Simvastatin Survival Study (4S). The Lancet 344 (1994) 1383–89.
[36] Schmid, A.: Rehabilitation in der Rentenversicherung: Die Selbstverwaltung vor einer wichtigen Bewährungsprobe. Die Angestelltenversicherung 36 (1989) 437–452.
[37] Schuler, G., R. Hambrecht, G. Schlierf et al.: Myocardial perfusion and regression of coronary artery disease in patients on a regimen of intensive physical exercise and low fat diet. J. Am. Coll. Cardiol. 19 (1992) 34–42.
[38] Stellungnahme der Mitglieder der Projektuntergruppe 3 der Rehakommission des VDR 1990.
[39] Squires, R. W., C. J. Lavie, Th. R. Brand: Cardiac rehabilitation in patients with severe left ventricular dysfunction. Mayo Clin. Proc. 62 (1987) 997–1002.
[40] Sullivan, M. J., M. B. Higginbotham, F. R. Cobb: Exercise training in patients with severe left ventricular dysfunction. Circulation 78 (1988) 506–515.
[41] Weidemann, H., M. J. Halhuber, J. Gehring et al.: Die Komponenten einer umfassenden kardiologischen Rehabilitation in der Phase II nach WHO. Herz/Kreislauf 23 (1991) 337-341.
[42] WHO expert committee: Rehabilitation of patients with cardiovascular disease. WHO Tech. Rep. Ser. 270 (1964).
[43] Weiß, B.: Wiederaufnahme der Arbeit nach erstem Herzinfarkt. Dtsch. Med. Wschr. 108 (1983) 1872.
[44] Wong, N., P. W. Wilson, W. B. Kannel: Serum cholesterol as a prognostic factor after myocardial infarction: The Framingham Study. Ann. Intern. Med. 115 (1991) 687–693.

Verleihung des Nitrolingual-Preises 1994

Marianne Boskamp, Geschäftsführerin des traditionsreichen pharmazeutischen Unternehmens Pohl-Boskamp, verlieh am 22. Oktober 1994 den Nitrolingual-Preis zweimal und zwar an *Dr. Michael Jeserich*, Freiburg für seine Arbeit „Fehlende vaskuläre Toleranz im Bereich der Widerstandsgefäße nach 48 Stunden intravenöser Gabe von Nitroglycerin bei Patienten mit koronarer Herzkrankheit" und *Dr. Brigitta Krosse* für ihre Arbeit „Nitroglycerin-Streß-Echokardiographie – Indikationen und Ergebnisse". Der Preisträger und die Preisträgerin wurden mit einer Urkunde und einer Goldmedaille geehrt. Weiterhin war der Preis jeweils mit DM 5.000,– dotiert. Nachfolgend sind redaktionellen Zusammenfassungen der prämiierten Arbeiten und die Ausschreibung für den Nitrolingual-Preis 1998 abgedruckt.

Zur Arbeit von Dr. Michael Jeserich:

Fehlende vaskuläre Toleranz im Bereich der Widerstandsgefäße nach 48 Stunden intravenöser Gabe von Nitroglycerin bei Patienten mit koronarer Herzkrankheit

Hintergrund

Kontinuierliche Nitroglycerin(GTN)-Therapie ist verbunden mit der Entwicklung einer frühen Toleranz bezüglich der hämodynamischen Effekte. Frühere Studien legten den Schluß nahe, daß die Aktivierung von neurohormonalen vasokonstriktorischen Kräften genauso wie Salz- und Wasserretention bezüglich der Toleranzentwicklung einbezogen werden sollten. Aber ob eine vaskuläre Toleranz an den großen Widerstandsgefäßen ein Faktor von wichtiger Bedeutung sei, blieb noch zu demonstrieren.

Methoden und Ergebnisse

Radiale Arteriendurchmesser und Unterarmblutfluß wurden vor, 24 und 48 Stunden nach kontinuierlicher intravenöser Nitroglycerininfusion in den gleichen 10 Patienten mit koronarer Herzkrankheit (mittleres Alter 53±4 Jahre) mit einer kürzlich entwickelten hochauflösenden Ultraschallmessung bestimmt. Der Blutfluß (ml/min) wurde aus der mittleren Blutflußstärke und der Fläche des Abschnittes errechnet. Die Nitratansprechbarkeit an der Radialarterie wurde verglichen mit der in den koronaren Widerstandsarterien, wobei in weiteren 10 Patienten die Nitroglycerinkonzentration ermittelt wurde, welche die halbmaximale Dilatation der Arteria radialis und der LAD verursachte. Ansteigende Konzentrationen von Nitroglycerin führten zu einem dosisabhängigen Ansteigen des Durchmessers der Radialarterie (maximal plus 24±2 %) und der Herzfrequenz. Der Gefäßwiderstand und der Blutfluß am Unterarm blieben unverändert. Danach wurde eine 48stündige Nitroglycerininfusion gestartet in der Dosierung von 0,5 µg pro kg pro Minute. Nach 24 und 48 Stunden Therapie führte zusätzliches Nitroglycerin nicht zu einem weiteren Anstieg des Durchmessers der Arteria radialis, wodurch sich ausdrückte, daß die durch Nitroglycerin induzierte Erweiterung der Arteria radialis erhalten und noch maximal bleibt. Plasma-Renin-Aktivität, Aldosterone und Vasopressin stiegen signifikant nach 24 und 48 Stunden an, begleitet vom Abfall des Hämatokrit.

Schlußfolgerung

1. Kontinuierlich intravenös appliziertes Nitroglycerin führt innerhalb von 48 Stunden nicht zu einem eingeschränkten vasodilatorischen Effekt auf die großen Kapazitätsgefäße.
2. Neurohormonale Aktivierung und kompensierende intravaskuläre Volumenexpansionen schwächen während der ersten 48 Stunden den vasodilatorischen Effekt des Nitroglycerins auf periphere Kapazitätsgefäße nicht ab.

Zur Arbeit von Dr. Brigitta Krosse:

Nitroglycerin-Streß-Echokardiographie – Indikationen und Ergebnisse

Vor revaskularisierenden Eingriffen (operativ, interventionell) bei koronarer Herzkrankheit ist der Nachweis funktionsfähigen Myokards erforderlich. Dazu stehen eine Reihe von Möglichkeiten zur Verfügung. Vor allem myokardszintigraphische Methoden stehen bisher im Vordergrund. In jüngster Zeit etablierte sich die sog. Stress-Echokardiographie, die myokardiale Kontraktionsänderungen nach dynamischer, pharmakologischer oder elektrophysiologischer Intervention feststellen kann. Hierbei geht es um den Nachweis regionaler Kontraktionsstörungen des linken Ventrikels und deren Reversibilität. Bei unseren Untersuchungen prüften wir die Brauchbarkeit dopplerechokardiographischer Parameter für die Beurteilung der globalen systolischen und diastolischen Ventrikelfunktion vor und nach Glyzeroltrinitrat (GTN)-Belastung 0,01 mg/KG kg als Nitrolingual®-Spray N). Dazu wurden 46 koronarangiographierte Patienten mit gestörter linksventrikulärer Funktion und geplanter kardiochirurgischer Therapie untersucht. Vor und nach Applikation von GTN wurden LVEF, sowie die dopplerechokardiographischen Parameter frühdiastolische (VmaxE) und spätdiastolische (VmaxA) Accelerationszeit, die Zeit zur max. Flußgeschwindigkeit an der Aortenklappe (TPV), die linksventrikuläre Ejektionszeit (LVET) und die Quotienten VmaxE/VmaxA, sowie TPV/LVET untersucht. Invasiv wurde außerdem bei allen Patienten LVEDP vor und nach GTN-Applikation (0,01 mg/KG kg als Nitrolingual®-Spray N) registriert. Bei der Interpretation der Resultate zeigte sich u. a. die Brauchbarkeit der diastolischen Funktionsparameter für die Beurteilung der Reversibilität einer kontraktilen Störung des LV. In Abhängigkeit vom Ausmaß der ischämisch bedingten Veränderung des Gewebes können diese Parameteränderungen sowohl reversibel als auch irreversibel sein. Wir fanden eine enge Korrelation der Ergebnisse des GTN-Stress mit dem postoperativen Outcome dieser Patienten. Letztlich wurde deutlich, daß Patienten mit sog. positivem GTN-Test die besseren funktionellen und klinischen Resultate nach operativer Koronarrevaskularisation aufwiesen.

Ausschreibung Nitrolingual-Preis 1998

Zur Förderung der medizinischen Forschung initiierte Pohl-Boskamp die „Hamburger Nitroglycerin-Symposien“ sowie den Nitrolingual-Preis, der 1977 erstmalig ausgeschrieben wurde.

Arbeiten über neue klinische und pharmakologische Erkenntnisse für die Therapie mit Nitroglycerin werden prämiiert. Die Themen sind nicht nur auf die bekannte sublinguale und parenterale Anwendung von Nitroglycerin bei der Indikation „Koronarinsuffizienz“ beschränkt; von besonderem Interesse sind auch die peroralen, perkutanen, rektalen und andere Applikationsformen bei weiteren Indikationen wie Cor pulmonale, periphere Durchblutungsstörungen, akute Pankreatitis, Gallenwegserkrankungen, hypertensive Krise, Hörsturz und theoretische Fragen wie zum Wirkungsmechanismus.

Die Manuskripte können in Deutsch und Englisch ausgefertigt sein. Die Arbeiten dürfen nur unveröffentlicht oder erst 1996 oder 1997 veröffentlicht und noch nicht anderweitig prämiiert sein. Da es üblich ist, daß die prämiierte Arbeit im Referateband des Symposiums aufgenommen wird, geben die Autoren mit der Einreichung ihr Einverständnis für die Veröffentlichung einer Kurzfassung oder im ganzen.

Ein unabhängiges Gremium aus drei namhaften führenden Wissenschaftlern entscheidet für den Stifter Pohl-Boskamp über die Vergabe des Nitrolingual-Preises, der mit DM 10.000,– und einer Medaille dotiert ist.

Der Nitrolingual-Preis wird auf dem IX. Hamburger Nitroglycerin-Symposion 1998 verliehen. Die Arbeiten sollen an die Adresse des Stifters G. Pohl-Boskamp GmbH & Co., Kieler Straße 11, D-25551 Hohenlockstedt, bis zum 01. August 1998 eingesandt werden.

FSC
www.fsc.org
MIX
Papier | Fördert
gute Waldnutzung
FSC® C083411

Kolibri 360 GmbH
Ferdinand-Jühlke-Straße 7
99095 Erfurt, Deutschland
produktsicherheit@kolibri360.de